刘 莹◎编著

家庭养生偏方精选

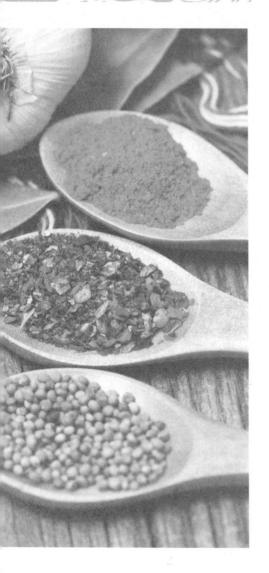

上海科学普及出版社

图书在版编目（CIP）数据

家庭养生偏方精选 / 刘莹编著. -- 上海：上海科学普及出版社，2018
ISBN 978-7-5427-7025-7

Ⅰ.①家… Ⅱ.①刘… Ⅲ.①养生(中医) - 土方 Ⅳ.①R212②R289.5

中国版本图书馆CIP数据核字(2017)第210400号

家庭养生偏方精选

责任编辑　胡伟

上海科学普及出版社出版发行

（上海中山北路832号　邮政编码 200070）

http://www.pspsh.com

各地新华书店经销　定州市新华印刷有限公司印刷

开本 710×1000　1/16　印张 20　字数 280 000

2018年2月第1版　2018年2月第1次印刷

ISBN 978-7-5427-7025-7　定价：36.80元

[前言]
[CONTENTS]

　　偏方，即单方验方。指药味不多，对某些病症具有独特疗效的方剂。数千年来，在我国民间流传着非常丰富、简单而又疗效神奇的治疗疑难杂症的偏方、秘方、验方，方书著作浩如烟海。

　　偏方的来源主要有二种：经验的积累和家族内部流传，前者主要在民间流传能被大多数人所知，后者往往是单传的。

　　自神农尝百草以来，中医药以其独特的疗效，历经五千年而不衰，留下了无数偏方良方，绝非西医可以替代。比如，厨房离不开的葱姜蒜醋可治百病，鸡蛋壳、西瓜皮、树叶、树皮、野菜、草根……这些都是随手可取的良药，在中医偏方中用途极广，而且用法简单，疗效显著，令西医拍案称奇。只要我们能掌握这些偏方、良方的用法，就可以做到少花钱甚至不花钱而治大病。

　　其实，这些偏方、良方都是祖先留给我们的宝贵财富，被不少人称为国粹。每一个中国人，都有责任把这些国粹保护好，并将其发扬光大，以便造福后世。正是基于这一想法，才有了本书的问世。

　　本书分为五章：第一章介绍了家庭常见疾病的偏方；第二章介绍了五官皮肤疾病的偏方；第三章介绍了男女疾病的偏方；第四章介绍了筋骨疾病的偏方；第五章介绍了儿科疾病的偏方。针对每种疾病我们详细地讲解了疾病的原因和症状，然后针对每种病介绍了多种偏方良方，每种偏方都从原料、制作和功效几方面进行系统而通俗的介绍，有些偏方还附以注意事项，条理清晰、简单扼要，以便于广大读者朋友查阅参考。

　　本书内容详实，取材简便，摒弃了许多繁缛的操作方式，给予最简单的操作，使您很容易上手，从而达到有病治病，无病防身的保健目的。

编者

【目录】

第一章：常见疾病小偏方，轻松疗疾身无恙

第一节：感冒 002

1. 萝卜甘蔗汤 002
2. 银花山楂汤 002
3. 神仙粥 002
4. 核桃葱姜茶 003
5. 葱姜豆豉 003
6. 三叶清热汤 003
7. 葱白大蒜汤 003
8. 草鱼汤 003
9. 三根饮 004
10. 栀子鸡蛋贴 004
11. 雄黄金花末 004
12. 西瓜番茄汁 004
13. 葱豉黄酒汤 004
14. 加减香薷茶 004

第二节：咳嗽 005

1. 三子止咳茶 005
2. 橘皮粥 005
3. 糖水冲鸡蛋 005
4. 百芩贴 006
5. 桑叶杏仁汤 006
6. 葱姜萝卜汤 006
7. 川贝杏仁乳 006

8. 冰糖炖柠檬 006
9. 甘草蜜醋饮 007
10. 秋梨膏 007
11. 燕窝梨方 007
12. 冰糖雪梨 007
13. 鸡蛋羹 007
14. 艾叶水泡脚 007

第三节：支气管炎 008

1. 蜂蜜白萝卜汁 008
2. 丝瓜茶 008
3. 四仁粳米粥 008
4. 桑叶杏仁饮 008
5. 萝卜姜梨饮 009
6. 黑芝麻姜糖膏 009
7. 橘皮茶 009
8. 银花冬瓜皮汤 009
9. 蜂蜜鸡蛋 009
10. 银耳鲜藕粥 009
11. 蜜橘姜茶 010
12. 佛手蜜 010
13. 豆豉饮 010
14. 莲子豆腐 010
15. 马兰汤 010

[目录]
[CONTENTS]

16. 双仁百合方 ………………… 010

17. 苏叶陈皮酒 ………………… 011

18. 百合糖柚 …………………… 011

第四节：肺结核 ………………… 011

1. 黄精煎 ……………………… 012

2. 鲜百合汁 …………………… 012

3. 银耳鸽蛋羹 ………………… 012

4. 胡萝卜蜂蜜汤 ……………… 012

5. 百合款冬花 ………………… 012

6. 南瓜藤汤 …………………… 012

7. 糙糯米红枣粥 ……………… 012

8. 糖醋杏仁蒜 ………………… 013

9. 石榴方 ……………………… 013

10. 银耳燕窝羹 ………………… 013

11. 猪肺加贝母 ………………… 013

12. 白芨冰糖燕窝 ……………… 013

第五节：肺气肿 ………………… 014

1. 芝麻羹 ……………………… 014

2. 贝母冬瓜 …………………… 014

3. 南瓜方 ……………………… 014

4. 五味子煮蛋 ………………… 014

5. 莱菔子粥 …………………… 015

6. 桂花核桃冻 ………………… 015

7. 羊胎小米粥 ………………… 015

8. 川贝粳米粥 ………………… 015

9. 鳖甲煎 ……………………… 015

第六节：哮喘 …………………… 016

1. 北瓜膏 ……………………… 016

2. 柚皮百合膏 ………………… 016

3. 黑芝麻膏 …………………… 017

4. 糖溜白果 …………………… 017

5. 乌贼骨 ……………………… 017

6. 姜糖陈酒膏 ………………… 017

7. 鲜芦根饮 …………………… 017

8. 仙人掌汤 …………………… 018

9. 鸡蛋白 ……………………… 018

10. 甜杏仁梨 …………………… 018

第七节：便秘 …………………… 018

1. 菠菜粳米粥 ………………… 019

2. 黑芝麻粥 …………………… 019

3. 决明苁蓉茶 ………………… 019

4. 松仁粥 ……………………… 019

5. 木瓜蜂蜜 …………………… 019

6. 奶蜜葱汁 …………………… 019

7. 芝麻香蕉 …………………… 019

8. 银耳百合大枣粥 …………… 020

9. 葱白外用方 ………………… 020

10. 无花果酒汤 ………………… 020

11. 生地黄蜂蜜水 ……………… 020

12. 葱姜饼 ……………………… 020

第八节：痔疮 …………………… 021

1. 木耳红枣蜜 ………………… 021

【目录】

2. 桑椹糯米粥 021

3. 绿豆薏苡仁大肠粥 021

4. 无花果熏洗 022

5. 猪皮汤 022

6. 芒冰猪胆膏 022

7. 木耳芝麻茶 022

8. 蒲公英水 022

9. 黑木耳柿饼汤 022

10. 蚕蝎散 023

11. 红糖金针菜汤 023

12. 消炎止痛膏 023

13. 枳壳消痔汤 023

14. 木耳羹 023

15. 芒硝红花汤 024

16. 僵蚕莲藕汤 024

17. 枯矾艾叶水 024

第九节：消化不良 024

1. 茶糖膏 025

2. 西谷米粥 025

3. 萝卜酸梅汤 025

4. 多味饭 025

5. 麦芽神曲汤 025

6. 羊肉秫米粥 025

7. 无花果饮 025

8. 山楂丸 026

9. 粟米山药糊 026

10. 萝卜酸梅汤 026

11. 胡萝卜粥 026

12. 生姜大枣散 026

13. 鸡内金散 026

14. 槟榔姜汤 026

15. 羊肉高粱粥 027

16. 黄连饮 027

17. 鹌鹑山药参 027

第十节：腹泻 027

1. 三味山药羹 028

2. 石榴皮散 028

3. 小米山药大枣粥 028

4. 干姜丝红茶 028

5. 扁豆粥 028

6. 荔枝大枣山药汤 028

7. 竹笋粥 029

8. 莱菔山楂粥 029

9. 山药羊肉粥 029

10. 无花果鲜叶炒红糖 029

11. 大蒜胡椒外用 029

12. 生姜鸡蛋 029

13. 五味芡实羹 029

14. 生姜黄连 030

15. 炮姜粥 030

16. 烤馒头方 030

17. 黄瓜叶醋蛋 030

18. 米醋浓茶 030

[目录]
[CONTENTS]

第十一节：痢疾 031

1. 胖大海饮 031
2. 细菜核桃仁 031
3. 白头翁饮 031
4. 川黄连末 031
5. 乌梅蜂蜜饮 032
6. 地胆紫汤 032
7. 薏苡仁茶 032
8. 苋菜拌蒜泥 032
9. 猪胆汁泡绿豆 032
10. 榛仁陈皮散 032
11. 铁苋菜 032
12. 大蒜白糖 033
13. 诃子肉粥 033
14. 乌梅陈茶 033
15. 马齿苋粥 033
16. 地胆紫汤 033
17. 蕹菜根汤 033

第十二节：呕吐 034

1. 生姜橘皮汤 034
2. 蜂蜜姜汁 034
3. 绿豆胡椒汤 034
4. 百合鸡蛋黄 034
5. 甘蔗姜汁 034
6. 胡椒生姜汤 035
7. 生姜醋蛋饮 035
8. 橘皮生姜川椒汤 035

9. 甜梨浆 035
10. 梅花姜汁茶 035
11. 醋矾糊外敷 035
12. 萝卜蜂蜜 036
13. 蛋黄干姜 036
14. 绿豆花椒 036
15. 大蒜方 036
16. 半夏泻心汤 036
17. 鲫鱼方 036

第十三节：呃逆 037

1. 橘红酒 037
2. 鸡内金散 037
3. 柿蒂茶 037
4. 首乌鸡蛋 037
5. 荔枝干 038
6. 干姜附片 038
7. 猪胆赤小豆散 038
8. 二香膏 038
9. 韭子散 038
10. 米醋红糖水 038
11. 刀豆生姜汤 038
12. 黑芝麻散 039
13. 酒浸柠檬治呃逆 039

第十四节：肠胃炎 039

1. 大蒜米醋 039
2. 小茴香粥 039

3. 沙参鸡蛋汤 040

4. 玫瑰露 040

5. 红枣益脾糕 040

6. 姜韭牛奶饮 041

7. 枣树皮红糖汤 041

8. 韭菜汁 041

9. 柚皮姜茶 041

10. 番薯藤 041

11. 车前子金银花 041

12. 大蒜方 041

第十五节：胆囊炎 042

1. 金钱败酱茵陈茶 042

2. 小麦秆茶 042

3. 消石散 042

4. 鸡胆汁黄瓜饮 042

5. 山楂山药饼 043

6. 山楂三七粥 043

7. 大黄芒硝散 043

8. 柳枝猪胆汤 043

9. 白术陈皮汤 043

10. 利胆煎 043

11. 白芍柴胡汤 043

12. 乌梅茵陈蜜露 044

13. 凤尾草方 044

14. 苦菜蒲公英汤 044

15. 李子粥 044

16. 绿豆汤 044

17. 黄白汤 044

第十六节：肝炎 045

1. 山楂五味茶 045

2. 决明子茶 045

3. 猪肝粥 045

4. 杞枣煮鸡蛋 045

5. 珍珠草猪肝汤 046

6. 西红柿牛肉汤 046

7. 泥鳅散 046

8. 田螺黄酒 046

9. 米醋鲜猪骨 046

10. 白蒿汤 046

11. 大麦芽汤 046

12. 大枣花生汤 047

13. 丹参茵陈汤 047

14. 玉米须饮 047

第十七节：肝硬化 047

1. 大黄醋煎丸 048

2. 黑白丑 048

3. 黑芝麻茯苓粥 048

4. 赤小豆冬瓜鲤鱼汤 048

5. 西瓜砂仁方 048

6. 丹参赤芍汤 049

7. 玉米须汤 049

8. 葫芦鲤鱼赤小豆 049

9. 糖醋鳖甲红枣汤 049

[目录]
[CONTENTS]

10. 石灰桂醋膏 ……………… 049

11. 红枣花生红糖汤 …………… 050

12. 泥鳅炖豆腐 ………………… 050

13. 紫珠草煲鸡蛋 ……………… 050

14. 荸荠牛奶饮 ………………… 050

15. 大黄醋蜜丸 ………………… 050

16. 海带汤 ……………………… 050

17. 肉桂贴 ……………………… 051

第十八节：失眠 …………051

1. 大枣小米茯神粥 …………… 052

2. 灯心竹叶茶 ………………… 052

3. 莲子心茶 …………………… 052

4. 酸枣仁粥 …………………… 052

5. 豆麦茶 ……………………… 052

6. 五味安睡方 ………………… 052

7. 青橘熨 ……………………… 052

8. 百合银耳羹 ………………… 053

9. 五味子膏 …………………… 053

10. 蚕蛹酒 ……………………… 053

11. 灯心草安睡茶 ……………… 053

12. 龙胆莲心茶 ………………… 053

13. 远志莲粉粥 ………………… 053

第十九节：神经衰弱 …………054

1. 鲜花生叶煎 ………………… 054

2. 糯米苡仁粥 ………………… 054

3. 百合枣仁汤 ………………… 054

4. 猪肉百合汤 ………………… 055

5. 金樱膏 ……………………… 055

6. 茯神粥 ……………………… 055

7. 桑椹糖水 …………………… 055

8. 猪肉怀山药汤 ……………… 055

9. 莲子桂圆汤 ………………… 055

10. 安神酒 ……………………… 056

11. 芹菜枣仁汤 ………………… 056

12. 糯米苡仁粥 ………………… 056

13. 龙眼莲子枣仁醋 …………… 056

14. 枣仁黄花 …………………… 056

15. 鹌鹑蛋 ……………………… 056

第二十节：三叉神经痛 …………057

1. 核桃白糖酒 ………………… 057

2. 当归酒 ……………………… 057

3. 丹参粥 ……………………… 057

4. 天麻鸡蛋 …………………… 057

5. 天麻炖猪脑 ………………… 058

6. 地肤子川芎 ………………… 058

7. 葵盘汤 ……………………… 058

8. 龙眼煮鸡蛋 ………………… 058

9. 地肤子川芎煎 ……………… 058

10. 二乌乳香散 ………………… 058

第二十一节：眩晕 …………059

1. 菊花粳米粥 ………………… 059

2. 首乌枸杞芝麻饮 …………… 059

【目录】

3. 白果红枣汤 059

4. 天麻蒸鸡 059

5. 独活鸡蛋 060

6. 葵盘方 060

7. 白果龙眼汤 060

8. 钩藤玉米须汤 060

9. 芝麻核桃丸 060

10. 雪梨山楂汤 060

11. 鱼鳔山药汤 060

12. 荆芥薄荷饮 061

13. 菊花枕 061

14. 泽泻白术粥 061

第二十二节：癫痫 061

1. 丹参龙眼汤 062

2. 明矾橄榄汁 062

3. 酒精烧鸡蛋 062

4. 羊苦胆 062

5. 栀龙橘粥 062

6. 全蝎散 062

7. 白矾蝉衣散 062

8. 痫定散 063

9. 黄瓜粥 063

10. 柞蚕蛹蒸冰糖 063

11. 蜈蚣鸡蛋 063

12. 羊脑龙眼肉 063

13. 白芨鸡心血 063

第二十三节：水肿 064

1. 茅根粳米粥 064

2. 桑白皮饮 064

3. 车前子发菜汤 064

4. 玉米须茶 064

5. 水肿方 065

6. 芫花叶饮 065

7. 蚕豆壳饮 065

8. 鲤鱼头煮冬瓜 065

9. 赤豆鲤鱼大蒜汤 065

第二十四节：贫血 066

1. 红枣花生汤 066

2. 鸭血羹 066

3. 猪皮汤 066

4. 绿豆红枣羹 067

5. 黑木耳红枣羹 067

6. 加味落花生粥 067

7. 桂圆桑椹粥 067

8. 龙眼鸡汤 067

9. 大枣黑豆散丸 067

10. 首乌菠菜汤 067

11. 紫河车粥 068

12. 山药葡萄干酒 068

第二十五节：低血压 068

1. 生姜莲子茶 068

2. 参归大枣汤 069

[目录]
[CONTENTS]

3. 肉桂桂枝茶 069

4. 五味大枣汤 069

5. 黄芪红枣茶 069

6. 党参三味饮 069

7. 鲫鱼糯米粥 069

8. 人参莲子汤 069

9. 西洋参桂枝饮 070

10. 升压药茶 070

11. 生脉粥 070

12. 当归姜枣汤 070

13. 黄芪官桂汤 070

第二十六节：高血压............071

1. 葛根粳米粥 071

2. 海带莲藕粥 071

3. 香菇酒 071

4. 银夏茶 072

5. 冰糖酸醋饮 072

6. 芹菜粥 072

7. 莲子心茶 072

8. 五味贴敷降压方 072

9. 黑木耳柿饼 073

10. 海蜇荸荠汤 073

11. 双耳粥 073

12. 葛沙粥 073

13. 花椒蛋 073

14. 鲜芹菜汁 073

15. 香蕉西瓜皮 073

第二十七节：高脂血症............074

1. 山楂荷叶薏苡仁粥 074

2. 赤小豆山楂粥 074

3. 灵芝甜酒 074

4. 绿豆粳米葛根粥 075

5. 黑芝麻桑椹糊 075

6. 桂圆莲子茶 075

7. 玉米木耳粥 075

8. 首乌山楂饮 075

9. 山楂汤 075

10. 藿香荷叶姜片汤 076

11. 山楂菊银茶 076

12. 山楂消脂饮 076

13. 玉米山楂散 076

14. 萝卜粥 076

15. 干花生壳汤 076

16. 一味猕猴桃方 076

第二十八节：冠心病............077

1. 灵芝丹参酒 077

2. 菊花粳米粥 077

3. 黑芝麻桑椹糊 077

4. 桃仁红枣粥 077

5. 豆浆粥 078

6. 海带粥 078

7. 香蕉茶 078

8. 参冬五味汤 078

9. 银杏叶茶 078

【目录】

10. 决明山楂茶 ……………… 078

11. 栝楼饼 ………………………… 079

12. 银杏叶绿豆汤 ……………… 079

第二十九节：动脉硬化…………079

1. 瓜苓汤 ………………………… 080

2. 山楂汤 ………………………… 080

3. 陈醋鸡蛋 …………………… 080

4. 米醋白萝卜菜 ……………… 080

5. 粳米绿豆粥 …………………… 080

6. 鸡蛋枸杞羹 …………………… 080

7. 槐花山楂茶 …………………… 080

8. 桑叶蚕砂汤 …………………… 081

9. 银耳冰糖羹 …………………… 081

10. 槐花茶 ………………………… 081

第三十节：糖尿病 ……………… 081

1. 沙参玉竹粥 …………………… 082

2. 糯米花汤 …………………… 082

3. 煮玉米粒 …………………… 082

4. 枸杞子茶 …………………… 082

5. 番薯叶冬瓜汤 ……………… 082

6. 薏苡仁山药粥 ……………… 083

7. 糯米桑根茶 …………………… 083

8. 菠菜根粥 …………………… 083

9. 豇豆山药汤 …………………… 083

10. 泥鳅荷叶散 ………………… 083

11. 绿豆萝梨汤 ………………… 083

12. 生地黄姜汁 ………………… 084

13. 冬瓜子麦冬汤 ……………… 084

14. 蚕蛹汤 ………………………… 084

15. 山药黄连汤 ………………… 084

16. 番茄瓜皮花粉茶 ………… 084

第三十一节：肥胖症 …………… 085

1. 四味荷叶茶 …………………… 085

2. 轻身散 ………………………… 085

3. 山楂蜂蜜饮 …………………… 085

4. 赤小豆粥 …………………… 086

5. 玫瑰花山楂饮 ……………… 086

6. 山药决明散 …………………… 086

7. 黄豆醋 ………………………… 086

8. 荷叶车前草 …………………… 086

9. 三花祛脂减肥茶 …………… 086

10. 燕麦片 ………………………… 086

11. 明菊山楂茶 ………………… 086

12. 大黄大枣煎 ………………… 087

第三十二节：甲状腺肿大 ……… 087

1. 紫菜黄独酒 …………………… 087

2. 香橼米醋浸海带 …………… 087

3. 芋艿丸 ………………………… 087

4. 郁金昆布饮 …………………… 088

5. 荔枝杏仁茶 …………………… 088

6. 山药蓖麻子外用方 ………… 088

7. 海藻酒 ………………………… 088

8. 青柿蜜膏 …………………… 088

9. 紫菜决明茶 …………………… 088

[目录]
[CONTENTS]

10. 消瘿红糖饮 089

11. 消瘿汤 089

12. 海藻郁金丹参汤 089

第三十三节：痛风 089

1. 飞罗面牛胶膏 090

2. 木瓜汤 090

3. 四汁饮 090

4. 鸡藤木瓜豆芽汤 090

5. 赤小豆薏苡仁粥 090

6. 葡萄粥 090

7. 栗子粉糯米粥 090

8. 薏苡仁茶 091

第三十四节：风湿性关节炎 091

1. 山楂菊花茶 091

2. 独活乌豆汤 092

3. 柳枝木瓜粥 092

4. 姜汁川乌粥 092

5. 独活茶 092

6. 仙灵脾木瓜饮 092

7. 青风藤菝葜饮 093

8. 艾蒿硫磺生姜敷 093

9. 葱姜蒜蛇蜕膏 093

10. 薏苡仁防风饮 093

11. 祛风暖膏 093

12. 芒硝五味子膏 093

13. 葱醋消肿贴敷 093

第三十五节：类风湿性关节炎 .. 094

1. 葱根蒜瓣花椒汤 094

2. 茜草松节饮 094

3. 乌梅大枣汤 094

4. 松叶酒 094

5. 水蛭黑豆汤 095

6. 防风生姜粥 095

第三十六节：脱发 095

1. 辣椒酊 095

2. 龙眼木耳汤 096

3. 甜瓜外用方 096

4. 柚子核外用方 096

5. 透骨草外用方 096

6. 何首乌粥 096

7. 侧柏叶外用方 096

8. 二花樟脑酒 096

第三十七节：中暑 097

1. 四色粥 097

2. 荷叶粥 097

3. 绿豆粥 097

4. 竹沥粥 098

5. 银花蚕豆汁 098

6. 三叶半夏饮 098

7. 绿豆汤 098

8. 西瓜陈醋饮 098

9. 三叶煎 098

【目录】

第二章：五官皮肤小偏方，健康容颜好模样

第一节：结膜炎 100

1. 桑叶猪肝汤 100
2. 决明菊花粥 100
3. 苦瓜末 100
4. 合欢花蒸猪肝 100
5. 枸杞车前桑叶汤 101
6. 荸荠汁 101
7. 菠菜菊花茶 101
8. 双花茶 101
9. 马兰头汤 101
10. 一味蛋白方 101

第二节：麦粒肿 102

1. 生地黄赤小豆 102
2. 黄芩薄荷汤 102
3. 醋调生地黄汁 102
4. 排脓贴 102
5. 蛇蜕浸醋 103
6. 蒲公英汤 103
7. 南星地黄膏 103
8. 草决明汤 103
9. 石榴叶绿豆汤 103
10. 退赤消肿方 103
11. 清热散 104

12. 桑叶蝉蜕 104

第三节：沙眼 104

1. 黄诃乌青点眼膏 104
2. 莴苣白汁 104
3. 桑菊汤 105
4. 夜风决明汤 105
5. 黄柏汤 105
6. 蒲公英白汁 105
7. 冰片硼砂猪胆散 105
8. 花椒皮 105
9. 黄连西瓜霜 105
10. 夏枯草汤 105
11. 瓜元汤 106
12. 浮水甘石 106

第四节：角膜炎 106

1. 银花连翘药方 106
2. 决明子粥 106
3. 杞菊决明子茶 107
4. 使君子散 107
5. 止痛消赤散 107
6. 青葙黄芩谷精煎 107
7. 柴胡连翘汤 107

[目录]
[CONTENTS]

8. 黄连紫草水 107

第五节：白内障 108

1. 豌豆乌梅菠菜汤 108
2. 杞子黄肉粥 108
3. 清蒸枸杞桂圆 108
4. 枸杞黄酒 108
5. 黄精珍珠母粥 109
6. 夜明砂粥 109
7. 杞叶猪肝粥 109
8. 韭菜羊肝粥 109
9. 山药莲子葡萄干粥 109

第六节：青光眼 110

1. 黑豆黄菊汤 110
2. 清热明目汤 110
3. 青葙生地黄粥 110
4. 萆薢汤 110
5. 平肝明目汤 111
6. 黄连羊肝丸 111
7. 羊肝菊花粥 111
8. 决明生地黄粥 111
9. 阿胶鸡蛋黄饮 111
10. 桑杞五味茶 111
11. 荠菜粳米粥 111
12. 槟榔汤治疗青光眼 112
13. 菊明汤 112
14. 菊花羌活汤 112

15. 菊明玳玳花茶 112
16. 水牛角菊花饮 112
17. 鸡冠花玄参丝瓜饮 112
18. 决明子绿豆汤 112

第七节：耳鸣 113

1. 三七花蒸酒酿 113
2. 龙胆草泽泻汤 113
3. 青豆煮鸡蛋 113
4. 枸杞白果汤 113
5. 葵花籽壳汤 114
6. 海蜇马蹄茶 114
7. 桑叶菊花竹叶茶 114
8. 鸡蛋红糖 114
9. 四味猪肉汤 114
10. 芹菜槐花 114
11. 桑椹糖膏 114
12. 黑芝麻红茶水 114
13. 夏枯草香附饮 115
14. 白菊花二叶水 115
15. 猪皮方 115

第八节：耳聋 115

1. 磁石粥 116
2. 核桃益肾酒 116
3. 舒肝活血通窍粥 116
4. 葛根甘草汤 116
5. 巴豆耳敷 116

【目录】

6. 鲤鱼脑髓粥 116

7. 胡桃油 117

8. 狗肉黑豆粥 117

9. 猪腰子粥 117

10. 磁石羊肾粥 117

11. 菖蒲膏 117

12. 鸡蛋泥鳅 117

第九节：酒糟鼻 **118**

1. 轻粉杏仁散 118

2. 百部酊 118

3. 黑豆红糖水 118

4. 凌霄花栀子散 118

5. 马齿苋薏苡仁银花粥 118

6. 茭白粥 119

7. 山楂粥 119

8. 腌三皮 119

9. 山楂茵陈汤 119

10. 核桃仁橘核散 119

11. 石膏散 119

第十节：鼻炎 **120**

1. 柴胡桃仁粥 120

2. 薏苡仁荷叶粥 120

3. 芫花酊 120

4. 橘红酒 121

5. 苍耳桔梗桂枝茶 121

6. 辛夷百合粳米粥 121

7. 黄芪橘皮荷叶汤 121

8. 黄芪冬瓜汤 121

9. 芝麻油 122

10. 大蒜通鼻汁 122

11. 辛夷豆腐粥 122

12. 小麦荷叶粥 122

13. 油煎苍耳子 122

14. 川芎猪脑 122

15. 鹅不食草白芷汤 122

第十一节：鼻出血 **123**

1. 猪皮红枣羹 123

2. 藕节汤 123

3. 桑菊饮 123

4. 鲜藕萝卜荸荠汤 123

5. 葱汁酒 124

6. 鲜荷叶汤 124

7. 大蒜足贴 124

8. 生地黄三叶饮 124

9. 空心菜蜂糖汁 124

10. 雪梨藕节粥 124

11. 白萝卜贴 124

12. 鲜韭菜根煎 124

第十二节：咽炎 **125**

1. 蜜糖银花粥 125

2. 木蝴蝶粥 125

3. 丝瓜甘蔗汁粥 125

4. 西瓜皮菊花汤 126

5. 大海冰糖茶 126

6. 百合生地黄粥 126

7. 柿霜乌梅散 126

8. 鲜姜胡萝卜汁 126

9. 丝瓜花五味子汤 126

10. 西瓜白霜 126

11. 荸荠汁 127

12. 丝瓜汁 127

13. 水发海带 127

14. 蒲公英板蓝根煎 127

15. 橄榄酸梅汤 127

16. 清热利咽茶 127

第十三节：扁桃体炎 128

1. 百合炖香蕉 128

2. 青果萝卜汤 128

3. 双叶公英粥 128

4. 蒲公英粥 129

5. 竹叶菜汤 129

6. 生地黄山楂粥 129

7. 梨汁蜂蜜饮 129

8. 生附子足心贴 129

9. 苋菜汤 129

10. 黄瓜霜 129

11. 桑叶菊花粥 130

12. 石榴子饮 130

13. 板蓝根桔梗汤 130

14. 桑菊茶 130

15. 葱蛋方 130

第十四节：口腔溃疡 131

1. 可可粉蜜 131

2. 竹叶芯茶 131

3. 银花甘草茶 131

4. 莲心栀子茶 131

5. 萝卜藕汁饮 132

6. 萝卜鲜藕粥 132

7. 雪梨萝卜汤 132

8. 生地黄莲子心甘草汤 132

9. 玫瑰花散 132

10. 石膏冰片口疮敷 132

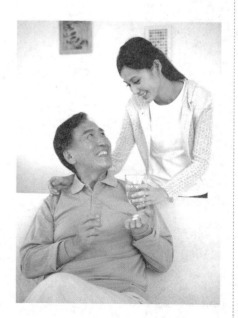

【目录】

11. 霜茄子 …… 132

12. 明矾巴豆膏 …… 132

13. 生地黄莲心汤 …… 133

14. 柿霜糖 …… 133

15. 含蒜片 …… 133

16. 苹果汁 …… 133

17. 维生素 C 片 …… 133

第十五节：牙周炎 …… 134

1. 六神丸 …… 134

2. 鲫鱼五倍散 …… 134

3. 桃柳树皮 …… 134

4. 黄花藕节生地黄煎 …… 134

5. 刀豆壳 …… 135

6. 牙痛茶 …… 135

7. 芝麻秆煎 …… 135

8. 白酒鸡蛋方 …… 135

9. 米醋方 …… 135

10. 金针生地黄汤 …… 135

11. 乌贼骨粉 …… 135

第十六节：牙痛 …… 136

1. 白胡椒绿豆 …… 136

2. 蜂房灰 …… 136

3. 白菜根疙瘩汁 …… 136

4. 鲜竹叶生姜 …… 136

5. 生地黄煮鸭蛋 …… 136

6. 花椒酒 …… 137

7. 酒煮黑豆 …… 137

8. 莱菔子核桃敷 …… 137

9. 小苏打 …… 137

10. 护齿茶 …… 137

11. 老丝瓜散 …… 137

12. 生石膏升麻汤 …… 137

13. 含漱花椒醋 …… 138

14. 丝瓜姜汤 …… 138

15. 花椒粥 …… 138

16. 芫辛椒艾茶 …… 138

17. 地稔根煮鸡蛋 …… 138

18. 白芷粥 …… 139

19. 白芷冰片膏 …… 139

20. 咸鸭蛋韭菜汤 …… 139

21. 粉葛凉粉草汤 …… 139

第十七节：牙龈炎 …… 139

1. 枣核散 …… 140

2. 鲜藕梨蔗汁 …… 140

3. 黄连生蜜散 …… 140

4. 香菜醋 …… 140

5. 冬青散 …… 140

6. 山慈姑煎 …… 140

7. 磨盘草醋 …… 140

8. 苦参僵参散 …… 140

9. 菊花叶 …… 141

10. 青松果醋 …… 141

11. 生姜茶叶敷 …… 141

16

[目录]
[CONTENTS]

12. 西瓜霜 141

第十八节：皮肤瘙痒 141

1. 苍耳草粥 142
2. 泥鳅红枣汤 142
3. 菊甘芍药茶 142
4. 苦参菊花止痒茶 142
5. 防风生姜粥 142
6. 桃仁蝉蜕粥 142
7. 二地僵蚕粥 143
8. 蕹菜煎 143
9. 银耳竹叶茅根饮 143
10. 地黄僵蚕粥 143
11. 百部酊 143
12. 生槐凌霄花茶 143
13. 牛蒡子蝉蜕粥 144
14. 杏仁菊花饮 144
15. 葱姜糯米粥 144
16. 苍耳棵汤 144
17. 姜枣汤 144
18. 花椒矾水洗 144
19. 胡桃枝叶洗 144

第十九节：荨麻疹 145

1. 黄绿二豆 145
2. 菊芍饮 145
3. 生姜莲子红糖汤 145
4. 四味粳米粥 146

5. 韭菜汁 146
6. 乌梅膏 146
7. 姜醋茶 146
8. 三黑汤 146
9. 木瓜生姜醋 146
10. 生姜米醋汤 147
11. 芝麻黄酒羹 147

第二十节：白癜风 147

1. 芝麻油饮 148
2. 浮萍黑芝麻丸 148
3. 生姜片 148
4. 无花果叶酒 148
5. 参盐膏 148
6. 青核桃皮 148
7. 硫磺茄子 148
8. 艾叶糯米液 148
9. 当归柏子仁 149
10. 苦参蜂房酒 149
11. 菟丝子酒 149
12. 穿山甲方 149

第二十一节：牛皮癣 150

1. 车前蚕砂薏苡仁粥 150
2. 土茯苓槐花粥 150
3. 石榴皮明矾末 150
4. 牛胆酒膏 150
5. 荸荠陈醋 151

【目录】

6. 乌梅粥 151

7. 醋浸鸡蛋 151

8. 五倍子米醋 151

9. 桂花土茯苓粥 151

10. 木鳖子磨醋 151

11. 葱蒜蓖麻籽 152

12. 威灵蜂房粥 152

13. 桃仁高粱粥 152

14. 蝮蛇人参酒 152

15. 核蒲汤 152

16. 韭菜大蒜方 152

第二十二节：黄褐斑 153

1. 归元仙酒 153

2. 五白糕 153

3. 杏仁蛋清面膜 153

4. 桃花白芷酒 154

5. 核桃芝麻豆奶饮 154

6. 鸡蛋清面膜 154

7. 公羊牛胆面膜 154

8. 龙眼桂花酒 154

9. 覆盆子散 154

第二十三节：雀斑 155

1. 润肤祛斑散 155

2. 桃花冬瓜籽仁 155

3. 香菜外洗方 155

4. 玉肌散 156

5. 黑丑鸡蛋清 156

6. 茄子外用方 156

7. 双豆百合汤 156

8. 茵陈生地黄榆 156

9. 艳容膏 156

10. 玉肌散 156

第二十四节：带状疱疹 157

1. 陈皮煮鸡蛋 157

2. 空心菜茶油膏 157

3. 苍耳冰片散 158

4. 荸荠鸡蛋外用方 158

5. 柿子汁 158

6. 马铃薯泥 158

7. 老茶叶外用方 158

8. 三黄疱疹油膏 158

9. 番薯叶外用方 158

10. 仙人掌敷 158

11. 陈皮当归煮鸡蛋 .. 159

12. 蜂胶酊 159

13. 龙胆草散 159

14. 仙人掌糯米粉 159

15. 琥珀雄明散 159

16. 虎杖板蓝根汤 159

第二十五节：痤疮 160

1. 枇菊石膏粥 160

2. 海带杏仁绿豆汤 160

18

3. 丹参散 …………………………… 160

4. 杏仁海带饮 ……………………… 161

5. 菟丝子痤疮液 …………………… 161

6. 加味荷叶粥 ……………………… 161

7. 菊花朴硝液 ……………………… 161

8. 丝瓜藤水 ………………………… 161

9. 鲤鱼白芨汤 ……………………… 161

第二十六节：疣 ……………………162

1. 香附木贼液 ……………………… 162

2. 荸荠摩搽 ………………………… 162

3. 姜醋去疣汁 ……………………… 163

4. 酸菜浸苦瓜 ……………………… 163

5. 香贼青液 ………………………… 163

6. 鸦胆乙醇液 ……………………… 163

7. 紫苏糯米粥 ……………………… 163

8. 针刺点紫苏 ……………………… 163

9. 醋南星敷 ………………………… 164

10. 蓝根紫草液 …………………… 164

11. 千金散 ………………………… 164

12. 黄连素粉 ……………………… 164

13. 马齿苋败酱草 ………………… 164

14. 薏苡仁红枣粥 ………………… 164

第二十七节：脚气 ………………165

1. 赤豆冬瓜汤 ……………………… 165

2. 萝卜子葱头汤 …………………… 165

3. 木瓜粥 …………………………… 165

4. 赤豆花生大枣汤 ………………… 165

5. 香豉酒 …………………………… 165

6. 甘菊外用方 ……………………… 166

7. 黑豆粥 …………………………… 166

8. 桃花散 …………………………… 166

9. 脚气散 …………………………… 166

10. 青风藤酒 ……………………… 166

11. 葱头萝卜子汤 ………………… 166

12. 吴茱萸木瓜粥 ………………… 166

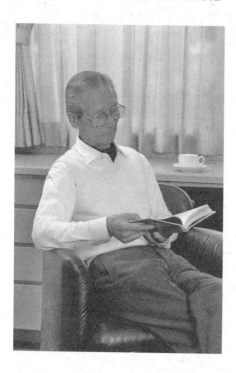

【目录】

第三章 ：男女疾病小偏方，祛除隐疾身健康

第一节：阳痿 ……………… 168

1. 龙眼莲子大枣粥 …… 168

2. 玫瑰花茶 …………… 168

3. 薏苡仁茅根粥 ……… 168

4. 苁蓉强身粥 ………… 169

5. 韭菜粥 ……………… 169

6. 虫草虾仁汤 ………… 169

7. 苦瓜子方 …………… 169

8. 韭菜籽煎螵蛸 ……… 169

9. 海马补肾酒 ………… 169

10. 芝麻核桃酒 ………… 169

11. 千两金酒 …………… 170

12. 韭子三物汤 ………… 170

13. 香橼膏 ……………… 170

14. 泥鳅大枣汤 ………… 170

15. 焙狗阴茎 …………… 170

16. 韭菜籽鸡内金 ……… 171

17. 牛尾当归汤 ………… 171

18. 小茴炮姜外用方 …… 171

第二节：早泄 ………………171

1. 杞枣煮鸡蛋 ………… 172

2. 龙眼枣仁芡实茶 …… 172

3. 苦瓜散 ……………… 172

4. 鸡骨黑豆汤 ………… 172

5. 莲子山药粥 ………… 172

6. 蒸公鸡糯米酒 ……… 172

7. 金樱子酒 …………… 173

8. 粳米莲子饭 ………… 173

9. 蜂白散 ……………… 173

10. 芡实茯苓粥 ………… 173

11. 腐皮白果粥 ………… 173

12. 荠菜米粥 …………… 173

第三节：遗精 ………………174

1. 白果鸡蛋羹 ………… 174

2. 龙眼枸杞蒸鸽蛋 …… 174

3. 黑豆青蒿汤 ………… 174

4. 麦冬莲子粥 ………… 175

5. 双子核桃薏苡仁粥 … 175

6. 四味固肾丸 ………… 175

7. 韭菜籽核桃仁煎 …… 175

8. 干姜石脂丸 ………… 175

9. 五倍子茯苓丸 ……… 176

10. 核桃仁蒸蚕蛹 ……… 176

11. 莲子心茶 …………… 176

12. 荔枝树根猪肚汤 …… 176

13. 固精加味粳米饭 …… 176

14. 赤小豆乌梅饮 176

第四节：膀胱炎 177

1. 海带凤尾草汤 177

2. 青金竹叶汤 177

3. 旋车汤 177

4. 马木汤 177

5. 鲜地肤汤 178

6. 桐花汤 178

7. 金针菜饮 178

8. 莲藕甘蔗汁 178

9. 桃仁车前膏 178

10. 鸭跖草治膀胱炎 178

第五节：不育 179

1. 鱼骨鸡蛋方 179

2. 莲子山药粥 179

3. 枸杞狗肉汤 179

4. 羊肉生姜粥 179

5. 枸杞莲子汤 180

6. 枸杞紫河车 180

7. 虾仁炒韭菜 180

8. 田鸡粥 180

9. 牛膝枸杞温肾益精汤 180

10. 平火散 180

第六节：月经不调 181

1. 归芪茯苓乌鸡汤 181

2. 月季调经酒 181

3. 归参酒 181

4. 黑豆苏木汤 181

5. 紫苏梗红花月季调经散 182

6. 鸡血藤膏 182

7. 加味羊肉汤 182

8. 鸡蛋红糖 182

9. 月季蒲黄酒 182

10. 肉桂山楂煎 182

11. 黄芪大枣粥 182

12. 皮冻红糖酒 183

13. 当归补血粥 183

14. 桃叶茜根饮 183

15. 艾叶母鸡汤 183

第七节：痛经 184

1. 桂浆粥 184

2. 姜艾薏苡仁粥 184

3. 红糖姜汤 184

4. 理气活血汤 185

5. 川芎调经茶 185

6. 荔枝核香附酒 185

7. 玫瑰月季调经茶 185

8. 海马肉桂 185

9. 双花外用方 185

10. 桂皮山楂汤 185

11. 艾叶调经方 186

12. 盐姜葱 186

【目录】

13. 肝肾滋补汤 186

14. 橘饼茶 186

15. 山楂葵花子汤 186

16. 酒洗苁蓉粥 186

第八节：闭经 187

1. 调经茶 187

2. 苏铁叶散 187

3. 炖乌鸡 187

4. 当归阿胶养血汤 188

5. 楂姜茴香汤 188

6. 双子红花茶 188

7. 柏子仁饮 188

8. 益母草乌豆水 188

9. 生姜艾叶煮鸡蛋 188

10. 人参熟地黄枸杞粥 189

11. 猪肝红枣 189

12. 灵脂蒲黄贴脐方 189

13. 核桃仁栗子散 189

14. 桃仁墨鱼汤 189

第九节：妊娠呕吐 190

1. 苏姜陈皮茶 190

2. 白糖米醋蛋 190

3. 姜柚止呕汤 190

4. 生姜甘蔗汁 190

5. 藿香甘草散 191

6. 黄连苏叶茶 191

7. 妊娠止吐方 191

8. 芦根生姜汤 191

9. 茯苓半夏汁 191

10. 生姜乌梅饮 191

11. 三味葡萄茶 192

12. 姜汁粥 192

13. 生姜贴脐方 192

14. 白扁豆黄连散 192

15. 沙参粥 192

16. 冰糖芦根饮 192

第十节：妊娠水肿 193

1. 薏苡仁山药粥 193

2. 冬瓜大枣汤 193

3. 黄芪三皮饮 193

4. 田螺贴脐方 194

5. 四味消肿方 194

6. 花生陈皮煎 194

7. 消肿散 194

8. 山药枣桂粥 194

9. 肉桂茯苓饼 194

10. 赤豆花生鲤鱼汤 194

11. 消肿饮 195

12. 麦芽陈皮糯米饭 195

13. 双豆红糖汤 195

14. 白术茯苓饮 195

15. 黑豆赤豆粥 195

16. 三味消肿汤 195

17. 南瓜蒂散 195

18. 冬瓜鲤鱼头粥 196

第十一节：产后缺乳 196

1. 双花公英王不留行汤 197

2. 赤小豆汤 197

3. 麦芽鲤鱼汤 197

4. 黑芝麻僵蚕茶 197

5. 盐炒黑芝麻 197

6. 酒酿菊花叶 197

7. 豌豆红糖饮 198

8. 橙汁米酒 198

9. 荞麦花汤 198

10. 芝麻鸡蛋 198

11. 黑芝麻猪蹄汤 198

12. 黄酒炖虾 198

13. 麦芽红糖饮 198

14. 催乳酒 198

15. 木通灯心草煮花生 199

16. 鲫鱼汤 199

17. 萝卜叶煮鸡蛋 199

18. 催乳汤 199

19. 雄鸡睾丸 199

第十二节：乳腺增生 200

1. 海带鳖甲猪肉汤 200

2. 橘饼饮 200

3. 山楂桔饼茶 200

4. 天合红枣茶 200

5. 紫菜蟹肉粥 201

6. 海带绿豆薏苡仁汤 201

7. 柴胡枳壳水 201

8. 天门冬枯草膏 201

9. 白芍癣消汤 201

10. 海参乌鸡汤 201

11. 海带响螺汤 202

第十三节：阴道炎 202

1. 车前子苦参汤 202

2. 儿茶内金散 202

3. 丹参丹皮茴香粥 203

4. 蛇床子白矾液 203

5. 马齿苋益母败酱液 203

6. 萝卜汁醋 203

7. 芒硝苦参液 203

8. 蛇床子地肤子 203

9. 鸦胆子 203

10. 紫花地丁浴 204

11. 矾蛇汤 204

12. 金银花五倍子浴 204

13. 槐花冬瓜仁粥 204

14. 花生仁冰片泥 204

15. 椿根饮 204

16. 黄精鸡膏 205

17. 黄柏枯矾散 205

18. 芦荟煎 205

【目录】

第十四节：盆腔炎................205

1. 油菜子肉桂丸 206

2. 茯苓车前子粥 206

3. 荔枝核蜜饮 206

4. 泽泻粥 206

5. 白果豆浆饮 206

6. 山萸肉粥 207

7. 淡菜韭菜汤 207

8. 银耳冰糖羹 207

9. 白果鸡蛋羹 207

10. 绿豆芽茶 207

11. 地黄粥 207

12. 马齿苋蛋清饮 207

13. 腐皮白果粥 208

14. 山药莲子薏苡仁粥 208

15. 金樱子粥 208

16. 蛇牛汤 208

17. 皂刺大枣汤 208

18. 车前草马齿苋饮 208

第十五节：带下病................209

1. 石榴皮散 209

2. 马齿苋汁鸡蛋清 209

3. 芡实桑螵蛸脐贴 209

4. 扶桑花酒 209

5. 苍术草果熏 210

6. 金樱子膏 210

7. 莲子红枣糯米粥 210

8. 绿豆木耳散 210

9. 马料豆白果汤 210

10. 川椒茴香敷 210

11. 碎米荠茶 211

12. 马兰根红枣茶 211

13. 冰糖冬瓜子汤 211

14. 鸡冠花白果粥 211

15. 水陆二仙酒 211

16. 龟胶酒 211

17. 地骨皮酒 212

18. 石榴皮粥 212

19. 荞麦蛋清汤 212

20. 胡椒鸡蛋 212

第十六节：附件炎................213

1. 银花连翘汤 213

2. 当归丹参汤 213

3. 鹿角霜锁阳水 213

4. 解毒化症汤 213

第十七节：不孕................214

1. 紫河车调经汤 214

2. 三味炖鸡 214

3. 益母草补虚汤 214

4. 丹参茯苓汤 215

5. 丹参当归牛肚汤 215

6. 当归远志酒 215

7. 橘皮粥 215

8. 狗头散 215

9. 乌梅党参煎 215

10. 丹参茯苓汤 216

11. 当归千年健酒 216

12. 调冲任补肝肾方 216

13. 虫草山药羊肉汤 216

第十八节：流产 216

1. 大枣红薯汤 217

2. 黄酒蛋黄羹 217

3. 核桃粟子糊 217

4. 人参核桃汤 217

5. 香油蜜膏 217

6. 山楂黄芩茶 217

7. 参芪保胎膏 218

8. 莲子芋肉糯米粥 218

9. 莲子芡实葡萄汤 218

10. 鲤鱼安胎粥 218

11. 莲子桂圆山药糯米饭 218

12. 荸荠豆浆饮 219

13. 米酒煮黑豆 219

14. 山药杜仲汤 219

15. 陈艾叶方 219

16. 枸杞补肾汤 219

17. 鸡米粥 219

18. 猪肚杜仲汤 219

第十九节：更年期综合征 220

1. 合欢花粳米粥 220

2. 枸杞子百合羹 220

3. 合欢花莲肉粥 220

4. 杭菊红枣饮 221

5. 双耳烩黄瓜 221

6. 竹丝鸡百合汤 221

7. 羊肉栗子汤 221

8. 五味莲子散 221

9. 桑椹冰糖膏 221

10. 浮小麦甘草饮 222

11. 银耳大枣汤 222

12. 芝麻粳米粥 222

13. 牛奶鹌鹑汤 222

14. 蚝豉发菜瘦肉汤 222

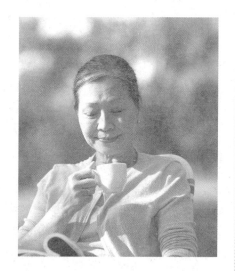

第四章 ：筋骨有疾心莫慌，化瘀偏方来帮忙

第一节：骨质疏松 224

1. 双仁杞枣汤 224

2. 红糖芝麻核桃糊 224

3. 芝麻核桃仁 224

4. 桃酥豆泥 224

5. 鸡脚枣参汤 225

6. 鲤鱼汤 225

7. 虾皮豆腐汤 225

8. 桑椹牛骨汤 225

9. 黑豆猪骨汤 225

10. 猪骨头炖海带 226

11. 黄豆芽炖排骨 226

12. 豆腐猪骨汤 226

第二节：骨质增生 226

1. 萝卜敷 227

2. 白芍木甘汁 227

3. 川芎陈醋膏 227

4. 红花米醋方 227

5. 狗骨外用方 227

6. 莲栗糯米糕 228

7. 归红酒 228

8. 羊肉莲子粥 228

9. 枸杞桑椹粥 228

10. 高粱根煮鸭蛋 228

11. 桑椹大枣汤 229

第三节：颈椎病 229

1. 吴茱萸散 229

2. 生草乌细辛散 230

3. 川芎人参胶囊 230

4. 桑椹芝麻蜜膏 230

5. 生姜丁香糖 230

6. 天麻炖鳙鱼头 230

7. 老桑枝煲鸡 231

8. 川芎白芷炖鱼头 231

9. 丹参山楂粥 231

10. 桃仁红花川芎蜜饮 231

11. 葛根煲猪脊骨 231

12. 杞子猪骨汤 231

13. 葛根五加粥 232

14. 山丹桃仁粥 232

15. 芎归蚕蛹粥 232

16. 姜葱羊肉汤 232

17. 天麻猪脑汤 232

18. 茴香煨猪腰 232

[目录]
[CONTENTS]

第四节：腰腿疼 ······················ **233**

1. 山萸饮 ····························· 233

2. 千年健九节茶 ··················· 233

3. 干姜茯苓汤 ····················· 233

4. 伸筋草茶 ························· 233

5. 枸杞山药汤 ····················· 233

6. 干姜茯苓粥 ····················· 234

7. 骨碎补茶 ························· 234

8. 寒湿腰痛贴敷 ··················· 234

9. 细沙热腰袋 ····················· 234

10. 山药枸杞汤 ···················· 234

11. 乌七马钱散 ···················· 234

12. 杜仲骨脂酒 ···················· 234

13. 杜仲丹参酒 ···················· 235

14. 风湿腰疼酒 ···················· 235

15. 独活逐湿酒 ···················· 235

16. 牛膝活络酒 ···················· 235

17. 杜仲补骨脂方 ·················· 235

第五节：肩周炎 ······················ **236**

1. 川乌细辛散 ····················· 236

2. 二乌膏 ··························· 236

3. 川乌樟脑方 ····················· 237

4. 丝瓜络钻地风散寒敷 ··········· 237

5. 桑独通络酒 ····················· 237

6. 鸡血藤酒 ························· 237

7. 枇杷通络酒 ····················· 237

8. 桂枝生姜汤 ····················· 237

9. 一味生姜外用方 ················· 237

10. 韭菜籽艾叶汤 ·················· 238

11. 薏苡仁酒 ······················· 238

12. 双枝祛湿酒 ···················· 238

13. 桑枝汤 ·························· 238

14. 丹参活血酒 ···················· 238

第六节：腰椎间盘突出 ············· **239**

1. 银粉银底膏 ····················· 239

2. 五虎散 ··························· 239

3. 归尾泽兰汤 ····················· 239

4. 乌梢蛇蜈蚣粉 ·················· 240

5. 当归茯苓方 ····················· 240

6. 止痛热敷袋 ····················· 240

7. 舒筋活瘀汤 ····················· 240

第七节：骨折 ························· **241**

1. 降荔散 ··························· 241

2. 鸡蛋壳 ··························· 241

3. 生螃蟹酒 ························· 241

4. 鲜韭菜根 ························· 241

5. 鲜杨梅树皮 ····················· 241

6. 茴丁酒 ··························· 242

7. 接骨草酒 ························· 242

8. 茴香五灵散 ····················· 242

9. 桃仁续断粥 ····················· 242

10. 二花冰糖饮 ···················· 242

11. 蟹肉粳米粥 ···················· 243

12. 月季花汤 243

13. 红花赤小豆饮 243

14. 骨碎补酒配方 243

15. 整骨麻药酒 243

16. 益母草煮鸡蛋 243

第八节：落枕 244

1. 松香樟脑膏 244

2. 冰粒冷敷 244

3. 米醋热敷 244

4. 葛根菊花 245

5. 党参黄芪 245

第九节：挫伤 245

1. 宝塔菜干根 245

2. 三七叶敷 245

3. 榕蓖叶 246

4. 酒酿鲜生地黄 246

5. 葱白生姜大蒜 246

6. 穿山龙药酒 246

7. 建曲酒 246

8. 三根酒 246

9. 神曲酒 247

10. 栀黄酒 247

第十节：扭伤 247

1. 糯稻秆灰 248

2. 凉粉果汤 248

3. 朝天椒盐酒 248

4. 生姜花椒泥 248

5. 五倍栀膏散 248

6. 白芷防风公英敷 248

第五章 ：儿科疾病找偏方，烦恼小病一扫光

第一节：小儿发热 250

1. 黄瓜叶白糖 250

2. 吴萸明矾醋糊 250

3. 茭白子炒麦芽 250

4. 鸡蛋绿豆饼外贴 250

5. 生姜萝卜汤 250

6. 瓜皮白茅根 251

7. 黄瓜豆腐汤 251

8. 柴菊汤 251

9. 牛黄石膏大青叶 251

[目录]
[CONTENTS]

10. 白菜根菊花茶 251

11. 金银花大青叶 251

12. 荆芥苏叶茶 252

13. 生地黄汁 252

第二节：小儿感冒 252

1. 姜糖茶 252

2. 生姜桑叶茶 253

3. 三根汤 253

4. 荞面姜汁饼 253

5. 板蓝根饮 253

6. 番茄西瓜茶 253

7. 葱白豆豉汤 253

8. 芥末面 254

9. 南星雄黄饼 254

10. 三叶饮 254

11. 草乌皂角贴敷膏 254

12. 萝卜叶汤 254

13. 生姜大葱白 254

14. 大葱香油 254

15. 萝卜橄榄煎 254

16. 苦瓜叶茶 255

17. 吴茱萸外敷 255

18. 葱头 255

第三节：小儿百日咳 255

1. 马齿苋糖浆 256

2. 银花川贝梨糖煎 256

3. 橄榄炖冰糖 256

4. 雪梨川贝猪肺汤 256

5. 鲜三根茶 256

6. 侧柏叶红枣煎 256

7. 地龙膏 257

8. 茭白根 257

9. 猪胆绿豆粉 257

10. 马兜铃散 257

11. 杏仁猪肺萝卜粥 257

12. 鹅不食草汤 257

13. 蜂房汤 257

14. 大蒜橘饼汁 258

15. 荸荠汁蜂蜜饮 258

16. 五味汤 258

17. 四叶百部饮 258

18. 贯众汤 258

19. 凤仙花汤 259

20. 栝楼粉 259

第四节：小儿肺炎 259

1. 川贝雪梨 259

2. 清肺祛痰敷贴 260

3. 僵蚕散 260

4. 滋阴清肺汤 260

5. 麻杏苏芥汤 260

6. 豆豉葱须汤 260

7. 白芥糊外敷 260

8. 葱白防风粥 261

【目录】

9. 桑皮粥 261

10. 大戟芫花散 261

11. 西洋参麦冬水 261

12. 萝卜杏仁汤 261

13. 麻黄汤 261

第五节：小儿哮喘 262

1. 地龙散 262

2. 二风散 262

3. 冬苋菜饭 262

4. 二丑大黄贴脐膏 262

5. 麻杏石甘治喘汤 263

6. 二白麻黄敷脐散 263

7. 芝麻秸治喘散 263

8. 大蒜蛋黄钙丸 263

9. 柠檬大肠汤 263

10. 冰糖杏仁汤 263

11. 生姜核桃杏仁汤 263

12. 茱萸外用方 264

13. 鸡蛋加蜂蜜 264

14. 枇杷百合秋梨膏 264

15. 昙花茶 264

第六节：婴儿湿疹 264

1. 蜂蜜 265

2. 南瓜秧外用方 265

3. 地榆马齿苋 265

4. 豆豉汤 265

5. 蔗皮甘草汤浴 265

6. 紫甘蔗皮 265

7. 明矾红枣 266

8. 赤豆蛋清方 266

9. 蝉蜕龙骨膏 266

10. 山楂麦牙茶 266

11. 胡桃仁糊 266

12. 地肤子枯矾汤 266

13. 千里光散 266

第七节：小儿疳积 267

1. 糖苹果 267

2. 萝卜叶汤 267

3. 扁豆山药粥 267

4. 山楂核桃汤 267

5. 人参莲子汤 267

6. 大枣高粱散 268

7. 葫芦茶 268

8. 石榴皮山楂茶 268

9. 双芽鸭肫汤 268

10. 小儿疳积汤 269

11. 金鸡白糖饼 269

12. 藿佩茶 269

13. 化积茶 269

14. 三仁除虫汤 269

第八节：小儿厌食 270

1. 韭菜籽饼 270

[目录]
[CONTENTS]

2. 糯米山药茯苓饼 270

3. 粳米南瓜 270

4. 山楂陈皮白术敷 270

5. 增液粥 271

6. 山药糕 271

7. 姜韭牛奶汁 271

8. 砂仁粥 271

9. 锅巴健脾散 271

10. 金橘蒸冰糖 272

11. 蜜饯金笋 272

12. 大山楂丸 272

13. 扁豆花汤 272

14. 茱萸散 272

15. 番茄汁 272

16. 蚕豆粉 273

17. 萝卜子山楂 273

18. 扁豆薏苡仁粥 273

19. 香砂糖 273

第九节：新生儿黄疸 274

1. 栀子粥 274

2. 车前郁金煎 274

3. 败酱草豆腐 274

4. 茵陈红枣汤 274

5. 西瓜皮茅根小豆汤 275

6. 茯苓小豆薏苡仁粥 275

7. 马兰头根 275

8. 茵陈丹参 275

9. 玉米须 275

10. 生麦芽 275

11. 茵郁灵仙煎 275

12. 马齿苋汤 275

第十节：小儿腹泻 276

1. 车前薏苡仁茶 276

2. 蜜饯黄瓜 276

3. 绿豆粉蛋清 276

4. 姜蛋止泻方 276

5. 山楂炭青皮散 277

6. 山楂苍术木香散 277

7. 烤白果仁鸡蛋 277

8. 干姜艾叶敷脐散 277

9. 山药莲肉糊 277

10. 苹果泥 277

11. 莲子糕 278

12. 胡萝卜汤 278

13. 烧热大蒜 278

14. 大枣木香汤 278

15. 姜葱茶 278

16. 明矾大蒜汁 278

17. 芡实山药糊 278

第十一节：小儿遗尿 279

1. 龟肉黑豆猪膀胱 279

2. 丁香贴 279

3. 鸡肠饼 279

【目录】

4. 龙骨鸡蛋 280

5. 金樱子膏 280

6. 核桃蜂蜜 280

7. 阿胶饮 280

8. 丁香肉桂贴 280

9. 大枇杷树皮 280

10. 枣梅蚕茧汤 281

11. 三子敷 281

12. 韭菜籽饼 281

13. 烤金钱橘 281

14. 韭菜根汁 281

15. 益气止遗汤 281

第十二节：鹅口疮 282

1. 威灵仙汤 282

2. 板蓝根汁 282

3. 红糖 282

4. 樱桃汁 282

5. 黄连银花 283

6. 黄连薄荷 283

7. 五倍子散 283

8. 黄连冰片散 283

9. 山药冰糖水 283

10. 荸荠汁 283

11. 丝瓜汁 283

第十三节：小儿夜啼 284

1. 酸枣仁汤 284

2. 双心乳 284

3. 钩藤琥珀汤 284

4. 蝉蜕内金散 284

5. 灯芯草灰 285

6. 茴香贴 285

7. 姜乳粥 285

8. 杏仁黄芩饮 285

9. 茶叶敷肚脐 285

10. 麦枣茶 285

11. 清心宁神茶 286

12. 薄荷蝉蜕汤 286

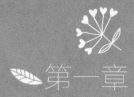

第一章

常见疾病小偏方，
轻松疗疾身无恙

◎ 感冒 ◎ 咳嗽 ◎ 支气管炎 ◎ 肺结核 ◎ 肺气肿 ◎ 哮喘 ◎ 便秘
◎ 痔疮 ◎ 消化不良 ◎ 腹泻 ◎ 痢疾 ◎ 呕吐 ◎ 呃逆 ◎ 肠胃炎
◎ 胆囊炎 ◎ 肝炎 ◎ 肝硬化 ◎ 失眠 ◎ 神经衰弱 ◎ 三叉神经痛
◎ 眩晕 ◎ 癫痫 ◎ 水肿 ◎ 贫血 ◎ 低血压 ◎ 高血压 ◎ 高脂血症
◎ 冠心病 ◎ 动脉硬化 ◎ 糖尿病 ◎ 肥胖症 ◎ 甲状腺肿大
◎ 痛风 ◎ 风湿性关节炎 ◎ 类风湿性关节炎 ◎ 脱发 ◎ 中暑

Folk prescription

第一节

感冒

感冒是最常见的上呼吸道感染疾患，民间又俗称"伤风"，是由于受风受寒后，呼吸道局部抵抗力下降，而感染病毒或细菌所致。常见表现有头痛、鼻塞、流涕、喷嚏、流泪、恶寒、发热、周身不适或伴有轻微咳嗽等。症状严重，且在一个时期内广泛流行者，称为"流感"。本病四季皆可发病，但以冬春两季多见。中医认为，感冒是因人体正气不足，感受外邪，引起鼻塞流涕、恶寒发热、咳嗽头痛、四肢酸痛为主要症状的疾病。感冒一般病程为5～10天，预后良好。但也不尽然，如年老体弱或先天不足者，往往容易反复发作，缠绵难愈，需精心调养。儿童患者若失治或误治，则易并发扁桃腺炎、鼻窦炎、中耳炎、气管炎乃至肾炎。

1 萝卜甘蔗汤

【原料】萝卜、甘蔗各500克，金银花10克，竹叶5克，白糖适量。

【制作及用法】萝卜与甘蔗切块，加水于砂锅内，下金银花、竹叶共煎，饮服时加白糖。可当茶饮，每日数次。

【功致】消积化热，润燥止痛。治感冒，症见发热、咽喉疼痛及鼻干等。

2 银花山楂汤

【原料】银花30克，山楂10克，蜂蜜适量。

【制作及用法】将银花、山楂放入锅内，加适量水，放在火上烧沸，大约3～5分钟后，把药汁滤到碗中。再加水熬一次，并滤出药汁。最后将两次药汁合并，放入蜂蜜搅拌均匀。

【功致】可随时饮用，服时以温热为宜。

3 神仙粥

【原料】糯米100克，葱白、生姜各20克，醋适量。

【制作及用法】先把糯米煮成粥，再将葱白和生姜捣烂后下到粥里，沸腾后煮5分钟，最后倒入食醋，起锅即成。趁热吃下，然后躺在床上盖上被子，至发汗为宜。每日早、晚各服1次，连用4次。

【功效】驱风散寒，发表解毒。治疗伤风感冒。

4 核桃葱姜茶

【原料】核桃仁、葱白、生姜各25克，茶叶15克。

【制作及用法】将前3味捣烂，与茶叶共置砂锅内，加水煎汤，去渣，1次服下。服后卧床盖被以取微汗。

【功效】辛温解表，宣肺散寒。用治风寒感冒。

5 葱姜豆豉

【原料】葱白5根，姜1片，淡豆豉20克。

【制作及用法】葱白、姜、淡豆豉用砂锅加水一碗煎煮。趁热顿服，然后卧床盖被发汗，注意避风寒。

【功效】解热透表，解毒通阳。用于伤风感冒初起时，症见鼻塞、头痛、畏寒、无汗等。

6 三叶清热汤

【原料】连梗鲜荷叶1块，桑叶、苏叶各15克，红糖10克。

【制作及用法】取上述原料洗干净后加清水3碗，煲至1碗，加入红糖调味即成。每日1次，连服2～3天。

【功效】用于治疗风热型感冒。

7 葱白大蒜汤

【原料】葱白500克，大蒜250克。

【制作及用法】葱白洗净，大蒜去皮，切碎，加水2000克煎汤。每日服3次，每次一茶杯。

【功效】解毒杀菌，透表通阳。可预防流行性感冒。

8 草鱼汤

【原料】草鱼（青鱼）肉150克，生姜片25克，米酒100毫升。

【制作及用法】用半碗水煮沸后，放入鱼肉片、姜片及米酒共炖约30分钟，加盐调味即成。趁热食用，食后卧床盖被取微汗。每日2次。注意避风寒。

【功效】解表散寒，疏风止痛。用于治疗感冒。

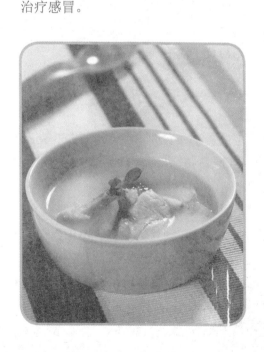

9　三根饮

【原料】大白菜根 3 个，大葱根 7 个，芦根 15 克。

【制作及用法】先将这些材料择洗干净，加适量水煎煮数沸即成。每日 1 次，连服 2～3 天。

【功效】用于治疗风热型感冒。风热型感冒表现为咽红、流黄涕、身重困倦、大汗、便秘。

10　栀子鸡蛋贴

【原料】山栀子 10 克，鸡蛋 1 枚。

【制作及用法】将鸡蛋打开取出蛋清，将山栀子研末，与蛋清混合后调匀，做成厚度约 3 个 5 分硬币的药饼。再将药饼摊在布上，敷于脚底的涌泉穴，外面用纱布包扎。8 小时换药 1 次，连用 3 日。

【功效】清热解表，防治感冒。

11　雄黄金花末

【原料】雄黄 90 克，金银花 60 克，硼砂、白芷、苍术各 15 克，冰片、樟脑、薄荷各 9 克。

【制作及用法】将上述诸药雄黄 90 克，金银花 60 克，硼砂、白芷、苍术各 15 克，冰片、樟脑、薄荷各 9 克，共研细末，装瓶备用。用时每次取药末少许，涂抹于两鼻孔内，做吸气动

作。每日早、晚各 1 次，连用 5 日。

【功效】清热解毒，防治感冒。

12　西瓜番茄汁

【原料】西瓜、番茄各适量。

【制作及用法】西瓜取瓤，去籽，用纱布绞挤汁液。番茄先用沸水烫，剥去皮，去籽，也用纱布绞挤汁液。二汁合并，代茶饮用。

【功效】清热解毒，祛暑化湿。治夏季感冒，症见发热、口渴、烦躁、小便赤热、食欲不佳、消化不良等。

13　葱豉黄酒汤

【原料】全葱 30 克，淡豆豉 20 克，黄酒 50 克。

【制作及用法】先将豆豉放入砂锅内加水一小碗，煮 10 余分钟，再把洗净切段的葱（带须）放入，继续煮 5 分钟。然后加黄酒，立即出锅。趁热顿饮，注意避风寒。

【功效】解表祛风，发散风寒，温中降逆。治风寒感冒，症见发热、头痛、虚烦、无汗、呕吐、泄泻等。

14　加减香薷茶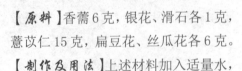

【原料】香薷 6 克，银花、滑石各 1 克，薏苡仁 15 克，扁豆花、丝瓜花各 6 克。

【制作及用法】上述材料加入适量水，

先下香薷、滑石、薏苡仁，后下银花、扁豆花、丝瓜花，煎煮后去渣，取汁。代茶徐饮。

【功效】可用于防治暑湿型感冒。暑湿型感冒表现为头痛，全身酸痛，恶寒发热，无汗，心烦口渴，小便短赤。

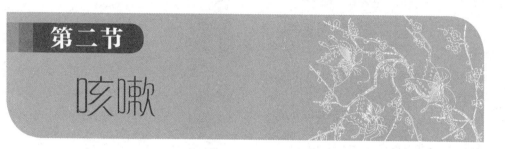

第二节

咳嗽

咳嗽是呼吸系统最常见的疾病之一，其有声为咳，有痰为嗽，既有声又有痰者称为咳嗽。它是一种保护性反射动作，有把呼吸道过多的分泌物或异物随着气流排出体外的作用。发病多见于老人和幼儿，尤以冬春季节为最多。以咳嗽为主要临床症状的疾病，多见于现代医学的呼吸道感染、急慢性支气管炎、肺炎、肺结核、百日咳、支气管扩张等病。

1 三子止咳茶

【原料】紫苏子、白芥子、莱菔子各3克。

【制作及用法】上述3味洗净微炒，敲碎后，用生绢小袋盛放，煮作汤。代茶饮，可常服。

【功效】祛痰止咳。用于治疗咳嗽。

2 橘皮粥

【原料】橘皮15～20克，粳米100克。

【制作及用法】先用橘皮煎取药汁，去渣，然后与粳米同煮为稀粥。或将橘皮晒干，研为细末，每次用3～5克，调入已煮沸的稀粥中，再同煮至粥熟即可。温服，每日1剂，可常食。

【功效】行气止咳，用于治疗气滞型咳嗽。气滞型咳嗽表现为痰滞咽喉，胸胁胀痛，口干苦。

3 糖水冲鸡蛋

【原料】白糖50克，鸡蛋1个，鲜姜适量。

【制作及用法】先将鸡蛋打入碗中，

搅匀。白糖加水半碗煮沸，趁热冲蛋，搅和，再倒入已绞取的姜汁，调匀。每日早、晚各服1次。

【功效】补虚损。治久咳不愈。

4 百芩贴

【原料】百部30克，黄芩20克，黄酒少许。

【制作及用法】将上述药物混合后研末，炒烫后装入药包备用。由上向下热熨上胸和上背部，药包温度下降后就放在上背部（两肩胛骨上角之间），再用热水袋保温30分钟，每日2次。

【功效】散热止咳。用于治疗风热型咳嗽。风热型咳嗽表现为咳痰不爽，痰黄黏稠，咽痛。

5 桑叶杏仁汤

【原料】桑叶25克，杏仁、冰糖各15克。

【制作及用法】将上药用2碗水浸泡煎至1碗，趁热温服。每日2次，连服2天。

【功效】祛湿化痰。用治风寒咳嗽。

6 葱姜萝卜汤

【原料】葱白6根，生姜15克，萝卜1个。

【制作及用法】用水3碗先将萝卜煮熟，再放葱白、姜，煮剩1碗汤，即成。连渣1次服用，每日1剂，可常服。

【功效】散寒止咳。用于治疗风寒型咳嗽。

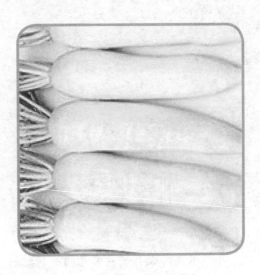

7 川贝杏仁乳

【原料】苦杏仁9克，川贝3克，梨汁1小杯，糖适量。

【制作及用法】杏仁用水泡软后捣碎，加水200毫升，煎汤去渣；加入川贝、梨汁、糖，研成杏仁乳。每天服2次，每次15毫升。

【功效】用于治疗咳嗽、慢性咳痰。

8 冰糖炖柠檬

【原料】冰糖1000克，柠檬500克。

【制作及用法】将柠檬洗净去核切成薄片，和冰糖一起放进炖盅，隔水炖8小时即成。将其晾凉后放入冰箱，需要时可冲成热柠檬茶或冻柠檬茶随时饮用。

【功效】清热润肺，化痰止咳。

9 甘草蜜醋饮

【原料】甘草6克，食醋10毫升，蜂蜜30克。

【制作及用法】上3味放入杯中，用沸水冲泡，每日早、晚代茶饮服。

【功效】润肺止咳、化痰。用于外感引起的慢性支气管炎、咳嗽痰黏等。

10 秋梨膏

【原料】秋梨20个，红枣1000克，鲜藕1500克，鲜姜300克，冰糖400克，蜂蜜适量。

【制作及用法】先将梨、枣、藕、姜砸烂取汁，加热熬成膏，下冰糖溶化后，再以蜜收之。可早、晚随意服用。

【功效】清肺降火，止咳化痰，润燥生津，除烦解渴，消散酒毒，祛病养身。用治虚劳咳嗽、口干津亏、虚烦口渴及酒精中毒等。

11 燕窝梨方

【原料】燕窝（水浸泡）5克，白梨2个，川贝母10克，冰糖5克。

【制作及用法】白梨挖去核心，将其他3味同放梨内，盖好扎紧放碗中，隔水炖熟。服食。

【功效】养阴润燥，止咳化痰。治多年痰咳、气短乏力。

12 冰糖雪梨

【原料】雪梨1个，冰糖适量。

【制作及用法】雪梨削皮去核，使其呈空心状，然后在空心的位置放入冰糖及少量水。将做好的雪梨放入瓷碗里，然后放进锅里蒸1小时即可。按常法食用。

【功效】清热解毒，适用于防治肺热导致的咳嗽。

13 鸡蛋羹

【原料】鸡蛋2个，盐、水各适量。

【制作及用法】在碗里打入2个鲜鸡蛋，加放比鸡蛋多一些的水及少量盐，搅拌均匀。锅内放适量水烧开。再将碗放到开水锅里蒸10分钟即可。蒸好后放几滴香油调味，按常法食用。

【功效】养阴润肺。预防咳嗽。

14 艾叶水泡脚

【原料】艾叶50克，水2000毫升。

【制作及用法】将艾叶洗净后放入开水中煎煮20分钟，去渣。将汤液倒入小脚盆里，先熏双脚15分钟，水温降低后，双脚浸泡其中30分钟，每晚浸泡1次，连续7次。

【功效】用治咳嗽。

第三节

支气管炎

　　支气管炎有急、慢性之分。急性支气管炎是由病毒、细菌的感染，或物理与化学的刺激所引起的支气管和气管的急性炎症。疲劳、受惊、上呼吸道感染等，是导致本病的诱因。慢性支气管炎多由急性支气管炎反复发作转变而成。

　　支气管炎发病时很像感冒，表现为刺激性咳嗽，1～2天后咳痰，开始为白色黏稠痰，后为黏液脓性痰，或痰中带血丝。若久治不愈，症状可逐渐加重，咳嗽长年持续，痰多，呈泡沫黏液；有的患者有喘息和哮鸣音。常伴胸骨后痛、疲倦、头痛、全身酸痛等症状。本病冬季发病率高，以老年人、小儿为多见。

1　蜂蜜白萝卜汁

【原料】白萝卜1个，蜂蜜适量。

【制作及用法】把萝卜洗净后挖空中心，里面放入蜂蜜。然后将白萝卜放入大碗内，隔水蒸20分钟，熟透即可。每日早、晚各1次，适量服用。

【功效】适用于支气管炎之痰多、黏稠以及咳痰不爽者。

2　丝瓜茶

【原料】丝瓜200克，茶叶5克，食盐少许。

【制作及用法】丝瓜洗净切片备用。将丝瓜片加入少许食盐，加水适量，煮熟；茶叶以沸水冲泡5分钟后取汁，倒入丝瓜汤内，即成。不拘时饮服，

每日1剂。

【功效】急慢性咽炎、扁桃体炎及支气管炎。症见咽痒不畅，咳嗽。

3　四仁粳米粥

【原料】甜杏仁、白果仁、花生仁、核桃仁各20克，粳米100克。

【制作及用法】将这些材料洗净混合后，加适量水，按常法熬煮成粥，再加入适量调味品即成。按常法服食。

【功效】润肺降气。治疗慢性气管炎痰燥、痰少者。

4　桑叶杏仁饮

【原料】桑叶15克，杏仁9克，冰糖9克。

【制作及用法】将这些药材混合后，加水 300 毫升，煎至 100 毫升，即成。趁热服，每日 1 剂。

【功致】驱风散热，止咳化痰。治疗慢性气管炎合并感染。

5　萝卜姜梨饮

【原料】白萝卜片、干姜片、梨片各适量。

【制作及用法】将上述 3 味用水煎煮即成。随意服用，可常饮。

【功致】健脾消食，温中散寒，润肺定喘，止咳化痰。用于治疗支气管炎。

6　黑芝麻姜糖膏

【原料】黑芝麻 250 克，生姜 50 克，冰糖 100 克，蜂蜜 250 克。

【制作及用法】先将黑芝麻炒熟，再将生姜捣烂，并用纱布包扎绞汁。再把蜂蜜放进锅里蒸熟，加入冰糖调匀蒸融化。然后把黑芝麻用粉碎机磨碎，与生姜汁混合后再炒，放冷后与糖蜜混合在一起调匀即成。每日早、晚各服 1 汤匙，数日后见效。

【功致】主治支气管炎及支气管哮喘。

7　橘皮茶

【原料】茶叶、干橘皮各 2 克，红糖 30 克。

【制作及用法】取茶叶、干橘皮与红糖混合，冲入开水浸泡 6 分钟即成。每日午饭后喝 1 次，可常服。

【功致】能镇咳化痰、健脾开胃。用于治疗支气管炎引起的咳嗽。

8　银花冬瓜皮汤

【原料】金银花、冬瓜皮各 30 克，白糖思量。

【制作及用法】上述材料水煎 2 次，每次用水 400 毫升，煎 30 分钟，两次混合，取汁加入白糖，即成。代茶饮，每日 1 剂，可常服。

【功致】适用于老年人气管炎咳嗽，急性肾炎水肿。

9　蜂蜜鸡蛋

【原料】蜂蜜 40 克，鸡蛋 1 个。

【制作及用法】先将蜂蜜用锅微炒，然后加水少许，待水沸后打入鸡蛋。每日早、晚空腹各服 1 次，吃蛋饮汤。

【功致】补虚润肺。治慢性支气管炎。

10　银耳鲜藕粥

【原料】银耳、糯米各 50 克，鲜藕（去节）500 克。

【制作及用法】藕洗净后绞取其汁，银耳和糯米加水如常法煮粥，粥将稠时加入藕汁，至熟时加入冰糖适量。

【功致】适用于支气管炎咯血、干咳少痰者。

11　蜜橘姜茶

【原料】橘红（橘皮）20克，生姜10克，蜂蜜适量。

【制作及用法】将橘红、生姜洗净切丝，放入杯内，冲入沸水，加盖焖10～15分钟，调入蜂蜜，代茶饮用。每日2剂。

【功效】温肺散寒，化痰止咳。主治风寒型急性支气管炎。症见咳嗽初起，痰白稀薄，鼻塞流涕，不发热或低热，舌苔薄白，脉浮。

12　佛手蜜

【原料】佛手30克，蜂蜜20毫升。

【制作及用法】将佛手洗净切片，水煎取汁，调入蜂蜜，代茶饮用。每日1剂。

【功效】理气健脾，清热润燥，止咳定喘。用治咳嗽气喘、久治不愈之慢性支气管炎。

13　豆豉饮

【原料】白砒0.9克，白矾、淡豆豉各9克。

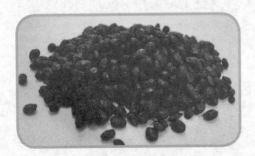

【制作及用法】共同研成细末，成人每次0.5克，1日1次，睡前用冷开水冲服。100天为1个疗程。

【功效】疏风解表，宣散郁热。主治支气管炎。

14　莲子豆腐

【原料】莲子30克，豆腐150克，精盐、味精各适量。

【制作及用法】将莲子去芯，用清水泡发，豆腐洗净，切成小块，一同放入锅内，加水煮至莲子熟烂，调入精盐、味精即成。每日1剂。

【功效】健脾益肾，润燥止咳。用治慢性支气管炎。

15　马兰汤

【原料】马兰200克，冰糖适量。

【制作及用法】取马兰的嫩茎叶，放入400毫升清水中烧开，加适量冰糖，煮至冰糖完全融化即成。吃菜喝汤，1剂分2次服用。

【功效】止咳平喘。适用于治疗慢性支气管炎引起的咳喘或咽喉肿痛。

16　双仁百合方

【原料】核桃仁、杏仁、生姜各30克，地龙、麻黄、百合各15克，蜂蜜适量。

【制作及用法】上述药共研为细末，炼蜜为丸。每日服3次，每次1丸，共服 18 天。

【功致】补肾益肺、止咳平喘。适用于慢性支气管炎咳喘咳痰。

17　苏叶陈皮酒

【原料】陈皮 15 克，苏叶 20 克，黄酒 200 毫升。

【制作及用法】将陈皮制为粗末，与苏叶一同浸入黄酒内，密闭 3 日即成。每次服 1 小杯，每日 3 次。

【功致】健脾理气、燥湿化痰、止咳。适用于支气管炎之咳嗽、气急、痰多色白等。

18　百合糖柚

【原料】柚子 1 个，百合 125 克，白糖 250 克。

【制作及用法】选 500 ～ 1000 克重的柚子 1 个，除去肉瓣，留皮用；将柚子皮放锅中，加入百合、白糖，加水 600 毫升，煎 2 ～ 3 小时，取药汁，去渣即成。1 剂分 3 次服完，每日 1 次，服 3 剂为 1 个疗程；病情重者可 1 日服 1 剂，儿童酌减。

【功致】消痰下气、止咳平喘。适用于慢性气管炎、肺气肿。

【注意】服药时忌食油菜、萝卜、虾类。

第四节

肺结核

肺结核严重危害人类健康，发病率和致死率较高。而最重要的是，这种病具有很强的传染性，且很顽固。因此，肺结核病已经成为全世界重要的公共卫生问题。它的症状是感觉全身不适、疲倦厌食、心跳加速、盗汗、消瘦、精神改变，女性会月经失常，同时咳嗽，引起胸痛，脸颊潮红，有时肺组织损伤会导致吐痰、咯血。

按目前的医疗水平，要彻底治愈肺结核已经不是什么难事。当然，除了病人要有足够的耐心坚持治疗外，还应该注重食疗养生。

1 黄精煎

【原料】黄精30克，冰糖50克。

【制作及用法】将黄精用冷水泡发，加入冰糖，用文火炖煮1小时即成。每日2次服用。

【功效】滋阴、润肺，适用于肺虚咳嗽及肺结核或支气管扩张、低热、咯血。

2 鲜百合汁

【原料】鲜百合300克，蜂蜜少许。

【制作及用法】取鲜百合，捣烂取汁。每日早、晚各服1次，每次约30毫升，用温开水加蜂蜜调匀服用。

【功效】滋阴润肺，生津止咳。适用于肺结核所致的久咳、咯血及慢性支气管炎伴有肺气肿。

3 银耳鸽蛋羹

【原料】银耳2克，冰糖20克，鸽蛋1枚。

【制作及用法】取银耳，洗净后用清水浸泡20分钟后揉碎，加水400毫升，用武火煮沸后加入冰糖，用文火炖烂。然后将鸽蛋打开，用文火蒸3分钟，再放入炖烂的银耳羹中，煮沸即成。按常法食用。

【功效】养阴润肺，益胃生津。适用于肺结核干咳。

4 胡萝卜蜂蜜汤

【原料】胡萝卜1000克，蜂蜜100克，明矾3克。

【制作及用法】将胡萝卜洗净切片，加水350毫升，煮沸20分钟后去渣取汁，加入蜂蜜、明矾，搅匀后再煮沸片刻即成。每日服3次，每次50毫升。

【功效】祛痰止咳。适用于咳嗽痰白、肺结核咯血等症。

5 百合款冬花

【原料】野百合、款冬花各90克，蜂蜜300克。

【制作及用法】将上述材料共熬成膏，即成。分为40次量，每日3次，开水冲服。

【功效】治疗肺结核。用于肺结核之少痰干咳。

6 南瓜藤汤

【原料】南瓜藤100克，白糖少许。

【制作及用法】将南瓜藤洗净切碎后，加入白糖及适量水，共煎成浓汁，即成。每次服60毫升，每日2次。

【功效】清肺，和胃，通络。用治肺结核之潮热。

7 糙糯米红枣粥

【原料】糙糯米100克，薏苡仁50克，

红枣 8 个。

【制作及用法】按常法共煮作粥。早、晚各服 1 次。

【功致】清热，利湿，排脓。适用于肺结核。

8 糖醋杏仁蒜

【原料】紫皮大蒜头 250 克，甜杏仁 50 克，白糖 100 克，细盐 10 克，醋 250 毫升。

【制作及用法】大蒜去皮，用盐腌 24 小时；甜杏仁去衣，捣碎成泥。再将大蒜头滤去盐水，与杏仁泥一起浸入糖醋中，浸泡 15 日后即可食用。佐餐食用，每次 3 ～ 5 瓣，爱吃者可食 1 个蒜头。

【功致】杀菌，止咳。适用于肺结核、咳嗽不止。

9 石榴方

【原料】石榴（开白花的）1 只，冰糖 20 克。

【制作及用法】将石榴剖成莲花状，置冰糖于其中，蒸融化去渣，做成糖浆，每日 1 个，连服 3 ～ 5 次。

【功致】收敛消炎，止咳止血。主治肺结核。

10 银耳燕窝羹

【原料】银耳、冰糖各 20 克，燕窝 10 克。

【制作及用法】将银耳、燕窝用清水泡发，去杂洗净，与冰糖一同放入碗中，隔水蒸熟即成。每日 1 ～ 2 剂。

【功致】滋阴清热，润肺止咳。用治肺阴亏损型肺结核。

11 猪肺加贝母

【原料】猪肺（或牛、羊肺）1 具，贝母 15 克，白糖 60 克。

【制作及用法】将猪肺洗净，剖开一小口，纳入贝母及白糖，上笼蒸熟。切碎服食，每日 2 次。吃完可再继续蒸食。

【功致】清热，润肺。有促使肺结核病变吸收、钙化的作用。

12 白芨冰糖燕窝

【原料】燕窝 10 克，白芨 15 克，冰糖适量。

【制作及用法】燕窝制如食法，与白芨同放瓦锅内，加水适量，隔水蒸炖至极烂，滤去渣，加冰糖适量，再炖片刻即成。每日服 1 ～ 2 次。

【功致】补肺养阴、止嗽止血。适用于肺结核咯血、老年慢性支气管炎、肺气肿、哮喘。

第五节

肺气肿

肺气肿是慢支最常见的并发症。由于支气管长期炎症，管腔狭窄、阻碍呼吸，导致肺泡过度充气膨胀、破裂，损害和减退肺功能而形成。常见有两种损害形式：一是先天性，缺少某类蛋白质抑制的分解酵素，从而侵犯肺泡壁而使其变薄，气压胀大使肺泡破裂，壮年为多；另一种因空气污染，慢支发作，肺上端受侵害所致。其祸首是抽烟。慢支、支气管哮喘，矽肺、肺结核均可引起本病。主要症状有咳嗽、多痰、气急、发绀，持续发展可导致肺心病。阻塞性肺气肿起病缓慢，主要表现是咳痰、气急、胸闷、呼吸困难，合并感染加重导致呼吸衰竭或心力衰竭。中医认为本病属于咳嗽、喘息、痰饮的范畴。

1 芝麻羹

【原料】黑芝麻 250 克，白蜜、冰糖各 120 克，生姜适量。

【制作及用法】先把生姜切碎取汁，将黑芝麻与适量生姜汁同炒。再把白蜜蒸熟，冰糖捣碎蒸融。最后将它们均匀混合，晾凉后放在瓶中备用。每日早、晚各服 1 次，每次 1 匙。

【功效】温中纳气，适用于肾虚型肺气肿。

2 贝母冬瓜

【原料】浙贝母 12 克，冬瓜 1 个，杏仁 10 克，冰糖少许。

【制作及用法】将冬瓜切去上端当作盖子，挖出瓜瓤，填入浙贝母、杏仁、冰糖，将冬瓜放入锅内蒸熟即成。每日 1 剂，早、晚分服。

【功效】止咳，化痰，润肺。能有效缓解肺气肿症状。

3 南瓜方

【原料】小南瓜 3 个，麦芽 1000 克，鲜姜汁 50 克。

【制作及用法】南瓜去子，切块，加水煮烂取汁，添入麦芽及生姜汁，文火熬成膏，每日服 70 克，早、晚分服。

【功效】治肺气肿。

4 五味子煮蛋

【原料】五味子 250 克，鸡蛋 10 个。

【制作及用法】将五味子水煎 30 分钟，冷却，放入鸡蛋，浸泡 10 天后，每晨取 1 个，糖水或热黄酒冲服。

【功效】本方适用于肺气肿。

5 莱菔子粥

【原料】莱菔子适量，粳米 100 克。

【制作及用法】将莱菔子炒熟后研末，每次取 10 ～ 15 克，同粳米煮粥。

【功效】本方化痰平喘，行气消食。适用于咳嗽多痰，胸闷气喘，不思饮食，嗳气腹胀之肺气肿。

6 桂花核桃冻

【原料】鲜桂花、核桃仁、奶油、白糖各适量。

【制作及用法】先将核桃仁加水磨成浆汁，然后在锅内加水适量，烧沸后加入适量白糖搅匀，再把核桃仁浆汁、白糖汁混合拌匀，放入奶油调匀后放置在武火上烧沸，出锅后放入盒中，待冷后放入冰箱内冻结。食用时，用刀将冻划成小块，装入盘中，撒上桂花即成。每日 1 剂，分 2 次食用，连服 3 ～ 5 天。

【功效】养血明目，生津止渴。可用于缓解肺气肿症状。

7 羊胎小米粥

【原料】羊胎 1 具，小米 50 克。

【制作及用法】取羊胎，洗净切碎后加水煮至半熟，后加入小米熬成粥即成。粥肉同食，每日 1 剂，分 2 次服用。

【功效】补肾益气，止咳纳气。主治肾虚型肺气肿。

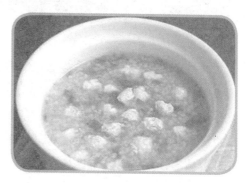

8 川贝粳米粥

【原料】川贝粉 5 ～ 10 克，粳米 60 克，砂糖适量。

【制作及用法】先以粳米 60 克，砂糖适量煮粥，待粥将成时，调入川贝母极细粉末 5 ～ 10 克，再煮 2 ～ 3 沸即可。温热服食。

【功效】润肺养胃，化痰止咳。治肺气肿、咳嗽气喘等症。

9 鳖甲煎

【原料】鳖甲 26 克，阿胶 15 克，芦根 40 克。

【制作及用法】水煎内服。每日 1 剂，日服 3 次。

【功效】本方具有养阴润肺、化痰止咳、平喘等作用。主治肺气肿。

第六节

哮喘

哮喘是由多种细胞特别是肥大细胞、嗜酸性细胞和淋巴细胞参与的慢性气道炎症性疾患。天气骤变，空气潮湿或者气压低时，最易诱发哮喘。患者异常敏感，发作时间并无规律，有的是夏发，有的是冬发，也有四季常发。本病是国内外严重威胁公众健康的一种慢性疾病，本病反复发作可并发慢性支气管炎、阻塞性肺气肿、肺源性心脏病。中医将哮喘分为虚实两大类，又将实症分为寒热两类。寒类表现为咳痰清稀不多，痰呈白色泡沫状，胸闷气窒，口不渴喜热饮，舌苔白滑，脉多浮紧，或兼恶塞，发热等；热类，痰黄稠厚，难以咳出，身热面红，口渴善饮，舌质红，苔黄腻，脉滑数，有的兼有发热等症状。虚症多为肺虚或肾虚。肺虚则呼吸少气，言语音低，咳嗽声轻，咳痰无力，在气候变化或特殊气味刺激时诱发；肾虚则元气摄纳无权，呼吸气短，动辄易喘等。

发病时，应当先除邪治标，寒症用温化宣肺；热症用清热肃肺，佐以化痰，止咳，平喘之药；病久兼虚，当标本兼治。未发作时，应当用益气、健脾、补肾等法扶正培本。

1　北瓜膏

【原料】北瓜1个，饴糖（麦芽糖）、生姜汁各适量。

【制作及用法】将北瓜洗净切碎，加入等量的饴糖，一同放入陶器内，略加水，煮至极烂，去渣，将汁再煮至稠厚如膏，加入适量生姜汁（按100克北瓜膏加20克生姜汁的比例），再煮数沸即成。每次服1匙，每日2～3次，开水冲服。

【功效】补肺润燥，止咳定喘。主治支气管哮喘、老年慢性支气管炎。

2　柚皮百合膏

【原料】百合、白糖各120克，红心柚子1只（500～1000克）。

【制作及用法】将柚子洗净，剖开取皮，切碎，与百合、白糖共置锅内，加水煎 2 ～ 3 小时，去渣，分 3 天服完。连服 3 剂。

【功效】下气化痰，润肺止咳。主治痰浊咳喘，症见咳嗽痰多而黏腻，胸中满闷，恶心等。

3 黑芝麻膏

【原料】黑芝麻 250 克，生姜汁 125 克，蜂蜜 125 克，冰糖 125 克。

【制作及用法】先把黑芝麻炒熟，与生姜汁拌炒。再将蜂蜜蒸熟，与冰糖融化后混合均匀，待冷后再与姜汁、黑芝麻一起拌匀，放入瓶中封闭备用。每日早、晚各服 1 汤匙。

【功效】益气补血。用于老年性体虚型哮喘。

4 糖溜白果

【原料】水发白果 150 克，白糖 100 克，淀粉 25 克，清水 250 克，碱适量。

【制作及用法】将白果去壳，放入锅内加水和少许碱烧开，用炊帚刷去皮，捏去白果心，装入碗内，加清水，上笼蒸熟；将锅内加清水，放入白果、白糖，置火上烧开，撇去浮沫，勾上芡，倒入盘内即成。按常法食用。

【功效】定痰喘，止带浊。用治气虚哮喘、痰嗽等症。

5 乌贼骨

【原料】乌贼骨（墨斗鱼骨）500 克，砂糖 1000 克。

【制作及用法】放乌贼骨于锅内焙干，捣碎，研成粉末。加砂糖调匀，装入瓶内封存。成人每次服 15 ～ 25 克，儿童按年龄酌减，每日 3 次，开水送服。

【功效】收敛，定喘。用治哮喘有明显疗效。

6 姜糖陈酒膏

【原料】生姜、冰糖各 500 克，陈酒 500 毫升。

【制作及用法】将生姜洗净切丝，与酒共煎，沸后 20 分钟加入冰糖，同时用筷子不停地搅拌，直至呈膏状为止。小儿患者每日清晨服 1 匙，成人每日 3 次，饭前服 1 匙，以温开水冲服。

【功效】温肺化痰，止咳定喘。适用于支气管哮喘。

7 鲜芦根饮

【原料】鲜芦根 100 克，竹茹 15 ～ 30 克，桑白皮 10 克，生姜 2 克。

【制作及用法】将芦根洗净切段，与后 3 味一同入锅，水煎 40 分钟，取汁候温饮服。每日 1 剂。

【功效】清热化痰，降逆平喘。用治风热型喘症。

8 仙人掌汤

【原料】仙人掌 60～100 克，蜂蜜适量。

【制作及用法】将仙人掌水煎取汁，调入蜂蜜饮服。每日 1 剂，2 次分服。

【功效】清热解毒，行气活血。主治哮喘。

9 鸡蛋白

【原料】鸡蛋 1～2 个，白胡椒 7～10 粒，白酒（60 度）50 毫升。

【制作及用法】将鸡蛋去黄留清，白胡椒碾成粉末，二者搅匀放在陶瓷杯内隔水加热至 30℃左右，然后倒入白酒，用火点燃，再用筷子搅拌，待鸡蛋清变成白色时，趁热一次服下。1日 1 次，连服 45 天。

【功效】可根治支气管哮喘。

10 甜杏仁梨

【原料】甜杏仁 9 克，梨 1 个。

【制作及用法】将鸭梨洗净挖一小洞，纳入杏仁，封口，加少许水煮熟。吃梨饮汤，每日 1 次。

【功效】润肺止咳。用治慢性气管炎咳喘，肺虚久咳、干咳无痰等症。

第七节

便秘

　　便秘就是大便秘结不通。严格来说，便秘不能称为一种病，而只是一种症状。但其形成因素较为复杂，且呈现出逐年上升的趋势。便秘的症状轻重不一，很多人并不重视它，因而也谈不上治疗。但作为一种"难言之隐"，便秘又的确给我们的生活带来极大的不便。

　　其实，便秘大致可分为四种。一为热秘，症见大便干结，小便短赤，口干口臭。二为虚秘，症见气虚型，有便意而不出，便后疲乏，大便并不干硬；血虚型症见大便秘结，头晕目眩、心悸。三为气秘，症见大便秘结，欲便不得，嗳气频作。四为冷秘，症见大便艰涩，排出困难，小便清长，喜热怕冷。

1 菠菜粳米粥

【原料】菠菜 200 克，粳米 30 克。

【制作及用法】将粳米加适量水煮粥，等粥快熟时加入菠菜，煮沸即成。任意食用。

【功效】和中通便。适用于体弱、久病所致的大便涩滞不通。

2 黑芝麻粥

【原料】黑芝麻 25 克，粳米 50 克。

【制作及用法】先将黑芝麻炒后研末备用，粳米淘洗干净备用。再把黑芝麻末和粳米一起放入锅内，加入适量清水，武火烧沸后再改用文火煮至粥成。按常法服食。

【功效】补益肝肾，滋养五脏。适用于肝肾不足、虚风眩晕、肠燥便秘、病后虚羸、干咳无痰、须发早白、产后乳少。本方中如果加入蜂蜜调食，会极大地增强其滋补润燥之效。

3 决明苁蓉茶

【原料】决明子、肉苁蓉各 10 克，蜂蜜适量。

【制作及用法】将决明子炒熟，研细，2 味同加沸水冲泡，滤液，加入蜂蜜，即成。代茶饮用。

【功效】主治习惯性便秘、老年性便秘。

4 松仁粥

【原料】松仁 15 克，粳米 30 克。

【制作及用法】按常法先煮粳米作粥，后将松仁和水研作糊状，入粥内，煮三两沸即成。空腹食用，每日 1 剂。

【功效】补中益气。用于老年气血不足或热证伤津引起的大便秘结。

5 木瓜蜂蜜

【原料】蜂蜜、木瓜粉末各 6 克。

【制作及用法】取蜂蜜及木瓜粉末，先用开水将蜂蜜溶化，再加入木瓜粉即成。开水冲服，每日早、晚各 1 次，连续服用可有特效。

【功效】润燥滑肠，清热解毒。适用于大便秘结、便血。

6 奶蜜葱汁

【原料】牛奶 250 克，蜂蜜、葱白各100 克。

【制作及用法】先将葱白洗净，捣烂取汁。牛奶与蜂蜜共煮，开锅下葱汁再煮即成。每早空腹服用。

【功效】补虚，除热，通便。用治阴虚肠燥之便秘及老人便秘。

7 芝麻香蕉

【原料】香蕉 500 克，黑芝麻 25 克。

【制作及用法】用香蕉蘸炒至半生的

黑芝麻嚼吃。每天分 3 次吃完。

【功效】润肠通便。主治便秘。

8 银耳百合大枣粥

【原料】银耳 10 克，冰糖、百合各 30 克，大枣 10 枚，粳米 100 克。

【制作及用法】将银耳、百合用水泡发，去杂洗净，撕碎，与大枣、粳米、冰糖一同入锅，加水煮粥服食。每日 1 剂，2 次分服。

【功效】补中益气，滋阴润燥。用治热秘及习惯性便秘等。

9 葱白外用方

【原料】葱白（小指粗）1 根，蜂蜜少许。

【制作及用法】将葱白洗净，蘸上蜂蜜，徐徐插入肛门内约 5 ～ 6 厘米，再来回抽插 2 ～ 3 次，拔出，约 20 分

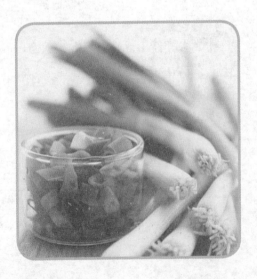

钟即欲大便。如仍不排大便，再插入葱白，抽插 2 ～ 3 次即通。

【功效】用治大便不通。

10 无花果酒汤

【原料】生无花果 9 个，白酒 2000 毫升。

【制作及用法】将洗净的无花果晾干浸泡于白酒中，浸泡 7 ～ 8 天，将无花果取出，再饮此酒。一般每日 2 ～ 3 次，每次 15 ～ 20 毫升。

【功效】适用于便秘和痔疮。

11 生地黄蜂蜜水

【原料】生地黄 10 克，蜂蜜适量。

【制作及用法】取生地黄加水 500 毫升，煎煮 30 分钟，待药液放置稍凉时加蜂蜜两勺搅拌均匀即成。每日 1 剂，分早、晚 2 次服用，时间以清晨起床后和晚上睡觉前为宜。

【功效】养阴生津、润肠通便，适用于便秘患者。

12 葱姜饼

【原料】大葱（连须，带泥不洗）500 克，生姜 1 大块，淡豆豉 1 撮，食盐 1 匙。

【制作及用法】共同捣作饼状，烘透热，安于脐上，以布束定，逾时自通。不通可再换 1 个，必通。

【功效】适用于二便不通。

第八节

痔疮

痔疮又称痔，是肛门直肠下端和肛管皮下的静脉丛发生扩张所形成的一个或多个柔软的静脉团的一种慢性疾病。这种静脉团俗称痔核。按其生成部位不同分为内痔、外痔、混合痔三种，中医一般通称为痔疮。多因湿热内积、久坐久立、饮食辛辣，或临产用力、大便秘结等导致浊气瘀血流注肛门而患病。内痔的临床特征以便血为主；外痔则以坠胀疼痛、有异物感为主。在患痔的过程中，皆因大便燥结，擦破痔核，或用力排便，或负重逆气，使血液壅住肛门，引起便血或血栓。痔核经常出血，血液日渐亏损，可以导致血虚。如因痔核黏膜破损，感染湿热毒邪，则局部可发生肿痛。痔核日渐增大，堵塞肛门，在排便时可脱于肛外。患痔日久者，因年老体弱，肛门松弛，气虚不能升提，痔核尤易脱出，且不易自行回复，需用手将它推回。有时也会因不能缩回而发炎肿胀和发紫，引起肛门部剧痛。

1 木耳红枣蜜

【原料】黑木耳 15 克，红枣 15 枚，蜂蜜适量。

【制作及用法】先将黑木耳水发，撕碎，置锅中加入红枣（去核）及适量水，煮至黑木耳黏稠，加蜂蜜，搅匀，共煮 5 分钟即可。晚餐后食用。

【功效】补益气血，止血润肠。用治痔疮。

2 桑椹糯米粥

【原料】桑椹子 30 克，糯米 100 克，冰糖 30 克。

【制作及用法】把桑椹子浸泡少许，洗干净后与糯米共煮成粥，调入冰糖稍煮即可。日常服食，每日 1 剂，分 2 次空腹食之，7 日为 1 个疗程，可经常服用。

【功效】清热利湿、凉血止血。用治痔疮。

3 绿豆薏苡仁大肠粥

【原料】绿豆 50 克，薏苡仁 30 克，猪大肠 250 克，粳米适量。

【制作及用法】将大肠洗干净，绿豆、薏苡仁用水浸泡，然后放入肠内并加水少许（以便煮发绿豆、薏苡仁），肠两端用线扎紧，用砂锅加水同粳米煮粥。日常食用，每日 1 剂，连服 7～8 日。

【功效】用治痔疮。

布棉垫覆盖，胶布固定。每日早、晚各敷 1 次。

【功效】用治外痔。

4　无花果熏洗

【原料】无花果 10～20 颗（如无果，用根叶亦可）。

【制作及用法】将上药加水 2000 毫升放在砂锅内煎汤。于晚上睡前 30 分钟，熏洗肛门 1 次，连续 7 次为 1 个疗程。未愈，可再继续 1 个疗程即愈（用本法时，必须禁用酒类、酸、辣等刺激物，以免降低药效）。

【功效】适宜于痔疮。

5　猪皮汤

【原料】猪皮 130 克，黄酒半碗，红糖 60 克。

【制作及用法】黄酒加等量水煮猪皮，用文火煮至稀烂，加红糖调和。吃猪皮饮汤，每日分 2 次用完，可连用数日。

【功效】养阴清热。用治内痔下血。

6　芒冰猪胆膏

【原料】芒硝 30 克，冰片 10 克，猪胆汁适量。

【制作及用法】先将芒硝、冰片研为细末，再用猪胆汁适量调成糊状备用（如痔疮表面有溃疡或分泌物多者加白矾 10 克）。外敷于痔疮上，再用纱

7　木耳芝麻茶

【原料】黑木耳 60 克，黑芝麻 60 克，各二份。

【制作及用法】一份炒熟，一份生用。每次取生熟混合药 15 克，用沸水冲泡 15 分钟后，代茶频频饮之。每日 1～2 次。

【功效】润燥通便、止血敛血。用治痔疮。

8　蒲公英水

【原料】蒲公英全草 50～100 克（鲜品 100～200 克）。

【制作及用法】水煎服，每日 1 剂。如用于止血，须先炒至微黄色。内痔嵌顿、血栓外痔及炎性痔须配合水煎熏洗。

【功效】止血，消肿，除痛。主治痔疮。

9　黑木耳柿饼汤

【原料】黑木耳 3～6 克，柿饼 30 克。

【制作及用法】将黑木耳、柿饼去杂洗净，切碎，加水煮汤服食。每日 2 剂。

【功效】清热润燥，凉血止血。用治痔疮出血，大便干结。

10 蚕蝎散

【原料】全蝎、僵蚕各6克，鸡蛋适量。

【制作及用法】全蝎、僵蚕（中药店有售）研成细末，共分为15份。每日早晨取新鲜鸡蛋1枚，在蛋壳上打一个小孔，将1份全蝎僵蚕粉从小孔内装入鸡蛋，搅匀后用面粉将鸡蛋上的小孔糊上，放入锅内蒸熟。服用时将鸡蛋去壳整个吃下，每日1个，连吃15日为1个疗程。如1个疗程未能痊愈，可再吃1～2个疗程，以巩固疗效。

【功效】理气血，除热毒。适宜于痔疮。

11 红糖金针菜汤

【原料】红糖、金针菜各120克。

【制作及用法】将金针菜用水2碗煎至1碗，和入红糖。温服，每日1次。

【功效】活血消肿。对痔疮初起可以消散，对较重症有减轻痛苦之功。

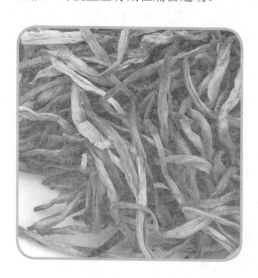

12 消炎止痛膏

【原料】五倍子630克，黄连170克，冰片、朱砂、雄黄各64克。

【制作及用法】上药混合后粉碎，过100目筛，成消炎止痛散。取散剂16克，用凡士林加量至1000克，拌匀呈膏状，装好备用。使用前先清洗臀部，然后将此膏涂于无菌敷料上，敷于肛门红肿处固定。敷料的面积应超出红肿边缘约1厘米。每日敷2次。

【功效】清热解毒，散结消瘀，消肿止痛。主治炎性外痔。

13 枳壳消痔汤

【原料】荔枝草、枳壳各60克，马齿苋30克，黄柏15克。

【制作及用法】上药加水适量，浸泡后煎煮，取汁。先熏后洗。每日1剂，每次30分钟，5日为1个疗程。

【功效】清热解毒，凉血行气，消肿止痛。主治外痔。

14 木耳羹

【原料】黑木耳30克。

【制作及用法】将黑木耳择净，泡发。加水少许，文火煮成羹，服食。

【功效】益气，凉血，止血。适用于内外痔疮患者。

15 芒硝红花汤

【原料】芒硝、大黄各60克，红花、黄芩、银花各30克。

【制作及用法】将上药浸泡15分钟，煮沸25分钟后全部倒入盆中熏洗肛门，稍冷却后坐浴。每日1剂，熏洗2次。

【功效】解毒消肿，软坚散结。主治外痔肿痛，内痔外脱及肛门水肿。

16 僵蚕莲藕汤

【原料】僵蚕7个，莲藕500克，红糖120克。

【制作及用法】将藕洗净，切碎；与僵蚕同煮，加红糖调味服食。吃藕喝汤，每日1次，连用7日。

【功效】适用于血虚型痔疮。症见便血日久、面色苍白。

17 枯矾艾叶水

【原料】枯矾、威灵仙、干地龙各15克，陈艾叶15～30克。

【制作及用法】将上药加水浓煎，连渣倒入盆内，趁热熏洗肛门，冷却后再洗患处，每次约30分钟，每日上、下午各熏洗1次，连用6日为1个疗程。

【功效】主治痔疮。

第九节

消化不良

消化不良实际上是胃部不适的总称，是消化过程受到某种因素的干扰。现代医学认为，消化不良是由消化系统本身的疾病或其他疾病所引起的消化机能紊乱症候群。本病常因暴饮暴食、时饱时饥、偏食辛辣甘肥或过冷、过热、过硬食物而引起。临床主要表现为腹胀、恶心、呕吐、嗳气、食欲不振、腹泻或便秘、完谷不化等。

中医学认为，本症是因肝郁气滞、饮食失节、久伤脾胃、久病体虚、营养不良、脾胃功能减退所致。

1　茶糖膏

【原料】红茶 50 克，白砂糖 500 克。

【制作及用法】红茶加水煎煮。每 20 分钟取煎液 1 次，加水再煎，共取煎液 4 次。合并煎液，再以小火煎煮浓缩，至煎液较浓时，加白砂糖调匀。再煎熬至用铲挑起呈丝状，到粘手时停火，趁热倒在表面涂过食用油的大搪瓷盆中，待稍凉，将糖膏分割成块即可。每饭后含食 1～2 块。

【功效】清神，化食。用治消化不良、膨闷胀饱、胃痛不适等。

2　西谷米粥

【原料】西谷米（又称莎木面）适量。

【制作及用法】将西谷米按常法煮粥，加糖服食。每日 1～2 次。

【功效】温中健脾。主治脾胃虚弱，消化不良。

3　萝卜酸梅汤

【原料】鲜萝卜 250 克，酸梅 2 枚，盐少许。

【制作及用法】将萝卜洗干净，切片，加清水 3 碗，同酸梅共煮，煎为一半，加食盐调味即成。1 日 2 次。

【功效】主治饮食停滞型消化不良。

4　多味饭

【原料】炒麦芽 50 克，枳实 30 克，炒山楂 30 克，粳米 300 克。

【制作及用法】炒麦芽、枳实、炒山楂水煎 3 次，合并药液；粳米洗干净加药液及适量水，蒸成米饭。于中午、晚餐后食用。

【功效】主治饮食停滞型消化不良。

5　麦芽神曲汤

【原料】大麦芽 15 克，神曲 15 克。

【制作及用法】加水按常法煎汤。每日 1 剂，1 日 2 次。

【功效】用于治疗饮食停滞型消化不良，症见脘腹满闷，嗳腐吞酸，恶心呕吐。

6　羊肉秫米粥

【原料】羊肉 100 克，秫米（即高粱米）100 克，盐少许。

【制作及用法】先将羊肉切丁，再同秫米按常法共煮成粥即可。日常食用。

【功效】补虚开胃。治脾胃虚弱而致的消化不良、腹部隐痛等。

7　无花果饮

【原料】干无花果 2 个（鲜品加倍），白糖适量。

【制作及用法】将干无花果切碎捣烂，炒至半焦，加白糖冲沏。代茶饮。

【功效】开胃助消化。治胃虚弱所致的消化不良。

8 山楂丸

【原料】山楂（山里红）、怀山药各250克，白糖100克。

【制作及用法】怀山药、山楂晒干研末，与白糖混合，炼蜜为丸，每丸重15克。每日3次，温开水送服。

【功效】补中，化积。适用于脾胃虚弱所致的消化不良。

9 粟米山药糊

【原料】粟米（即小米）50克，怀山药25克，白糖适量。

【制作及用法】按常法共煮作粥，后下白糖。每日食用2次。

【功效】补益脾胃，清热利尿。治消化不良及作小儿脾胃虚弱调养之用。

10 萝卜酸梅汤

【原料】鲜萝卜250克，酸梅2枚，盐少许。

【制作及用法】将萝卜洗净，切片，加清水3碗同酸梅共煮，煎至1碗半，加食盐调味。

【功效】化积滞，化痰热，下气生津。治食积、饭后烧心、腹胀、肋痛、气逆等。

11 胡萝卜粥

【原料】胡萝卜500克，糯米100克，红糖适量。

【制作及用法】胡萝卜洗净，切成小块，同糯米加水煮粥，调入红糖。温服。

【功效】补中益气，消胀化滞。用于脘胀食滞。

12 生姜大枣散

【原料】生姜20克，大枣80克。

【制作及用法】将生姜去皮，大枣去核，共焙干研末，混匀，装瓶备用。每次服10克，以温开水送服。每日2～3次。

【功效】补中益气，和胃消食。用治消化不良。

13 鸡内金散

【原料】鸡内金若干。

【制作及用法】将鸡内金晒干，捣碎，研末过筛。饭前1小时服3克，每日2次。

【功效】消积化滞。治消化不良、积聚痞胀等。

14 槟榔姜汤

【原料】槟榔5～9克，姜5克。

【制作及用法】将上述2味加水煎汤饮。

【功效】健脾开胃，除烦燥，振食欲，消积化食，并有驱虫作用。

15 羊肉高粱粥

【原料】羊肉、高粱米各 100 克。

【制作及用法】按常法煮粥服食。每日 1 剂。

【功效】补中益气，固肠胃，止吐泻。适用于脾胃虚弱所致的消化不良、腹部隐痛等。

16 黄连饮

【原料】黄连 10 克，乌贼骨 15 克。

【制作及用法】按常法加水煎汤即可。每日 1 剂，2 次分服。

【功效】用于治疗胃热型消化不良，症见吐酸而见心烦口苦、不思饮食者。

17 鹌鹑山药参

【原料】鹌鹑 1 只，党参 25 克，怀山药 50 克，盐少许。

【制作及用法】鹌鹑去毛及内脏杂物，与其他各味加水共煮，熟透即可。吃肉饮汤，可常食。

【功效】补中益气，强筋壮骨。用治脾胃虚弱之不思饮食、消化不良等。

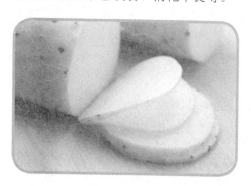

第十节

腹泻

　　腹泻，俗称"拉肚子"，多由肠道疾患引起。腹泻不同于传染病中的痢疾或霍乱。它恰与便秘相反，时时有稀屎排泄，有时会大便失禁。其发生的原因，有的是因胃消化力衰弱或食物未曾嚼烂。此种未经完全消化的食物，进入大肠后，受大肠细菌作用，便发生腐败，肠黏膜受此腐败物刺激，使肠的分泌亢进，于是肠里的细菌繁殖又快又多，不仅会腹泻，有时还会发热。

　　中医称之为"泄泻"，分急、慢性两种。急性者系指急起发病、历时短暂的排便次数频繁，粪便稀薄，或含有脓血黏液的腹泻；慢性者则是指大便次数增多，大便不成形，稀薄或有脓、血、黏液相杂，间歇或持续历时 2 个月以上。

1 三味山药羹

【原料】山药 250 克，莲子、芡实各 125 克。

【制作及用法】将这 3 味共研细末，调匀，每取 2～3 匙，酌加白糖及水，上笼蒸熟，即成。每日 2 次正常食用。

【功效】健脾益气，固肠止泻。适用于脾虚腹泻，症见时溏时泻，水谷不化，食欲低下等。

2 石榴皮散

【原料】石榴果皮适量。

【制作及用法】取石榴果皮炒干，研为细末，即成。每次服 3～6 克，每日 2～3 次，空腹以红糖水送下。

【功效】收敛，抑菌，止泻。适用于大便滑脱不禁。

3 小米山药大枣粥

【原料】小米 30 克，怀山药 15 克，大枣 5 枚。

【制作及用法】按常法煮粥服食。每日 2 剂。

【功效】健脾养胃，益气止泻。适用于脾胃虚弱所致的腹泻。

4 干姜丝红茶

【原料】红茶、干姜丝各 3 克。

【制作及用法】放瓷杯中，以沸水 100 毫升冲泡加盖 10 分钟，即成。代茶随意服，饮完可再冲泡。

【功效】驱寒止泻。适用于感受寒邪所致腹泻。

5 扁豆粥

【原料】白扁豆 60 克，粳米 150 克，红糖适量。

【制作及用法】按常法煮粥服食。每日 1 剂。

【功效】健脾止泻，清暑化湿。适用于脾胃虚弱所致的慢性腹泻、食欲不振等。

6 荔枝大枣山药汤

【原料】荔枝干 7 枚，大枣 6 枚，怀山药 15 克，红糖 10 克。

【制作及用法】按常法煮汤即可。日常服食，每日 1 剂。

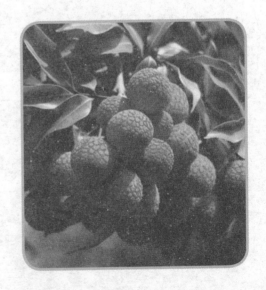

【功效】补益脾胃，养血壮神。适用于脾胃虚弱所致的腹泻。

7 竹笋粥

【原料】竹笋150克，粳米120克。

【制作及用法】将竹笋洗净切碎，加入将熟的粳米粥内，再煮数沸即可。日常服食，每日1剂。

【功效】清热化痰，益气和胃。适用于久泻久痢，脱肛。

8 莱菔山楂粥

【原料】山楂20克，莱菔子、红糖各15克，生姜3片，粳米250克。

【制作及用法】先将莱菔子、山楂、姜片加水适量煎煮40分钟，去渣取其汁液，放入淘洗净的粳米煮作粥，临熟时下红糖调味。1天内分3次服下，可连服5天。

【功效】用治因饮食不节所致的急性腹泻。

9 山药羊肉粥

【原料】鲜铁棍山药500克，羊肉、糯米各250克。

【制作及用法】将羊肉去筋膜，洗净、切碎，与山药同煮烂，研泥，下糯米，共煮为粥，早、晚餐温热服食。

【功效】适用于脾肾阳虚所致的慢性腹泻。

10 无花果鲜叶炒红糖

【原料】无花果鲜叶100克，红糖适量。

【制作及用法】将无花果鲜叶切碎，加入红糖同炒研末。以开水送服，1次喝下。

【功效】适用于经年腹泻不愈。

11 大蒜胡椒外用

【原料】胡椒8克，大蒜数枚。

【制作及用法】将大蒜捣如泥，胡椒研细，调匀作饼，贴于脐上。

【功效】适用于腹泻。

12 生姜鸡蛋

【原料】生姜15克，鸡蛋3个，米醋15毫升。

【制作及用法】将鸡蛋打碎，加入切碎的姜末及适量的盐、葱调味品，混合搅匀，用油煎炒至熟，再入米醋即成。当点心食用。

【功效】健脾，温中止泻。适用于受凉所致的腹泻。

13 五味芡实羹

【原料】芡实、莲肉、怀山药、白扁豆各等份，白糖适量。

【制作及用法】将芡实、莲肉、山药、白扁豆共捣碎，研为细末，混匀，每取30～60克，酌加白糖及水调匀，上笼蒸熟即可。日常食用，每日1～2次。

【功效】健脾益气，固肾止泻。适用于脾肾阳虚所致的五更泄。

14 生姜黄连

【原料】生姜160克，黄连40克。

【制作及用法】将生姜切成黄豆粒大小的小块，用文火烤，待生姜烤透时，去掉生姜，只将黄连研末，即成。1次4克，兑温水空腹频服。

【功效】治慢性腹泻。

15 炮姜粥

【原料】炮姜6克，白术15克，花椒和大料各少许，糯米30克。

【制作及用法】上述前四味共装在纱布包里，先煮20分钟，然后下糯米煮作粥。每日分3次服食，连服1～2周。

【功效】用于因受寒湿而引致的腹泻，症见大便清稀如水、脘腹胀满、四肢无力。

16 烤馒头方

【原料】馒头1个。

【制作及用法】将馒头置于烤架上，放在炉上慢烤，烤至焦黄色，只吃馒头的焦外皮。早、晚各吃1次。

【功效】用治胃酸多、消化不良的腹泻。其道理和某些胃肠道疾病患者服用活性炭相同。

17 黄瓜叶醋蛋

【原料】黄瓜叶30克，鸡蛋2个，米醋10毫升。

【制作及用法】将黄瓜叶洗净切碎，把鸡蛋打碎，与黄瓜叶搅匀，下锅炒至蛋熟。冲入米醋，炙熟即成。每日食1次，治愈为度。

【功效】清热，解毒，止泻。适用于湿热泄泻。症见泻而不爽、肛门灼热者。

18 米醋浓茶

【原料】浓茶1杯，米醋少许。

【制作及用法】将上2味调匀，分次服下。每日2～3剂。

【功效】清热解毒，收敛止泻。适用于热泻黄水、热臭难闻、口渴等。

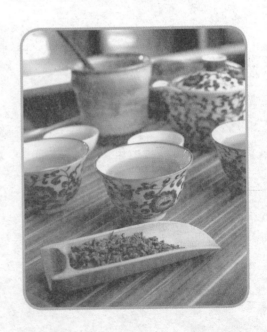

第十一节

痢疾

痢疾是由痢疾杆菌，溶组织阿米巴所引起的肠道传染病的总称，它有细菌性痢疾和阿米巴痢疾两类。前一类常见。中医称为肠癖、滞下，因症状不同分为赤痢、白痢、赤白痢、噤口痢、休息痢等。初起时多属湿热积滞，久痢多属虚寒。该病从口中进入，在肠中发展，引起结肠炎，溃疡和出血等。

中医认为，气分热而腐化成汁，下泻为白痢；血分热而下溃则为赤痢；肠胃热灼，津液不升，舌干咽涩，不能进口就成噤口痢；肝气太盛就成为暴注；瘀热留在腹膜内成休息痢。虽然变化多端，不外乎表里寒热之分。一般赤痢为热，白痢为寒；头疼身热筋骨疼痛，胀满恶食、渴饮、畏热喜冷、脉强都是"实"，反之则"虚"。

1 胖大海饮

【**原料**】胖大海15克。

【**制作及用法**】胖大海加开水200毫升，冲泡即成。将胖大海放碗中冲开。如果是红痢加白糖15克，如果是白痢则加红糖15克，服汁并食胖大海肉。

【**功效**】治痢疾。一般1～3剂可愈。

2 细菜核桃仁

【**原料**】细菜6克，核桃仁30克，生姜、红糖各9克。

【**制作及用法**】上药用水共煎40分钟，取液400毫升，分2次空腹热服。

【**功效**】温中健脾，补肾，止痢。适用于寒湿痢。

3 白头翁饮

【**原料**】白头翁50克，银花、木槿花、白糖各30克。

【**制作及用法**】前3味煎取浓汁200毫升，入白糖溶后温服，每日3次。

【**功效**】清热解毒，凉血止痢。适用于病毒痢。

4 川黄连末

【**原料**】川黄连末40克。

【**制作及用法**】将药装入胶囊，温开水冲服，1日4粒，1日3次。症状减轻改为1日2粒，1日3次。小儿酌减。

【功效】治细菌性痢疾。

5 乌梅蜂蜜饮

【原料】乌梅5个，蜂蜜100克。

【制作及用法】用水1碗，煮熟服，每日1次。

【功效】治久痢不止。

6 地胆紫汤

【原料】地胆紫30克，桉叶、十大功劳叶各15克。

【制作及用法】加水过药面，开锅后文火煎煮，2小时后捞渣，浓缩至60毫升，每日1剂，早、晚分服。

【功效】治急慢性菌痢。

7 薏苡仁茶

【原料】薏苡仁适量，甘草少许。

【制作及用法】将薏苡仁捣碎，取6～10茶匙，加1.8升水，入甘草少许，煮沸后用文火继续煎20～30分钟，制成薏米茶，平时代茶饮，疗效佳。

【功效】治痢疾。此方对肺、胸膜炎也有效果。

8 苋菜拌蒜泥

【原料】苋菜100克，大蒜1头，香油少许。

【制作及用法】将苋菜洗净切段备用，大蒜去皮捣烂，铁锅倒入油后立即将苋菜放入，而后置于旺火上炒熟，撒上蒜泥即成。日常食用。

【功效】驱菌止痢，强身健体。对细菌性痢疾有辅助疗效。

9 猪胆汁泡绿豆

【原料】猪胆1个，绿豆100克。

【制作及用法】将绿豆碾碎，研成粉末。把绿豆粉纳入猪胆汁内浸泡多日。首次服1克，以后减半。每日3次，温开水送下。

【功效】清热解毒，用治红白痢疾、肠炎腹泻。

10 榛仁陈皮散

【原料】榛子仁、陈皮各适量。

【制作及用法】将榛子仁磨成细粉，陈皮加水煎汤。用煎好的陈皮汤送服榛子仁粉，每次服5克，每日3次。

【功效】清热，解毒，和胃。用治噤口痢，即痢疾症见不能进食或食即呕吐。

11 铁苋菜

【原料】铁苋菜（鲜）250克或用干品50～100克。

【制作及用法】取铁苋菜加适量水，

按常法煎煮,即成。常法服用,1日2次。如用散剂,每次服 3 克,1 日 3 次。

【功致】适用于急性菌痢。

12 大蒜白糖

【原料】大蒜 1 头,白糖 20 克。

【制作及用法】取大蒜去皮切细末,加白糖搅拌均匀即成。每日早、晚各 1 次,饭前吞服,连用 7～10 天。如果是细菌性痢疾,可同时用大蒜液灌肠则效果更佳。

【功致】杀菌解毒。用治痢疾、肠炎腹泻。

13 诃子肉粥

【原料】诃子肉 15 克,生姜 10 克,粳米 100 克。

【制作及用法】先煎前 2 味,去渣取汁,入米煮粥,随意食。

【功致】本方涩肠止泻,适用于久泻久痢不止,滑泻不固。

14 乌梅陈茶

【原料】乌梅 3 个,陈茶叶、净苏叶、老生姜、白糖各 9 克。

【制作及用法】用水适量,煎取 400 毫克。白痢即时服,赤痢将煎液露一宿温服。

【功致】本方温脾、利湿、补虚、止痢,适用于赤白痢疾。

15 马齿苋粥

【原料】马齿苋 500 克,粳米 100 克。

【制作及用法】将马齿苋菜洗净,捣烂后用纱布挤取汁,下粳米,按常法煮作粥,即成。空腹食用,每日 1 剂。

【功致】清热利湿。用治赤白痢疾。

16 地胆紫汤

【原料】地胆紫 30 克,桉叶、十大功劳叶各 15 克。

【制作及用法】将上述诸药加水过药面,开锅后文火煎煮,2 小时后捞渣,浓缩至 60 毫升,即成。每日 1 剂,早、晚分服。

【功致】治急慢性菌痢。

17 蕹菜根汤

【原料】蕹菜(也称瓮菜、空心菜)根 200 克。

【制作及用法】蕹菜根加水适量,按常法煮汤。按常法食用。

【功致】用治痢疾、泄泻。

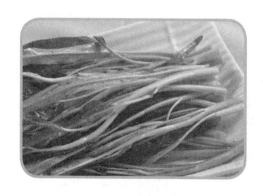

第十二节

呕吐

　　呕吐是指胃内容物和部分小肠内容物通过食管反流出口腔的一种反射性动作。多由胃寒、胃热、伤食、痰浊、肝气犯胃等导致。胃寒多见呕吐清稀、口中多涎、喜热恶冷、舌苔白润等，治宜温胃降逆。胃热多见食入即吐、吐物酸苦、口臭、喜冷恶热、舌苔黄腻等，治宜和胃清热。伤食引起的多见胃脘胀满不舒、嗳气腐臭、呕吐宿食、舌苔厚腻等，治宜消导和胃。痰浊引起的多有眩晕、胸闷、心悸、呕吐痰涎或清涎、舌苔清腻等，治宜和胃化痰。肝气犯胃，多见胁痛脘胀、呕吐酸苦等，治宜泄肝和胃。本症可见于胃炎、幽门梗阻、颅内压增高等多种疾患。

1　生姜橘皮汤

【原料】生姜、橘皮各9克。

【制作及用法】将上述材料放入锅中，加清水适量，大火煮沸后改用小火煮5～10分钟即成。分2次温服。

【功效】温中止呕。适用于治疗呕吐。

2　蜂蜜姜汁

【原料】蜂蜜2汤匙，鲜姜汁1汤匙。

【制作及用法】将上述2味加水1汤匙调匀，放锅内蒸热。稍温，顿服。

【功效】和胃止呕。用治反胃呕吐。

3　绿豆胡椒汤

【原料】绿豆100粒，白胡椒10粒。

【制作及用法】将绿豆、白胡椒共捣碎，水煎服。

【功效】适用于反胃呕吐不止。

4　百合鸡蛋黄

【原料】鸡蛋黄1个，百合45克。

【制作及用法】取百合洗净后用水浸泡一夜，白沫出后去其水，再用清水煎，加入鸡蛋黄，搅匀后再煎，即成。每日1剂，水煎2次，早、晚温服。

【功效】养阴润燥，降逆止呕。适用于胃阴不足所致的反胃、呕吐。

5　甘蔗姜汁

【原料】甘蔗1根，姜1片。

【制作及用法】先取甘蔗去皮，洗净

抹干水后切成小条，放入榨汁机内榨出蔗汁1杯。再取姜刮去皮，洗净抹干水，榨出姜汁半汤匙至1汤匙。将蔗汁、姜汁放入碗中炖30分钟，即成。趁热饮用。

【功效】清热解毒，和胃止呕。适用于治疗胃癌初期、妊娠反应、慢性胃病等引起的反胃吐食或干呕不止。

6 胡椒生姜汤

【原料】胡椒粉3克，生姜30克。

【制作及用法】取生姜洗净切碎，加入胡椒粉，一同放入锅中，加适量水，煎为汤剂。每日1剂，分3次温服。

【功效】温中散寒，降逆止呕。适用于虚寒反胃，呕吐不止等症。

7 生姜醋蛋饮

【原料】生姜30克，鸡蛋1枚，白糖少许，醋适量。

【制作及用法】将生姜洗净捣烂挤汁，加入白糖、鸡蛋、醋，调匀即可。兑入开水顿服。

【功效】健胃止呕。适用于干呕，吐逆不止。

8 橘皮生姜川椒汤

【原料】橘皮、生姜、川椒各6克。

【制作及用法】水煎服。每日2剂。

【功效】温中散寒，降逆止呕。主治胃寒呕吐。

9 甜梨浆

【原料】大甜水梨1个。

【制作及用法】将梨洗净，去皮、核，切成薄片，放入碗内，加矿泉水浸泡半日，频频饮服。每日1～2剂。

【功效】滋阴泻热，润肺养胃。主治胃阴不足之呕吐，症见呕吐反复发作，饥不欲食，口燥咽干等。

10 梅花姜汁茶

【原料】白梅花5克，生姜汁5毫升。

【制作及用法】将白梅花放入杯内，冲入沸水，加入生姜汁调匀，代茶饮用。每日2剂。

【功效】疏肝行气，和胃止呕。主治肝气犯胃之呕吐，症见呕吐吞酸，郁怒而发，嗳气频繁，胸胁胀痛，口苦咽干等。

11 醋矾糊外敷

【原料】陈醋、明矾、面粉各适量。

【制作及用法】将上3味共调成糊状。用时敷于两足心涌泉穴，用纱布包扎固定，一般30分钟后可发生止呕作用。

【功效】消积解毒，清热散瘀。用治呕吐不止、泄泻。

12 萝卜蜂蜜

【原料】萝卜1个，蜂蜜50克。

【制作及用法】将萝卜洗净切丝捣烂成泥，拌上蜂蜜，分2次吃完。

【功效】健脾，和中，养胃。适用于恶心呕吐。

13 蛋黄干姜

【原料】鸡蛋黄3个，干姜粉10克。

【制作及用法】将蛋破壳，取蛋黄吞服，再以温开水送服干姜粉。

【功效】温中、止呕吐。用治胃寒干呕不止。

14 绿豆花椒

【原料】花椒4.5克，绿豆1撮。

【制作及用法】加水按常法煎煮即成。按常法服用。

【功效】温中散寒，除湿止呕。可用于治疗心腹冷痛、呕吐。

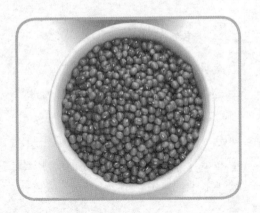

15 大蒜方

【原料】大蒜1～2头，蜂蜜适量。

【制作及用法】取大蒜烧熟即成。用开水冲蜂蜜适量，备用。用蜜水送服大蒜。

【功效】消炎解毒。治疗急性炎性呕吐。

16 半夏泻心汤

【原料】半夏9克，黄芩、干姜、人参、炙甘草各6克，黄连3克，大枣4枚。

【制作及用法】将上述材料洗净。将以上药物混合后放入砂锅，加2000毫升水煎煮，得1200毫升药汁。再加水煮一次，得600毫升药汁。将3次所得的药汁混合调匀即成。每日3次，温服，每次100毫升。

【功效】寒热平调，消痞散结，调中和胃。适用于各类呕吐。

17 鲫鱼方

【原料】活鲫鱼1尾，苍术20克，绿矾（皂矾）10克。

【制作及用法】鱼去肠杂物，不动鱼鳞，将苍术及绿矾填入鱼腹，用黄泥裹封，烧干存性研末。粉末以米汤送服，每次5克，每日2次。

【功效】调胃，实肠。用治呕吐。

第十三节

呃逆

呃逆俗称"打嗝"，是指气逆上冲，喉间呃呃连声，声短而频，令人不能自制。有几分钟或30分钟1次，亦有连续呃7～8声始停。其呃声或高或低，或疏或密，间歇时间不定，常伴有胸脘膈间不舒，嘈杂灼热，腹胀嗳气等症。多因受凉、饮食、情志等诱发。现代医学中的单纯性膈肌痉挛以及胃肠神经官能症、胃炎、胃扩张、肝硬化晚期、脑血管病、尿毒症、胃或食管手术后引起的膈肌痉挛均属呃逆的范畴。

1 橘红酒

【原料】橘红30克，白酒500克。

【制作及用法】将橘红浸泡入白酒瓶中，密封，1周后即成。每日酌量饮1小杯，连服数日。

【功效】止呃暖胃。用于治疗胃寒型呃逆。

2 鸡内金散

【原料】鸡内金6克，食盐少许。

【制作及用法】共研细末，即成。温开水送服。每日1次，连服数日。

【功效】止呃降火。用于治疗胃火上逆型呃逆，症见呃声洪亮、冲口而出、口臭。

3 柿蒂茶

【原料】成熟柿子的柿蒂3个，茶叶10克，竹茹3克。

【制作及用法】将柿蒂、竹茹加工成粗末，再将茶叶放入杯内，开水冲泡，即成。温饮代茶。

【功效】治疗胃寒型呃逆，症见呃声沉缓、得热则减。

4 首乌鸡蛋

【原料】蒸首乌30～40克，鸡蛋2个。

【制作及用法】将首乌放在锅内加水500毫升，煎至300毫升，去渣后打入鸡蛋，煮至蛋熟即成。每日2次，服药吃鸡蛋，连服3日。

【功效】治疗顽固性膈肌痉挛所致的呃逆。

5 荔枝干

【原料】荔枝干7个。

【制作及用法】取荔枝干连皮核烧存性，研为细末。白开水送下。每次9克，每日2次。

【功效】用于治疗呃逆，且连声不止者。

6 干姜附片

【原料】干姜、附片、丁香、木香、羌活、茴香各12克，食盐适量。

【制作及用法】将上述诸药混合后共同碾成细末，贮瓶密封备用。取药末适量，以温开水调成糊状，敷于患者脐孔上，盖以纱布，胶布固定。再将食盐炒热，用布包裹，趁热熨于肚脐处，冷则再炒烫，持续40分钟，每日2～3次。

【功效】止呃。对呃逆有较好疗效。

7 猪胆赤小豆散

【原料】猪胆1只，赤小豆20粒。

【制作及用法】取猪胆、赤小豆分别洗净，然后把赤小豆放入猪胆内，挂在阴凉通风处阴干，一起研为细粉备用。每日服2克，分2次用白开水冲服。

【功效】适用于治疗顽固性呃逆。

8 二香膏

【原料】丁香、沉香、吴茱萸各15克，生姜汁、葱汁各5毫升。

【制作及用法】先将前3味药共研细末，加入姜汁，葱汁调匀如软膏状，装瓶备用。用时取药膏适量，敷于脐孔上，外以纱布覆盖，胶布固定。每日换药1次。

【功效】温胃散寒，降逆止呃。

9 韭子散

【原料】韭菜籽18克。

【制作及用法】洗净焙干，研成细末。分2次用温开水送服。

【功效】温肾，固阳。适用于神经性呃逆。

10 米醋红糖水

【原料】米醋半杯，红糖9克。

【制作及用法】醋与红糖搅匀，徐徐服下。每日1剂，连服数日。

【功效】温中散寒，止呃。适用于受寒所致之呃逆。

11 刀豆生姜汤

【原料】老刀豆（豆粒带壳）15～30克，生姜3片，红糖适量。

【制作及用法】将老刀豆、生姜加水煎汤，去渣，调入红糖饮服。每日1剂，

2 次分服。

【功致】温中散寒，和胃降逆，止呃。主治虚寒呃逆。

12 黑芝麻散

【原料】黑芝麻、白砂糖各适量。

【制作及用法】将黑芝麻炒熟、杵碎，拌入白砂糖，服食数匙。

【功致】滋养肝肾，润肠通便。主治呃逆。

13 酒浸柠檬治呃逆

【原料】柠檬 3 个，白酒适量。

【制作及用法】将柠檬洗净晾干，浸入白酒内，密封贮存 3 ～ 5 日。每遇打呃时吃酒浸柠檬（去皮）1 个。

【功致】止呃。

第十四节

肠胃炎

肠胃炎是胃黏膜和肠黏膜发炎，由食物中毒等引起。肠胃炎是夏秋季的常见病、多发病。多由于细菌及病毒等感染所致。

主要表现为上消化道病状及程度不等的腹泻和腹部不适，随后出现电解质和液体的丢失，属于中医"呕吐、腹痛、泻泄"等病症范畴。

1 大蒜米醋

【原料】大蒜 3 瓣，米醋 1 小杯。

【制作及用法】取大蒜捣烂，混合优质米醋即成。慢慢服下。

【功致】消炎解毒。适用于治疗急性肠胃炎。

2 小茴香粥

【原料】小茴香 30 克，粳米 200 克。

【制作及用法】取小茴香炒熟后装在小纱布袋内，扎紧袋口。随后将口袋放入锅中加适量水先煮 30 ～ 40 分钟，取出药包。再将粳米洗净后放入锅内的汤中，再加适量水同煮，至粥熟。可依个人喜好适量添加盐、味精等调味品。每日1剂，分早、晚两次服用。

【功效】健脾开胃，行气止痛。适用于脘腹冷痛及慢性肠胃炎。

3 沙参鸡蛋汤

【原料】北沙参30克，新鲜鸡蛋2个，冰糖适量。

【制作及用法】取北沙参洗净切成小块。再取新鲜的红皮鸡蛋洗净加水，与沙参块同煮。水沸10分钟后取蛋去壳，放入汤中再煮，并加入适量冰糖，5分钟后即成。按常法温热服食，每日1次，连用1个月。

【功效】滋阴润燥，生津凉血。适用于治疗慢性肠胃炎。

4 玫瑰露

【原料】玫瑰花。

【制作及用法】每年4～6月，在玫瑰花蕾即将开放时，选取朵大、瓣厚、色紫、鲜艳、香气浓的花朵，分批采摘后，用小火迅速烘干。烘干时将花摊成薄层，花冠向下，待其干燥后，再翻转烘干其余部分。取干玫瑰花约40克放入烧瓶内，加入适量清水，将瓶塞盖上，接上冷凝管；然后将烧瓶放在酒精炉上加热，烧开后收取蒸馏液（即玫瑰花的蒸馏液）就可以得到玫瑰露。

【制作及用法】每日服2～3次，每次80毫升左右，温热饮用，连服约6天。

【功效】养胃宽胸，行气解郁。适用于慢性肠胃炎和神经性胃痛、胸闷郁结、恶心呕吐等症。

5 红枣益脾糕

【原料】红枣30克，鸡内金10克，干姜1克，面粉500克，酵母适量，白糖300克。

【制作及用法】先取红枣、鸡内金、干姜放入锅内，加适量水，用武火烧沸后，转用文火煮20分钟，去渣留汁。再取面粉、白糖、酵母放入盆内，加入药汁及适量清水，揉成面团。待面团发酵后，做成糕坯。最后将糕坯上笼用武火蒸15～20分钟即成。每日1次，作早餐食用。

【功效】适用于脾胃虚寒引起的慢性肠胃炎。

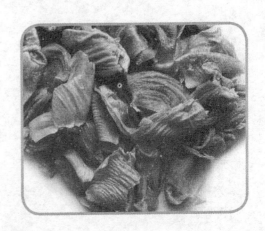

6 姜韭牛奶饮

【原料】韭菜 250 克，生姜 25 克，牛奶 250 毫升。

【制作及用法】取韭菜、生姜洗净切碎后绞汁。然后将所得的菜汁和牛奶共同煮沸即成。每日 1 剂，分早、晚 2 次顿服。

【功效】温胃健脾。适用于治疗慢性胃炎和虚寒性胃溃疡。

7 枣树皮红糖汤

【原料】枣树皮 20 克，红糖适量。

【制作及用法】枣树皮加适量水按常法煎煮后去渣取汁，即成。加红糖调服，每日 1 次。

【功效】消炎，止泻，固肠。用治肠胃炎、下痢腹痛、胃痛。

8 韭菜汁

【原料】连根韭菜适量。

【制作及用法】取连根韭菜洗净捣烂取汁约 100 毫升即可。温开水冲服，每日 2 ～ 3 次，连服 3 ～ 5 天。

【功效】温阳祛寒。适用于虚寒所致的急性胃肠炎。

9 柚皮姜茶

【原料】老柚子皮 9 克，细茶叶 6 克，生姜 2 片。

【制作及用法】加适量水，按常法煎煮取汁，即可。常法服用。

【功效】治疗急性胃肠炎。

10 番薯藤

【原料】番薯藤 60 ～ 90 克，盐少许。

【制作及用法】将番薯藤加盐炒焦，冲水煎服。

【功效】解毒，消炎。用治急性胃肠炎之上吐下泻。

11 车前子金银花

【原料】车前子 20 克，金银花 15 克，防风、川黄连各 10 克，鸡内金 8 克。

【制作及用法】将上药水煎，每日 1 剂，分 2 ～ 3 次口服。

【功效】主治急性胃肠炎。

12 大蒜方

【原料】去皮大蒜 6 克，盐适量。

【制作及用法】共捣烂。温开水冲服，每日服 2 ～ 3 次。另用大蒜适量捣烂，外敷脐孔和足心。

【功效】用治急性胃肠炎、腹泻、腹痛。

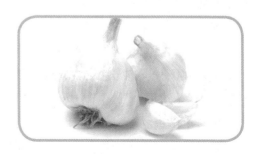

第十五节

胆囊炎

胆囊炎是伴有胆囊纤维组织增生的慢性炎症性疾病，是最常见的胆囊疾病。临床表现为上腹或右上腹不适感，持续性钝痛或右肩胛区疼痛、腹胀、胃灼热、嗳气、反酸和恶心顽固不愈，在进食油煎或脂肪类食物后可加剧，也可有餐后发作的胆绞痛。中医学认为，本病属"腹痛""胃脘痛"范畴，常因饮食不节、情志失调、湿热内蕴、虫积瘀阻、外邪侵袭而致肝胆气滞，疏泄失常。

1 金钱败酱茵陈茶

【原料】金钱草、败酱草、茵陈各30克，白糖适量。

【制作及用法】加适量水煎煮成汁约1000毫升，最后加白糖即成。代茶温服。

【功效】排石利胆消炎。适用于胆囊炎、胆结石患者。多服才可见效，慢性胆囊炎患者可经常服用。

2 小麦秆茶

【原料】鲜嫩的小麦秆100克。

【制作及用法】取鲜嫩的小麦秆（最好用春天已经灌浆，但尚未成熟的小麦）加水煮30分钟左右，加适量白糖即成。代茶饮用，1日3次，每次半杯。

【功效】消炎利胆。适用于胆囊炎。

3 消石散

【原料】金粉20克，白矾粉15克，火硝粉30克，滑石粉60克，甘草粉10克。

【制作及用法】将上述材料研细混合后即成。大麦熬粥取汁备用。每日3次，每次服10克，用大麦粥汁送服。

【功效】行气清心，利水清热。适用于因胆囊炎、胆石症而引起的发热。

4 鸡胆汁黄瓜饮

【原料】黄瓜100克，新鲜鸡胆1个。

【制作及用法】取黄瓜洗净煎水100毫升，再加入新鲜鸡胆，取汁即成。代茶饮用。

【功效】清热利胆，杀菌消炎。适用于胆囊炎、胆结石。此方大寒，虚寒患者不宜使用。

5 山楂山药饼

【原料】山楂、怀山药、白糖各适量。

【制作及用法】将山楂洗净除去内核，山药洗净，与山楂一起蒸熟，待冷却后加入白糖搅匀，压为薄饼即成。按常法食用，1日1剂。

【功效】健脾消食，和中止泻。适用于治疗饮食停滞型胆囊炎。

6 山楂三七粥

【原料】山楂10克，三七3克，粳米50克，蜂蜜适量。

【制作及用法】先将山楂洗净去核后与粳米混合，加适量水熬煮。再取三七研为末，待粥沸时加入三七末，及适量蜂蜜，煮至粥熟即成。按常法服食，每日1剂，早餐服食。

【功效】治疗瘀血停滞型胆囊炎。

7 大黄芒硝散

【原料】大黄、芒硝各30克。

【制作及用法】将上述诸药共研为细末，即成。每次服10克，每日3次。

【功效】用于治疗急性胆囊炎。

8 柳枝猪胆汤

【原料】嫩柳枝20克，猪苦胆1只。

【制作及用法】将嫩柳枝煎成约50毫升液，然后趁热将猪苦胆汁混入，即成。用白糖水趁热送服，每次25毫升，每日2次。

【功效】用治急性胆囊炎。

9 白术陈皮汤

【原料】白术12克，白芍、陈皮各10克，防风6克。

【制作及用法】将上述材料加入适量水，按常法煎煮成汁即成。每日1～2剂。

【功效】治慢性胆囊炎。

10 利胆煎

【原料】茵陈30克，山栀子15克，广郁金15克。

【制作及用法】将这3味药加水适量，按常法煎煮后去渣取汁，即成。1日1剂，分2～3次服用。

【功效】清热解郁。适用于治疗郁热型慢性胆囊炎。

11 白芍柴胡汤

【原料】白芍20克，柴胡、黄芩、丹参、元胡、连翘各15克，甘草5克。

【制作及用法】将这些药材加入适量水，按常法共同煎煮取汁，即成。每日1剂，可常服。

【功效】主治慢性胆囊炎。

12 乌梅茵陈蜜露

【原料】乌梅肉 60 克，绵茵陈 30 克，蜂蜜 250 克。

【制作及用法】先将乌梅、绵茵陈洗干净水煎，然后复渣再煎，去渣，把 2 次煎出液和匀。再把蜂蜜加入以上药滚液中，搅匀，放入瓷盆内，加盖，文火隔水炖 2 小时后，冷却备用。饭后开水送服，1 次 1 ～ 2 匙，1 日 2 次。

【功效】利胆祛湿。适用于治疗湿郁型慢性胆囊炎。

13 凤尾草方

【原料】鲜凤尾草 100 克。

【制作及用法】将鲜凤尾草洗净，捣烂绞取汁，开水冲调即成。代茶频饮。

【功效】消炎，利胆，退黄。适用于急性胆囊炎。

14 苦菜蒲公英汤

【原料】苦菜、蒲公英各 30 克。

【制作及用法】水煎服。每日 1 剂。

【功效】清热解毒，凉血消肿。主治胆囊炎、胆道感染。

15 李子粥

【原料】李子 120 ～ 150 克，粳米 100 克。

【制作及用法】将李子洗净，去核切

块，加入将熟的粳米粥内，再煮数沸即成。每日 1 剂。

【功效】清肝涤热，生津利水。主治胆囊炎、肝硬化腹水等。

16 绿豆汤

【原料】绿豆 60 ～ 100 克，白糖适量。

【制作及用法】将绿豆洗净，加水煮至烂熟，调入白糖即成。每日 1 剂。

【功效】清热解毒，利尿消肿，降压明目。适用于慢性胆囊炎、高血压等。

17 黄白汤

【原料】大黄 45 克，白芍 60 克。

【制作及用法】加水煎，去渣。频服，以缓泻为度。每日 2 次。

【功效】治急性胆囊炎。

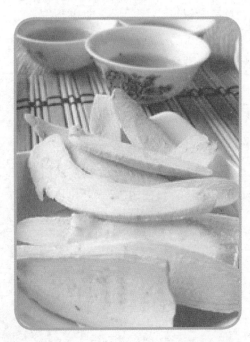

第十六节

肝炎

肝炎又称病毒性肝炎。病毒性肝炎是由多种肝炎病毒引起的常见传染病，具有传染性强、传播途径复杂、流行面广泛、发病率较高等特点。临床上主要表现为乏力、食欲减退，恶心、呕吐、肝肿大及肝功能损害，部分病人可有黄疸和发热。有些患者出现荨麻疹、关节痛或上呼吸道症状，病毒性肝炎分甲型、乙型、丙型、丁型和戊型五种。

如果不幸染上了肝炎，除了注意休息之外，还要积极进行治疗，以期尽快恢复健康。下面的几款中医偏方，对治疗及预防肝炎都有一定效果。

1 山楂五味茶

【原料】山楂 50 克，五味子 30 克，白糖适量。

【制作及用法】将山楂、五味子水煎 2 次，取汁混匀，调入白糖，即可。代茶饮用。每日 1 剂。

【功效】补益肝肾，活血化瘀。适用于病毒性肝炎、转氨酶高等。

2 决明子茶

【原料】决明子 15 克，冰糖 20 克。

【制作及用法】将决明子、冰糖捣碎，放入杯中，用沸水冲泡，即成。代茶饮用，每日 1 剂，连服 5～7 剂。

【功效】清热化瘀，明目润肠。适用于肝郁化火型肝炎。

3 猪肝粥

【原料】猪肝、粳米各 100 克，精盐适量。

【制作及用法】按常法煮粥，粥熟时加入少量食盐调味即可。日常服食，每日 1 剂，可连续服用直至病愈。

【功效】补肝明目，泻热造血。适用于急、慢性肝炎。

4 杞枣煮鸡蛋

【原料】枸杞子 30 克，红枣 6 个，鸡蛋 2 个。

【制作及用法】加适量水同煮，等鸡蛋熟后捞出去壳后再煮几分钟即成。吃蛋饮汤，每日 1 次。

【功效】用于病毒性肝炎的辅助治疗。

5　珍珠草猪肝汤

【原料】珍珠草60克（或干品30克），猪肝100克。

【制作及用法】取鲜珍珠草洗净切碎，猪肝洗净切成薄片备用。猪肝先入锅，加适量水煮，肝熟后再加入珍珠草，水沸后去渣取汁即成。饮汤吃猪肝，每日1次，连服5～6日。

【功效】清热解毒，利湿退黄。适用于治疗慢性胆囊炎、胆石症、肝炎肝胆湿热，胁肋疼痛、灼热，心烦口苦，小便黄赤，大便不爽臭秽。

6　西红柿牛肉汤

【原料】西红柿400克，牛肉150克，各种调料。

【制作及用法】取西红柿、牛肉加入适量调料，按常规方法煮汤。每日1剂，按常法服食。

【功效】清热解毒，补脾益气，凉血平肝。适用于慢性肝炎。

7　泥鳅散

【原料】活泥鳅500克。

【制作及用法】泥鳅去头洗净，放入烘箱内烘干后研成细末即成。每日3次，每次10克，饭后用温开水送服，小儿酌情减量。

【功效】温中益气，解毒祛湿。适用

于急慢性肝炎。

8　田螺黄酒

【原料】大田螺10～20个，黄酒半小杯。

【制作及用法】田螺放于清水中漂洗干净，捣碎去壳，取螺肉加入黄酒拌和，再加清水炖熟。饮其汤，每日1次。

【功效】清热利湿，通便解毒。用治湿热黄疸、小便不利及水肿。

9　米醋鲜猪骨

【原料】米醋1000毫升，鲜猪骨500克，红、白糖各120克。

【制作及用法】将上述材料入锅共煮，不加水，沸后30分钟取出过滤，成人每次服30～40毫升。

【功效】本方可用于治疗急、慢性传染性肝炎。

10　白蒿汤

【原料】茵陈蒿、白鲜皮各30克。

【制作及用法】加水煎2遍，去渣，分服。每日1剂。

【功效】治黄疸型肝炎。

11　大麦芽汤

【原料】大麦芽50克，茵陈50克，橘皮25克。

【制作及用法】水煎汤。每日早、晚分服。

【功效】用治急慢性肝炎后遗症，如胸闷、痞胀、食欲不振等。

12 大枣花生汤

【原料】大枣、花生、红糖各30克。

【制作及用法】按常法煮汤服食。每日1剂。

【功效】补脾润肺，养血护肝。适用于慢性肝炎。

13 丹参茵陈汤

【原料】丹参、茵陈各30克。

【制作及用法】每日1剂，水煎2次，早、晚分服。

【功效】清热利湿，活血祛瘀。适用于慢性肝炎。症见面色晦黯，肝区疼痛，经久不愈者。

14 玉米须饮

【原料】玉米须100克，茵陈50克，山栀子、广郁金各25克。

【制作及用法】水煎，去渣。每日2～3次分服。

【功效】清利湿热。用治黄疸型肝炎、脂肪肝，有降低血脂作用。

第十七节

肝硬化

肝硬化是一种常见的由多种原因引起而影响全身的慢性疾病。其病理特点为肝细胞变性、坏死与再生，纤维组织再生，使肝脏逐渐变形、变硬，故名肝硬化。

肝硬化患者常有肝区不适、疼痛、全身虚弱、厌食、倦怠和体重减轻，也可以多年没有症状。苦胆流受阻可出现黄疸、瘙痒、黄斑瘤。营养不良常继发于厌食、脂肪吸收不良和脂溶性维生素缺乏。门静脉高压引起食管胃底静脉曲张，导致消化道出血是常见症状之一。常见症状有肝脏肿大且质地较硬，肝掌、蜘蛛痣、腹壁静脉曲张、腹水。

1 大黄醋煎丸

【原料】大黄300克，醋300毫升，蜜2匙。

【制作及用法】将大黄研为细末，加醋、蜜和匀，浓煎至膏状，待凉后做丸如梧桐子大。每次服30丸，白开水送下，每日1次。

【功效】软坚消痞，逐瘀化毒，通便。用于肝硬变。

 2 黑白丑

【原料】黑白丑（即牵牛花子）适量。

【制作及用法】取牵牛花子适量，洗净晾干研末。每日早晨空腹服1次，每次4.5克；也可每日服2次，每次3克。

【功效】泻下去积，消痰，适用于治疗肝硬化胀痛、腹水、腹胀。

3 黑芝麻茯苓粥

【原料】黑芝麻10克，茯苓15克，生姜3片，粳米100克。

【制作及用法】取茯苓捣碎，浸泡30分钟后与生姜一起煎取药汁，共煎两次。将两次汤汁混合后，再加入粳米和黑芝麻共同煮为稀粥。作早、晚餐服用。

【功效】滋补肝肾，利水消肿。适用于治疗肝硬化伴腹水者。

4 赤小豆冬瓜鲤鱼汤

【原料】鲜鲤鱼1条约500克，赤小豆100克，冬瓜200克。

【制作及用法】取鲜鲤鱼去鳞去内脏洗净备用。再取赤小豆，洗净后与鲤鱼一起放入锅中加水煮。到半熟时加入冬瓜，再煮至肉烂汤白，不放盐及其他调味品，熟后用沙布过滤去渣即成。每日2次，每次服250毫升左右，连服10～14日。

【功效】提高血浆蛋白，有较强的利水消肿作用，适用于肝硬化。

 5 西瓜砂仁方

【原料】西瓜1个，砂仁120个大蒜250克。

【制作及用法】取西瓜顶端开一个小盖，去瓜瓤不用，留下瓜皮，放入砂仁和去皮的大蒜瓣，再把西瓜皮上的小盖盖好封严。然后用和好的黄泥涂裹西瓜，使它成为一个大泥球。将它放在阳光下晒干后再放置在木柴火堆上架起烘烤（禁用煤火）。西瓜烤熟后除去外面包裹的泥，将西瓜干研成细末，备用。每日早、晚各服1.5克，用白开水送下。

【功效】清热利尿。用治肝硬化腹水、营养不良性水肿、肾炎腹水等。需要注意的是，腹水消退后禁忌食盐及西瓜。

6 丹参赤芍汤

【原料】丹参、赤芍、苦参、炙鳖甲、炙穿山甲、杜仲、生牡蛎、桑寄生各30克，参三七9克，生甘草6克。

【制作及用法】将这些药物混合后加水，按常法煎汁。每日1剂，两次分服。

【功效】活血化瘀，软坚散结。适用于治疗肝炎后的肝硬化。

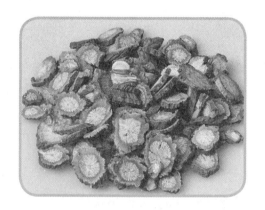

7 玉米须汤

【原料】玉米须30～60克，赤小豆30克，冬瓜子16克。

【制作及用法】将上述材料洗净混合后加水煎汁即成。每日1剂，连服15日为1个疗程。

【功效】清扫解毒、利尿消肿，适用于治疗血吸虫病、肝硬化、腹水。

8 葫芦鲤鱼赤小豆

【原料】陈葫芦瓢1个，鲤鱼1条，

赤小豆50克。

【制作及用法】按常法加水煮熟即可。日常服食，2日1剂。

【功效】温补脾肾，利水消肿。用于治疗脾肾阳虚型肝硬化。

9 糖醋鳖甲红枣汤

【原料】鳖甲15克，红枣10枚，白糖10克，米醋20毫升。

【制作及用法】将米醋加入白糖中，搅拌使白糖溶化，备用；红枣用温水浸泡片刻，洗净；将鳖甲用小火炒热，5分钟后倒入糖醋汁，迅速翻炒几下，待糖醋汁将干时立即起锅。再将处理过的鳖甲与红枣一同放入小砂锅内，加冷水500毫升，小火慢炖30～60分钟，待红枣酥烂、剩汁250毫升时离火即成。饮汤吃枣，每日服1次，2个月为1个疗程。

【功效】补体疗虚，软肝化坚，滋阴退热。适用于肝硬化初期。常用此方能促使病情好转，有低热症状者尤为适宜。

10 石灰桂醋膏

【原料】风化石灰15克，肉桂9克，醋适量。

【制作及用法】前2味共研为细末，用醋调一半成膏，摊青布上，即成。贴脐中，四周用棉纸糊固，不使透气。

贴上极痒，不可移动，至翌日将所余一半，再调摊换贴如上。换下者，将药取下收贮，如已干，加醋再调，贴满10日，方可去膏。

【功效】通便，行气，利水。用于肝硬化腹水。

11 红枣花生红糖汤

【原料】红枣、花生、红糖各50克。

【制作及用法】将上述3物共煎汤。每日1次，连服30日。

【功效】有降低血清丙氨酸转氨酶的作用。适用于慢性肝炎、肝硬化。

12 泥鳅炖豆腐

【原料】泥鳅500克，水豆腐300克。

【制作及用法】将泥鳅洗净黏液，剖腹去内脏，加水1000毫升，用武火烧开后撇去浮沫，接着将水豆腐切成小块放入，水沸后转用小火炖至豆腐呈蜂窝状，加入葱姜、精盐和味精调味，淋上麻油即成。分1～2次趁热服。

【功效】适用于肝硬化轻度腹水、小便不利。

13 紫珠草煲鸡蛋

【原料】鲜紫珠草120克（干品60克），鸡蛋4个。

【制作及用法】将紫珠草与鸡蛋一起放入砂锅内，加水文火炖煮至蛋熟、

将蛋取出去壳再煮10分钟，使蛋发黑即可，每次吃蛋1个，每日2次，连续用30天为1个疗程。

【功效】适用于肝硬化。

14 荸荠牛奶饮

【原料】马蹄100克，牛奶200毫升，白糖20克。

【制作及用法】将马蹄洗净，去皮，切片。把马蹄放入炖杯内，加清水100毫升，用武火烧沸，文火炖煮5分钟；牛奶装入奶锅，用中火烧沸，待用。将牛奶、马蹄、白糖同放炖杯内，烧沸即成。每日1次，每次1杯。

【功效】清热、止渴，用于肝硬化患者，症见口渴、黄疸、目赤者。

15 大黄醋蜜丸

【原料】大黄300克，米醋300毫升，蜂蜜2匙。

【制作及用法】将大黄研为细末，加醋、蜂蜜拌匀，放入锅内，浓煎至膏状，候凉，做丸如梧桐子大。每次服30克，每日1次，温开水送下。

【功效】泻热通便，破积行瘀，清湿热。适用于肝硬化。

16 海带汤

【原料】海带30克，牵牛子15克。

【制作及用法】将上2味放入砂锅，

加水煎煮，取汁去渣。每日1剂，分2次服。

【**功效**】软坚散结，清热利水。治疗肝硬化腹水。

17　肉桂贴

【**原料**】肉桂末、辣椒粉各6克，食醋适量。

【**制作及用法**】用食醋将药末混合调匀，拍成三块小饼。分别外敷于神阙穴（脐窝处）和双侧曲泉穴（位于膝部内侧膝横纹头之凹陷处），外以胶布或伤湿膏粘贴固定。每日更换药饼

1次。一般敷药3次后即可见效。

【**功效**】温通气血，除滞利水。适用于肝硬化腹水。

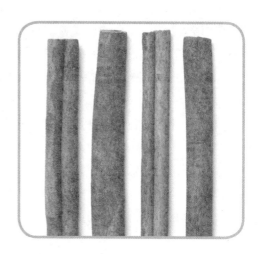

第十八节

失眠

　　失眠指睡眠不足或睡不深熟。有几种形式：一是难于入睡（起始失眠）；二是睡眠浅而易于惊醒（间断失眠）；三是睡眠持续时间少于正常，早醒后不能再入睡（早醒失眠）。引起失眠的主要原因是精神过度紧张或兴奋，并伴以头昏脑胀、头痛、多梦、记忆力减退、神倦胸闷、注意力不集中、食欲不振、手足发冷等，常见于神经官能症、神经衰弱等；如失眠伴以情绪不稳、过敏、潮热、出汗、头痛头晕、血压波动，月经紊乱等，年龄在45～55岁间的可能是更年期综合征；如因环境嘈杂或服用浓茶、饮料、药物、心中有事、忧郁不结、疼痛等各种原因引起的，均应根据病因，镇定安眠，心理调节。

1　大枣小米茯神粥

【原料】大枣5个，小米50克，茯神10克。

【制作及用法】先将茯神加适量水煮透，滤取汁液。再用茯神汁液煮小米和大枣，直到成粥。每日1剂，分2次服用。

【功效】健脾养心，安神益智。对于心脾两虚、惊悸怔忡、失眠健忘、精神不集中的情况均可应用。

2　灯心竹叶茶

【原料】灯心草5克，鲜竹叶30克。

【制作及用法】取灯心草、鲜竹叶切碎，加水按常法煎煮，取汁即成。代茶饮，每日1剂。

【功效】适用于治疗阴虚火旺型失眠，症见虚烦、不易入睡、伴有口舌溃烂，夜里口干。

3　莲子心茶

【原料】莲子心2克，生甘草3克。

【制作及用法】将2味药混合后加开水冲泡，即成。代茶饮，每日数次。

【功效】用于治疗失眠。

4　酸枣仁粥

【原料】酸枣仁50～100克，粳米或糯米100～150克。

【制作及用法】将酸枣仁用水榨取汁，入米煮为粥。或将酸枣仁捣碎，煎取浓汁，煮熟。早、晚空腹服食，可视个人口味酌情加入白糖。

【功效】宁心安神，用于治失眠。

5　豆麦茶

【原料】黑豆30克，浮小麦30克，莲子7枚，黑枣7个。

【制作及用法】将上述材料混合后加水同煮，滤渣取汁，调入适量冰糖，待冰糖溶化即可。代茶饮，连服10日。

【功效】适用于心肾不交引起的虚烦不眠。

6　五味安睡方

【原料】白术、远志、枣仁、柏子仁10、合欢花各10克。

【制作及用法】将上述材料加适量水，按常法熬煮成汁。1日1剂，2次分服。

【功效】适用于治疗失眠，伴多梦易醒、心悸健忘。

7　青橘熨

【原料】新鲜青橘2只。

【制作及用法】先将橘皮烘热，再用热橘皮熨双眼。每次20分钟左右，每晚1次。

【功效】适用于治疗肝郁火旺型失眠，症见急躁易怒、不眠多梦。

8 百合银耳羹

【原料】百合、去心莲肉各 50 克，银耳 25 克，冰糖 50 克。

【制作及用法】先将银耳泡发去蒂，洗干净；再将百合、莲肉加水煎煮。等煮沸后加入银耳，文火煨至汤汁稍黏，加入冰糖即成。每日 1 次，连服数日。

【功致】适用于治疗失眠，症见健忘、心悸等。

9 五味子膏

【原料】五味子 250 克，蜂蜜适量。

【制作及用法】将五味子用水浸泡半天，煮烂去滓，浓缩后加入蜂蜜，搅拌成膏，然后装瓶保存。每次服 20 毫升，每日 2 ～ 3 次，连服数月。

【功致】适用于治疗各型失眠，以及神经衰弱症。

10 蚕蛹酒

【原料】蚕蛹 100 克，米酒 1000 毫升。

【制作及用法】将蚕蛹在米酒中浸泡 24 小时，然后同入砂锅内煮沸（用小火），煎取 500 毫升即可。每日 2 次，每次 50 毫升，口服。蚕蛹可食，每日 2 次，每次 10 克。

【功致】健胃和脾、安神定志。适用于失眠、心烦不宁等。本药酒属食疗

范围，可长期服用。

11 灯心草安睡茶

【原料】灯心草 10 ～ 20 克。

【制作及用法】上述材料加水适量，煎汤代茶。日常代茶饮用，每日 1 剂，于睡前 1 ～ 2 小时温服。

【功致】失眠。症见心烦或夜不合眼，小儿心烦夜啼等。

12 龙胆莲心茶

【原料】龙胆草 10 克，竹茹 15 克，莲子心 9 克。

【制作及用法】将龙胆草切细，与竹茹、莲子心放入大茶缸内，冲入沸水，浸泡 15 分钟。随饮随加水，直到味淡色清为止。每日 1 剂，连服 3 ～ 7 日。

【功致】清热降痰火、安神。适用于痰火扰心之惊悸、失眠症。阳虚患者忌服。

13 远志莲粉粥

【原料】远志 30 克，莲子 15 克，粳米 50 克。

【制作及用法】先将远志泡去心皮，与莲子均研为粉，再煮粳米为粥，候熟，入远志莲子粉，再煮 1 ～ 2 沸即可。随意食用。

【功致】补中益志、聪耳明目。适用于健忘、失眠、怔忡等症。

第十九节

神经衰弱

　　神经衰弱是神经官能症中最常见的一种病症，其发病原因是由于精神高度紧张，思虑太过，致使中枢神经兴奋与抑制过程失调，高级神经活动规律被破坏所引发的一种功能性疾病。临床症状一般表现为疲劳、神经过敏、失眠多梦、心慌心跳、多疑、焦虑及忧郁等。

　　中医学认为，神经衰弱多由情志所伤，精神过度紧张，或大病久病之后，脏腑功能失调所致。若恼怒抑郁，肝郁化火，灼伤心阴，扰及神明，可致心肝热盛；忧思过度，耗伤心脾，脾虚血少，心失濡养，心神不守，而为心脾两亏；纵欲不节，肾阴亏耗，虚火上炎，肾水不能上潮，心火不能下济，可成心肾不交。以上3种皆能导致神经衰弱。

1　鲜花生叶煎

【原料】鲜花生叶 40 克。

【制作及用法】取新鲜落花生叶洗净后加水 2 大碗，按常法煎煮至一大碗即成。按常法服用，每日 1 剂，早、晚 2 次分服。

【功致】镇静安神。适用于神经衰弱所致头痛、头昏、多梦、失眠、记忆力减退。

2　糯米苡仁粥

【原料】糯米（捣半碎）100 克，薏苡仁 50 克，红枣 10 个。

【制作及用法】按常法煮作粥，即成。每日 1 次，可常食。

【功致】补中，益气，安神。用于治疗神经衰弱。

3　百合枣仁汤

【原料】鲜百合 50 克，生、熟枣仁各 15 克。

【制作及用法】鲜百合用清水浸泡一夜，取生、熟枣仁水煎去渣，用其汁将百合煮熟即成。连汤吃下，可常食。

【功致】清心安神。可用于治疗神经衰弱和更年期综合征，尤其适于年老少寐者服用。

4 猪肉百合汤

【原料】百合 50 克，瘦猪肉 200 克，盐少许。

【制作及用法】瘦猪肉切成小块，与百合加盐共煮烂熟，即成。顿服，每日 1 剂。

【功效】清热润肺，养血安神。可用于治疗神经衰弱引起的失眠，以及肺结核的低热、干咳、气促等。

5 金樱膏

【原料】鲜金樱子 5000 克，冰糖 500 克。

【制作及用法】将鲜金樱子打碎熬汁去渣，加冰糖煮成膏，晾凉后装瓶即成。每次服 15 ～ 30 克，开水化服。

【功效】失眠，心肾两亏，神经衰弱，梦遗滑精等。

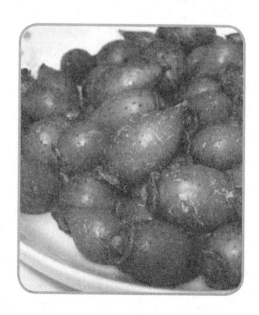

6 茯神粥

【原料】茯神末 50 克，粳米 100 克。

【制作及用法】先将粳米煮作粥，临熟，下茯神末同煮即成。按常法服食。

【功效】养心安神。用治睡不实，欲睡不得睡。

7 桑椹糖水

【原料】鲜桑椹 100 克，冰糖 10 克。

【制作及用法】将上述材料加适量水煎煮，即成。日常饮用，每日 1 剂。

【功效】补肝益肾。用治神经衰弱之失眠、习惯性便秘等。

8 猪肉怀山药汤

【材料】瘦猪肉 50 克，怀山药 10 克，枸杞 10 克。

【制作及用法】将上述材料加适量水，共煮成汤即可。饮汤，每日服 1 次。

【功效】养血安神。用治神经衰弱。

9 莲子桂圆汤

【原料】莲子（去心）、茯苓、芡实各 10 克，桂圆肉 15 克，红糖适量。

【制作及用法】将上 4 味药洗净，文火炖煮 50 分钟，至煮成黏状；再搅入红糖，冷却后作为夜点心食用。每日饮服 1 次。

【功效】补心健脾，养血安神。适宜

于平素劳神过度、心脾两虚所致的心悸怔忡、失眠健忘、乏力肢倦、虚汗频出，以及各种贫血、神经衰弱等病症。

10 安神酒

【原料】黄精、肉苁蓉各 250 克，白酒 5000 毫升。

【制作及用法】将黄精、肉苁蓉置于干净容器内，倒入白酒，密封浸泡，7～10 日即成。每次服 25～50 毫升，每日 2 次。

【功效】壮阳益精、安神。适用于神经衰弱、阳痿、遗精等。

11 芹菜枣仁汤

【原料】鲜芹菜 90 克，酸枣仁 9 克。

【制作及用法】将芹菜洗净切段，同酸枣仁一起放入锅中，加适量水共煮为汤。睡前饮服。宜常服。

【功效】平肝清热、养心安神。适用于虚烦不眠、神经衰弱引起的失眠健忘、高血压时的头晕目眩等病症。

12 糯米苡仁粥

【原料】糯米（捣半碎）100 克，薏苡仁 50 克，红枣 10 个。

【制作及用法】按常法煮作粥。每日 1 次。

【功效】补中，益气，安神。用治神经衰弱。

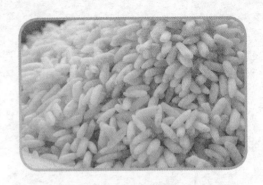

13 龙眼莲子枣仁醋

【原料】龙眼肉、莲子、枣仁各 30 克，米醋 30 毫升。

【制作及用法】将前 3 味加水 500 毫升煮熟，然后倒入米醋再煮 3～5 分钟。每晚服用 1 次，经常服有效。

【功效】安神催眠。适用于神经衰弱，心悸、失眠。

14 枣仁黄花

【原料】枣仁 10 克，干黄花菜 20 根。

【制作及用法】将枣仁、黄花菜炒至半熟，捣碎研成细末，睡前 1 次服完。

【功效】疏肝健脾，宁心安神。适用于肝气郁结所致神经衰弱。

15 鹌鹑蛋

【原料】鹌鹑蛋、白糖各适量。

【制作及用法】将鹌鹑蛋磕破倒入碗中，调匀，用滚开水冲之，服时加白糖。每日早、晚各冲 1 个鹌鹑蛋，连续服用。

【功效】养心安神。适用于神经衰弱。

第二十节

三叉神经痛

三叉神经痛是最常见的脑神经疾病，以面部一侧三叉神经分布区内反复发作的阵发性剧烈痛为主要表现，且疼痛只沿三叉神经分布，不扩散至头后部。每次发作疼痛持续十几秒至 1～2 分钟。该病突然发作，突然停止。可由说话、吃饭、受风、洗脸等因素诱发。发作的间歇期，患者的表现和常人没有什么不同。

1 核桃白糖酒

【原料】核桃仁 5 枚，白糖 50 克，黄酒 50 毫升。

【制作及用法】将核桃仁捣烂，与白糖、黄酒共置锅内，煎沸即成。每日 1 剂。2 次分服。

【功效】补肾强腰，健脑。适用于三叉神经痛。

2 当归酒

【原料】当归 50 克，白酒 500 毫升。

【制作及用法】将当归浸入白酒内，密封贮存，每日摇荡 1 次，15 日即成。每次服 15～20 毫升，每日 2 次。

【功效】补血，活血，止痛。适用于三叉神经痛。

3 丹参粥

【原料】丹参 30 克，粳米 50 克。

【制作及用法】将丹参水煎取汁，兑入已煮熟的粳米粥内，再煮一二沸即成。日常食用，每日 1 剂。

【功效】活血祛瘀，止痛。适用于三叉神经痛。

4 天麻鸡蛋

【原料】天麻 5 克，鸡蛋 1 个。

【制作及用法】取天麻，用温水泡一夜。第二天早晨，将天麻切碎，与 1 个鸡蛋液搅拌到一起，放在锅里煎熟或是炒熟，即成。一次服下。每日 2 次，早饭前、晚饭后服用。

【功效】可用于三叉神经痛的辅助治疗。

5 天麻炖猪脑

【原料】天麻粉2克，猪脑1个，调料适量。

【制作及用法】将猪脑洗净，与天麻粉共置锅内，加水炖熟，加入适量调味品即成。日常服食。每日1剂，常服有效。

【功效】补脑填髓，熄风止痉。适用于三叉神经痛。

6 地肤子川芎

【原料】地肤子50克，川芎15克，菊花15克。

【制作及用法】将上述材料加适量水，按常法煎煮成汁即可。常法服用，1日3次。

【功效】清头明目，散瘀止痛。用治偏头痛，三叉神经痛。

7 葵盘汤

【原料】向日葵盘100～200克（去子），白糖适量。

【制作及用法】将向日葵盘掰碎，加适量水，分2次煎成500～600毫升的汤，加白糖。每天早、晚饭后1小时服下。若病情较重，可每日服3次，服量也可加大一些。可根据病情灵活掌握疗程。为防止复发，病愈后可多服几日，以巩固疗效。

【功效】清热解毒，逐邪外出。用治三叉神经痛。

8 龙眼煮鸡蛋

【原料】龙眼干100克，鸡蛋2只，白糖适量。

【制作及用法】将龙眼干、鸡蛋洗净，共置锅内，加水同煮，鸡蛋熟后去壳再入锅煮7～10分钟，调入白糖即成。每日1剂，2次分服。

【功效】滋阴养血，安神益智。用治三叉神经痛。

9 地肤子川芎煎

【原料】地肤子50克，川芎、菊花各15克。

【制作及用法】水煎服，1日3次。

【功效】清脑明目，散瘀止痛。用治偏头痛，三叉神经痛。

10 二乌乳香散

【原料】马钱子30克，川乌、草乌、乳香、没药各15克。

【制作及用法】将上药共研为细末，掺匀，用香油、清凉油各适量调成膏状。用时，取拇指盖大小之药膏摊于白布或油纸上，贴敷患侧太阳穴、下关穴、颊车穴。每次选用1～2个穴位，亦可贴敷阿是穴。2天更换1次。

【功效】用治三叉神经痛。

眩晕

眩晕症发作时常常会感到天旋地转，甚至出现恶心、呕吐、冒冷汗等自律神经失调的症状。要注意的一点是，眩晕症通常反映出前庭部位的病变，它是一种症状，并不是一个疾病。主要分为两种：真性眩晕和假性眩晕。眩晕症的危害正是由于症状在作祟，患者一般会出现反复发作性眩晕，伴有耳聋、耳鸣、耳闷，也会伴有复听、恶心、呕吐、出冷汗、面色苍白、四肢冰凉等症状。

1 菊花粳米粥

【原料】干菊花 10 克，粳米 50 克，冰糖少许。

【制作及用法】将菊花去蒂、择净磨成碎末备用。再将粳米加冰糖煮粥，待粥煮好调入菊花末，再稍煮片刻即成。每日 1 剂，分 2 次服。

【功效】疏风清热止眩晕。用于外感风热所致的头晕目眩。

2 首乌枸杞芝麻饮

【原料】首乌 20 克，黑芝麻、枸杞子各 15 克，菊花 10 克。

【制作及用法】将上述材料加适量水煎 2 次，每次用水 400 毫升，煎 30 分钟，两次药液混合，去渣留汁，即成。1 日 1 剂，分 2 次服。

【功效】适用于肝肾两虚所致的眩晕。

3 白果红枣汤

【原料】白果 30 克，红枣 10 枚。

【制作及用法】将白果除去壳、膜和胚芽，研末，红枣煎汤备用。将白果末用红枣汤送服，每日 1 剂。

【功效】用于老年动脉硬化症、美尼尔氏综合征所致的眩晕。

4 天麻蒸鸡

【原料】鸡 1 只，天麻 15 克。

【制作及用法】将鸡掏肠洗净，与天麻同煮，不放盐。等鸡熟后，即成。吃鸡喝汤，以汤为主。

【功效】治疗内耳眩晕症（即美尼尔氏综合征），一般 2～3 次即愈。

5　独活鸡蛋

【原料】独活20克，鸡蛋4只。

【制作及用法】将独活和鸡蛋加水共煮，蛋熟去壳再煮15分钟，使药汁渗入蛋内，即成。去汤及药渣，单吃鸡蛋，每次2只，每日2次，3日为1个疗程，连用2～3个疗程。

【功效】祛风补脑，适用于美尼尔氏综合征、眩晕、呕吐、耳鸣等。

6　葵盘方

【原料】向日葵盘1只，冰糖适量。

【制作及用法】向日葵头部去掉向日葵子即得向日葵盘，用向日葵盘加冰糖适量，水煎服。也可用向日葵叶取汁炖冰糖服。或向日葵根60克（切片），水煎服。

【功效】治头晕年久不愈。

7　白果龙眼汤

【原料】白果仁3枚，龙眼肉7枚。

【制作及用法】将上2味洗净，加水煎汤，空腹1次服下。每日1剂。

【功效】养血安神，定眩。用于头风眩晕、眼黑。

8　钩藤玉米须汤

【原料】钩藤、玉米须、夜交藤各20克。

【制作及用法】将上述材料水煎服，每日2次。

【功效】适用于眩晕而面目潮红、少寐多梦者。

9　芝麻核桃丸

【原料】黑芝麻、胡桃肉、桑叶各60克。

【制作及用法】将上述材料捣如泥做成丸，每丸重4.5克，每日2次，每次服1丸。用于眩晕伴健忘失眠。

【功效】补肾，散风热。治疗眩晕。

10　雪梨山楂汤

【原料】雪梨60克，山楂、百合各30克，白糖适量。

【制作及用法】按常法煮汤食用。每日1剂，连服10日为1个疗程。

【功效】清热除烦，养阴泻火，生津止渴。适用于阴虚火旺，热病后阴虚，以及体质偏热而引起的头晕目眩、头痛、失眠、烦燥、口苦、咽干等。

11　鱼鳔山药汤

【原料】鱼鳔30克，鲜山药100克，冰糖适量。

【制作及用法】将鱼鳔浸软、切块，鲜山药去皮，洗净切片，同放于砂锅中，注入清水500毫升，加入冰糖，小火煮至酥烂。分2次趁热食鱼鳔和山药，喝汤。

【功效】治疗耳源性眩晕。

12 荆芥薄荷饮

【原料】荆芥 10 克，薄荷、菊花各 9 克，蝉蜕 6 克，桑叶 5 克。

【制作及用法】水煎服，1 日 1 剂，分 2 次服。

【功效】本方解毒祛风，适用于外感风寒所致眩晕。

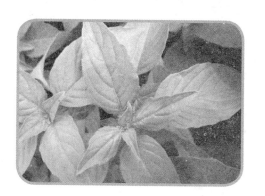

13 菊花枕

【原料】野菊花 500 克，白芷 60 克，绿豆壳 250 克。

【制作及用法】将以上 3 味放入枕头袋内，每晚枕着睡。

【功效】适用于顽固性慢性眩晕。

14 泽泻白术粥

【原料】泽泻、粳米各 50 克，川牛膝 10 克，白术 15 克。

【制作及用法】先将泽泻、白术、川牛膝同入砂锅中煎水，去渣、取汁。用净药汁，同粳米煮成稀粥，每日早、晚各服 1 小碗，连服 3 ～ 5 天。

【功效】本方利湿涤痰，适用于痰火上扰之眩晕。

第二十二节

癫痫

　　癫痫是以脑功能短暂异常为特征的一组临床综合征，有原发性癫痫和继发性癫痫的区别。癫痫的发作大多具有间歇性、短暂性、刻板性三个特点，患者以突然昏厥，口吐涎沫，肢体抽搐，移时自醒，反复发作为主要表现。临床上有大发作（羊痫风）、小发作、局限性发作和精神运动性发作四种形式。中医称本病为"痫病"，其病机因先天遗传，或大惊卒恐，情志失调，饮食不节，以及继发于脑部疾患，或患他疾之后，使风痰、瘀血等蒙蔽清窍，扰乱神明，其中以痰邪为患最为重要。

1 丹参龙眼汤

【原料】丹参、龙眼肉、炒枣仁各 15 克，白蜜适量。

【制作及用法】将上述材料加水按常法煎煮，取药汁后即成。加适量白蜜调服，每日 2 次，可常食。

【功效】适用于久患癫痫，气虚血亏者。

2 明矾橄榄汁

【原料】鲜橄榄 12 个，明矾 1.5 克（研为极细的粉末）。

【制作及用法】先将橄榄洗干净，用刀划割纵纹，以明矾末撒入纹内，等明矾浸入橄榄，即可食用。每小时吃 1 ～ 2 个，细细咀嚼，咽汁吐渣。

【功效】用于治疗癫痫。

3 酒精烧鸡蛋

【原料】酒精 100 克，鸡蛋 2 个。

【制作及用法】将它们共同放入一个大铁碗内，点燃食用酒精烧蛋，并不时翻动鸡蛋，使鸡蛋熟匀，待酒精干后去掉蛋壳，即成。每早空腹食用，连吃 50 个。

【功效】补虚损，理气血。用于治疗癫痫。

4 羊苦胆

【原料】羊苦胆 1 个，蜜蜂 9 克，黄酒适量。

【制作及用法】将蜜蜂装入羊苦胆内，外用黄表纸包七八层，再以绳扎好，黄酒拌泥封固，置木炭火上烧烤 30 分钟，去掉泥土后研细末，即成。以黄酒适量冲服，小儿每次 3 ～ 6 克。

【功效】清热解毒，强心安神。专治小儿癫痫。

5 栀龙橘粥

【原料】橘红 10 克，地龙 10 克，栀子仁 5 克，粳米 100 克。

【制作及用法】将地龙、栀子仁混合后研成细末备用。再取粳米 100 克，加适量水熬煮。沸后入橘红，待粥将成时，调入栀子仁与地龙粉，稍煮即可。每日 2 次服用。

【功效】用于治疗癫痫。

6 全蝎散

【原料】全蝎 30 克，生甘草适量。

【制作及用法】全蝎先用白酒泡透，再用生甘草炒黄，去甘草，研成细面。成人分 10 次，12 岁以下患儿分 20 次，空腹米汤送下。忌醋。

【功效】镇惊熄风，通络止痛，治疗癫痫。

7 白矾蝉蜕散

【原料】雄黄 20 克，白矾 12 克，蝉蜕 30 克，蜈蚣 20 条。

【制作及用法】将上药共研细末，成人每次 2 克，每日服 2 次，开水送服。儿童每次 1 克，或酌情加减。服药后如有大便稀，或吐痰涎，为正常情况，不需停药。

【功效】清热化痰，祛风利窍，清心镇惊，安神止痫。用治痫病。

8　痫定散

【原料】山药 120 克，硼砂 60 克，青黛 18 克。

【制作及用法】将山药晒干，与硼砂、青黛共研细末，每次服 3 克，每日 2 次，开水冲服。

【功效】清热化痰。用治癫痫。

9　黄瓜粥

【原料】嫩黄瓜藤、小麦（打碎）各 50 克，冰糖 15 克。

【制作及用法】将黄瓜藤洗净切段，水煎去渣，再入小麦煮粥，调入冰糖即成。每日 1 剂，经常服用。

【功效】清热化痰，祛风止痉。用治癫痫。

10　柞蚕蛹蒸冰糖

【原料】柞蚕蛹、冰糖各 50 克。

【制作及用法】将蚕蛹洗净，放于大瓷碗中。加入冰糖 50 克和清水 300 毫升，盖好，隔水蒸熟食之。

【功效】适用于癫痫病，在发作前或在发作清醒后各服 1 ～ 2 次。

11　蜈蚣鸡蛋

【原料】蜈蚣 1 条，鸡蛋 3 个，白酒适量。

【制作及用法】蜈蚣研细末，把鸡蛋打入锅中，倒入白酒，水适中，煮开后加入蜈蚣末，将鸡蛋煮熟后分早、中、晚各 3 次将鸡蛋吃完，汤喝尽。

【功效】祛风止痉，通络止痛。治疗癫痫，惊风抽搐。

12　羊脑龙眼肉

【原料】羊脑 2 个，龙眼肉 25 克。

【制作及用法】加水共炖熟。吃饮。

【功效】养血祛风。用治羊痫风，症见发作时昏倒、牙关紧闭、口吐白沫、不省人事。经常服食有效。

13　白芨鸡心血

【原料】雄鸡心 9 只，白芨 30 克，黄酒 60 克。

【制作及用法】选 9 只雄鸡宰杀后取心，挤压出心血放入碗内，备用；将白芨研为细末，倾入鸡血碗内，同捣如泥，服时用黄酒冲服。分 2 次服用，分 2 天服完，服药时间不拘，但须在未发作时服用。

【功效】解毒，安神，定痫。适用于羊角风患者。忌辛辣、烟、酒等刺激物。

第二十三节

水肿

水肿是指人体因感受外邪、饮食失调、或劳倦过度等原因，而使肺失宣降通调、脾失健运、肾失开合、膀胱气化失常，从而导致体内水液潴留，泛滥肌肤，导致以头面、眼睑、四肢、腹背甚至全身水肿为临床特征的一类病症。现代医学中的一些疾病，如急慢性肾炎、充血性心力衰竭、肝硬化、内分泌失调以及营养障碍等，也可导致水肿。

1 茅根粳米粥

【原料】鲜茅根 200 克（干品 50 克），粳米 150 克。

【制作及用法】先将茅根加适量水煎煮。水沸 30 分钟后捞去药渣，再加洗净的粳米煮作粥。每日 1 剂，2 次分服。

【功效】利水消肿。用治水肿、小便不利等。

2 桑白皮饮

【原料】桑白皮 30 克。

【制作及用法】先把桑白皮的一层表皮轻轻刮去，冲洗干净、切成短节，同对用砂壶盛水煮沸，随即投下桑白皮，煮 3～4 沸，即行离火，用盖盖紧，稍焖几分钟，即可。代茶频饮，每日 1 剂。

【功效】用治水湿浸渍型水肿。水湿浸渍型水肿表现为全身水肿，按之没指，小便短少，舌苔白腻。

3 车前子发菜汤

【原料】车前子 10 克，发菜 15 克，冰糖适量。

【制作及用法】车前子用纱布包扎，同发菜共放锅内，加水适量煎煮 30 分钟即成。吃发菜饮汤。饮用时捞出纱布包，加少许冰糖。

【功效】利水消肿，用治水肿、小便不利。

4 玉米须茶

【原料】玉米须 30～60 克，松萝茶（其他绿茶亦可）5 克。

【制作及用法】用干燥玉米须50克，加温水600毫升，用文火煎煮20～30分钟，取过滤液300～400毫升，即成。每日1次或分次服完。

【功效】消水肿。可用治疗肾病综合征。

5 水肿方

【原料】白茅根30克，一枝黄花30克，葫芦壳15克。

【制作及用法】将所有药物混合后捣碎，置保温瓶中，以沸水适量冲泡，加盖焖15分钟，即成。每日1剂，分2～3次饮完。

【功效】清热解毒，利尿消肿。用于急性肾炎引起的水肿。

6 芫花叶饮

【原料】芫花叶30克，白糖15克。

【制作及用法】加水按常法煎汤。代茶饮，每日1剂。

【功效】利尿消肿，可用于治疗水湿浸渍型水肿。芫花有利尿作用，但不宜过量服用，以免中毒。

7 蚕豆壳饮

【原料】蚕豆适量。

【制作及用法】将蚕豆放在水中泡透，剥下豆壳，晒干后约30克，炒焦，用白开水冲泡。代茶饮，每日1次。

【功效】用治水湿浸渍型水肿。

8 鲤鱼头煮冬瓜

【原料】鲤鱼头1个，冬瓜100克。

【制作及用法】将鲤鱼头去鳞，去鳃，洗净，冬瓜切成小块，同放入砂锅内，加清水1000毫升，中火煮至鱼头熟透后即可，食鱼头喝汤。

【功效】利水消肿、清热解毒。用于妊娠水肿、肝硬化腹水、肾病综合征辅助治疗。

【注意】不宜与天门冬、麦冬、紫苏、龙骨、朱砂同用。不宜与咸菜、赤小豆同食。

9 赤豆鲤鱼大蒜汤

【原料】赤豆200克，鲤鱼400克，大蒜1头，陈皮10克。

【制作及用法】将鱼开膛去内脏、鳞，洗净；大蒜剥皮，加入余2味和水共煮熟。吃鱼饮汤，每日分3次服。

【功效】健脾祛湿、利水消肿。适用于轻度妊娠水肿。

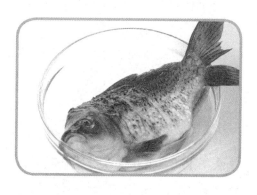

第二十四节

贫血

贫血是指人体外周血红细胞数量减少，低于正常范围下限的一种常见的临床症状。贫血的原因比较复杂，根据不同的临床表现，贫血被分为不同的种类。如：按贫血进展速度分急、慢性贫血；按红细胞形态分大细胞性贫血、正常细胞性贫血和小细胞低色素性贫血；按血红蛋白浓度分轻度、中度、重度和极重度贫血；按骨髓红系增生情况分增生性贫血（如溶血性贫血、缺铁性贫血、巨幼细胞贫血等）和增生低下性贫血（如再生障碍性贫血）等。

贫血患者常表现为头昏、眼花、耳鸣、面色苍白或萎黄、气短、心悸、身体消瘦、夜寐不安、疲乏无力、指甲变平变凹易脆裂、注意力不集中、食欲不佳，女性则大多出现月经失调等。

1 红枣花生汤

【原料】干红枣 50 克，花生米 100 克，红砂糖 50 克。

【制作及用法】将红枣洗净，用温水泡发；花生米略煮一下，放冷，把皮剥下。然后把泡发的红枣、花生米同放在煮花生的水中，加冷水适量，用小火煮 30 分钟左右，捞出花生米皮，加红砂糖，待糖溶化后，收汁即可。日常食用。

【功效】用治贫血，尤其适用于缺铁性贫血。

2 鸭血羹

【原料】鸭血 100 克，调味料适量。

【制作及用法】将鸭血切成小块，放在瓷碗中，注入清水 150 毫升，隔水蒸熟后，加入黄酒，再蒸片刻，下精盐，淋香油。分 1～2 次吃鸭血喝汤。

【功效】补血养血。适用于缺铁性贫血。

3 猪皮汤

【原料】猪皮 100～150 克，黄酒半碗，红糖 50 克。

【制作及用法】以黄酒加等量清水煮猪皮，待猪皮烂熟调入红糖即成。每日 1 剂，2 次分服。

【功效】滋阴养血。用治失血性贫血症。

4　绿豆红枣羹

【原料】绿豆 50 克，红枣 10 枚，红糖适量。

【制作及用法】将绿豆、红枣洗干净，红枣去核，加水煮至将熟黏稠状时，加入红糖，再煮 1～2 沸即可。日常服食。

【功效】用治贫血，对缺铁性贫血尤佳。

5　黑木耳红枣羹

【原料】黑木耳 10 克，红枣 50 克，白糖适量。

【制作及用法】将黑木耳泡发，洗干净，干燥，粉碎；红枣煮烂，去皮核；木耳粉、红枣、白糖共煮，呈黏稠状即可。早餐前、晚餐后服用。

【功效】补血补气，用治气血两亏型贫血。

6　加味落花生粥

【原料】落花生 50 克（不去红衣），山药 15 克，粳米 100 克，冰糖适量。

【制作及用法】先将花生洗干净后捣碎，与山药、粳米同煮为粥，待粥将成时，放入冰糖稍煮即可。日常食用。

【功效】养血补气。用治气血两亏型贫血。气血两亏型贫血表现为面色苍白，倦怠无力，舌质淡胖，苔薄，脉濡细。

7　桂圆桑椹粥

【原料】桂圆肉 15 克，桑椹 30 克，糯米 100 克，蜂蜜适量。

【制作及用法】将桂圆肉与桑椹一同入锅，加水煎取药汁，去渣，入糯米煮粥，粥成调入蜂蜜即可。日常食用。

【功效】补血养血。用治血虚型贫血。血虚型贫血表现为面色苍白，头晕心悸。

8　龙眼鸡汤

【原料】龙眼肉（即桂圆肉）15 克，当归 15 克，鸡半只。

【制作及用法】先炖鸡至半熟，下龙眼肉、当归，共炖至熟。吃肉饮汤。

【功效】滋阴补血。用治老年气血虚弱、产后体虚乏力、营养不良引起的贫血等。

9　大枣黑豆散丸

【原料】大枣 500 克（去核），黑豆 250 克，黑矾（硫酸亚铁）60 克。

【制作及用法】将大枣煮熟，黑豆碾面，加入黑矾，共捣烂如泥为丸。每次服 3 克，1 日 2～3 次。

【功效】有利于血红蛋白合成。用于治疗缺铁性、失血性贫血。

10　首乌菠菜汤

【原料】何首乌 25 克，菠菜 12 克。

【制作及用法】先用水煎何首乌2小时，后去何首乌，再加入菠菜，煮10分钟后服。每日1剂，1次服完。

【功致】用治贫血。

11 紫河车粥

【原料】鲜紫河车（胎盘）半个，瘦猪肉250克，生姜片10片，糯米100克。

【制作及用法】将胎盘的筋膜血管挑开，去掉瘀血后与瘦猪肉洗干净切块，生姜片，与粳米同煮为粥，熟后加葱、盐少许调味即成。每周2～3次服食，

连服15～20次。

【功致】用治血虚型贫血。

12 山药葡萄干酒

【原料】山药500克，葡萄干250克，白酒300毫升。

【制作及用法】将山药、葡萄干洗净晾干，浸入白酒内，密封贮存，每日摇荡1次，30日后即成。每次服10～20毫升，每日2次。

【功致】补中益气，强筋补血。适用于贫血。

第二十五节

低血压

低血压主要是由于高级神经中枢调节血压功能紊乱所引起，以体循环动脉血压偏低为主要症状的一种疾病。

通常表现为头晕、气短、心慌、乏力、健忘、失眠、神疲易倦、注意力不集中等。女性可有月经量少，持续时间短等表现。原发性低血压又称体质性低血压，女性多于男性，有家族倾向；继发性低血压的原因很多；体位性低血压由植物神经功能失调或压力感受器功能失调引起。中医学认为，本病的发生与肾精不足、心脾两虚、气血不足以及痰阻气机有关。

1 生姜莲子茶

【原料】莲子30克，生姜6片。

【制作及用法】将上述两种药材一起投入沸水中，煮15分钟即成。代茶饮用，每日2次。

【功效】适用于低血压引起的头晕、乏力、四肢冰冷等症状。

2 参归大枣汤

【原料】党参、当归各15克，大枣10枚。

【制作及用法】水煎服。每日1剂。

【功效】补益气血。用治头晕眼花，心悸气短，语声低微，懒言懒动，面色苍白，舌淡苔白，脉细无力等气血两虚型低血压。

3 肉桂桂枝茶

【原料】肉桂、桂枝、炙甘草各9克。

【制作及用法】将上述药物混合后用开水冲泡。代茶饮，连服10～20日。

【功效】补气养血。用于治疗低血压病。

4 五味大枣汤

【原料】大枣15枚，五味子、麦冬各10克，人参3克，白糖适量。

【制作及用法】取上述药物混合后加适量水，按常法煎取药汁，最后调入适量白糖即成。常法饮服，每日1剂。

【功效】补中益气，滋肾润肺。适用于暂时性低血压。

5 黄芪红枣茶

【原料】黄芪3～5片，红枣3枚。

【制作及用法】将红枣用温水泡发洗净后，与黄芪一起在清水中浸泡20～30分钟。然后点火将水煮沸，再转用文火煮20分钟。代茶饮用，每日1～2次。可长期饮用，但最好喝半月停半月。

【功效】补气血，对头晕眼花、四肢发凉、畏寒、低血压等都有不错的疗效。

6 党参三味饮

【原料】党参30克，黄精30克，炙甘草20克。

【制作及用法】将上述药材冲水饮用。代茶服用，5日为1个疗程。

【功效】可以很好地改善低血压造成的眩晕。

7 鲫鱼糯米粥

【原料】鲫鱼1条，糯米适量。

【制作及用法】将鲫鱼去掉鳞和肚杂，冲洗干净后切成若干块，然后与糯米一同放进锅中，加适量水，文火煮粥。待粥熟时，可根据个人口味再加入姜、葱等调味品。每周2次，连服9周为1个疗程。

【功效】健脾益胃，稳定血压，尤其对低血压有特效。

8 人参莲子汤

【原料】人参、莲子各10克，冰糖30克，

【制作及用法】将上述材料隔水炖至熟烂。吃莲子喝汤，每日至少1次，连服半个月。

【功效】补气，安神，养心益肾。对治疗低血压有一定效果。

9 西洋参桂枝饮

【原料】西洋参5克，桂枝15克，制附子12克，生甘草10克。

【制作及用法】将上药用开水泡服，频频代茶饮。每日1剂。服至症状消失，血压恢复正常为止。

【功效】用治低血压。

10 升压药茶

【原料】太子参（又名孩儿参）9克，肉桂3克，炙甘草3克，沸水适量。

【制作及用法】将太子参、炙甘草切成薄片，肉桂为末，共入一带盖的茶水杯中，然后冲入沸水，加盖焖置10分钟即成。1日1次，频频饮服，汁完再冲入沸水泡服，直至无味为止，最后参片也可嚼服。

【功效】温阳益气、升血压。适用于低血压头晕及虚寒性胃痛、腹痛者饮用。

11 生脉粥

【原料】人参6克（或党参21克），麦冬15克，五味子6克，粳米100克。

【制作及用法】将人参、麦冬、五味子加适量水煎煮，滤汁去渣，再加入粳米及适量水，共煮成粥。每日1剂，分2次服食。常服。

【功效】适用于气阴两虚型低血压。

12 当归姜枣汤

【原料】当归、大枣各50克，羊肉250克，生姜15克。

【制作及用法】生姜切片；羊肉切成块、生姜、大枣文火熬成3碗，加入调料；另煎当归24毫升。将药液、羊肉汤分别依次饮用，每日分2次。

【功效】补益气血、调和营卫。适用于低血压性眩晕。

13 黄芪官桂汤

【原料】生黄芪、党参各15克，黄精20克，官桂10克，大枣10枚，生甘草6克。

【制作及用法】将这些药物混合后，加适量水煎3次，最后合并药汁，即成。分早、中、晚3次口服，每日1剂。20日为1个疗程。可连服2～3个疗程，直至痊愈为止。

【功效】补气养血。适用于治疗气血两虚型低血压。

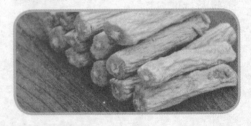

第二十六节

高血压

　　高血压是一种以血压持续升高为主的全身性慢性疾病。长期高血压极易导致心、脑、肾等重要脏器产生严重的危及生命的或招致残疾的并发症。

　　高血压的病因至今尚未十分明确，但患者以长期精神紧张、缺少体力活动、遗传因素、肥胖、食盐过多者为多见。一般认为，高级神经中枢功能障碍在发病过程中占主导地位，此外，体液因素、内分泌、肾脏等也参与了发病过程。其临床症状，除患者血压上升超过 18.7/12kPa 以外，还可伴有头痛、眼花心悸、失眠、脚步轻飘、注意力不集中、容易疲倦等症状。高血压晚期可并发心绞痛、肾功能减退、中风等疾病。本病多见于中老年人。

1　葛根粳米粥

【原料】葛根粉30克，粳米100克。

【制作及用法】先将葛根洗净切片，经水磨面澄取淀粉，晒干备用。粳米淘洗干净，加入葛根粉30克，加水适量，同煮为粥。孕妇不宜食用。出血性疾病慎用。

【功效】葛根中提取的黄酮甙能扩张脑及心脏血管、增加脑和冠状血管的血液流量，并有降低血糖的作用。用于高血压引起的头痛、项背强痛及冠心病引起的心绞痛有一定疗效。

2　海带莲藕粥

【原料】海带30克，莲藕50克，粳米100克，盐3克。

【制作及用法】先将海带用水泡发，再将海带、莲藕切碎，与粳米一起加清水煨粥。每2～3日食用1次。

【功效】软坚散结、降血脂。用于防治冠心病、高血压、动脉硬化辅助治疗。患有冠心病、高血脂、高血压、动脉血管硬化的患者可长期食用。

3　香菇酒

【原料】干香菇50克，柠檬3枚，

蜂蜜 250 克，白酒 1800 毫升。

【制作及用法】将柠檬洗净，带皮切片；香菇去杂洗净，放入酒坛内。加入蜂蜜、白酒，密封，置于阴凉处贮存，每日摇荡 1 次；30 日即成。每次服 15～20 毫升，每日 2 次。

【功效】降血压、降血脂、增进食欲。适用于高血压、高脂血症等。

4 银夏茶

【原料】银花 9 克，夏枯草 30 克。

【制作及用法】将药材挑拣干净，用沸水冲泡 30 分钟，待温凉后可当茶水饮用。因银花与夏枯草的药性偏寒凉，身体衰弱、脾虚胃弱者慎用。

【功效】可降血压，尤其对治疗肝热、肝阳上亢型的高血压（有口干口苦、脸红目赤、头痛眩晕等症状）的效果更好。

5 冰糖酸醋饮

【原料】食醋 100 毫升，冰糖 500 克。

【制作及用法】将冰糖放入食醋中溶化。每次服 10 克，每日 3 次，饭后服用。溃疡病胃酸过多者不宜用。

【功效】祛瘀生新、消食健胃、补中益气、清热去火。适用于高血压偏于阴虚和血脉瘀滞者。

6 芹菜粥

【原料】新鲜的芹菜（可带根）120 克，

粳米 250 克，食盐、味精各少许，水适量。

【制作及用法】锅内放入适量清水，将新鲜的芹菜洗净后切碎；粳米洗净，然后一同放入锅内。先用武火烧沸，再改用文火熬至米烂成粥。最后加放适量的食盐、味精作为调味品。每日早、晚餐时温热服用，连服 1 周为 1 个疗程。

【功效】清热平肝，固肾利尿。适用于高血压、糖尿病患者。

7 莲子心茶

【原料】莲子心 12 克。

【制作及用法】将莲子心用开水冲泡后代茶饮用。每日早、晚各 1 次。

【功效】莲子心茶除了可以降低血压之外，还有清热、安神、强心的特殊效果。

8 五味贴敷降压方

【原料】鲜姜 150 克，蓖麻仁 50 克，吴茱萸、附子各 20 克，冰片 10 克。

【制作及用法】先将蓖麻仁、吴茱萸、附子、冰片捣碎并研成细末，再将鲜姜捣烂为泥，最后加入前面几种药末，共调成糊状。每晚临睡前，将药糊摊在布上贴于两足的涌泉穴处，外面包上纱布。第二天早起去掉。连用 5～10 次就可获得显著效果。

【功效】温补脾肾，平肝降压。适用

于高血压。

9 黑木耳柿饼

【原料】黑木耳 6 克，柿饼 50 克，冰糖少许。

【制作及用法】将上述材料加水共煮，至烂熟即成。每日 1 剂，常服有效。

【功效】清热润燥。可防治老年人高血压。

10 海蜇荸荠汤

【原料】海蜇皮 50 克，荸荠 100 克。

【制作及用法】将荸荠去皮切片，与海蜇皮共煮汤。每日服 2 次，可常食。

【功效】滋阴润燥。可防治老年人高血压。

11 双耳粥

【原料】黑、白木耳各 10 克，粳米 50～100 克，冰糖适量。

【制作及用法】将黑、白木耳泡发，除去蒂柄，切成小碎块，与粳米一同煮粥，粥成时放入冰糖调味即可。可经常服用。

【功效】养血降压。适用于各类高血压。

12 葛沙粥

【原料】鲜葛根 50 克，沙参 20 克，麦冬 20 克，粳米 60 克。

【制作及用法】将葛根洗干净切片，与沙参、麦冬经水磨后澄取淀粉，晒干备用。每次用葛根粉、沙参、麦冬与粳米煮粥吃。每日 1 剂，经常服食。

【功效】滋阴降压。适用于阴虚型高血压病。

13 花椒蛋

【原料】鹅蛋 1 个，花椒 1 粒。

【制作及用法】在鹅蛋顶端打一小孔，将花椒装入，用面糊封口，蒸熟即成。每日吃 1 个蛋，连吃 7 日。

【功效】清热解毒。用于治疗高血压。

14 鲜芹菜汁

【原料】鲜芹菜 250 克。

【制作及用法】将芹菜洗净，放入沸水中烫 2 分钟，取出后切碎绞汁。每次服 1 小杯，每日 2 次。

【功效】降血压，平肝，镇静，解痉，和胃止吐，利尿。适用于眩晕头痛、颜面潮红、精神易兴奋的高血压患者。

15 香蕉西瓜皮

【原料】香蕉 3 只，西瓜皮（鲜品加倍）、玉米须各 60 克，冰糖适量。

【制作及用法】香蕉去皮与西瓜皮、玉米须共煮，加冰糖调服。每日 2 次。

【功效】平肝，泄热，利尿，润肠。用治肝阳上亢型高血压。

第二十七节

高脂血症

高脂血症是指血浆胆固醇或三酰甘油浓度明显超过正常范围的一种慢性病症，一般以测定血浆胆固醇和三酰甘油含量为诊断本病的结论。血脂增高是脂质代谢紊乱的结果。病因可由遗传、环境以及饮食失调等引发。其临床表现主要为：头痛、四肢麻木、头晕目眩、胸部闷痛、气促心悸等症状。高脂血症可分为原发性和继发性两种，前者较罕见，属遗传性脂质代谢紊乱疾病；后者多为未控制的糖尿病、动脉粥样硬化、肾病综合征、黏液性水肿、甲状腺功能低下、胆汁性肝硬化等疾病所伴发的并发症。

1 山楂荷叶薏苡仁粥

【原料】山楂 20 克，鲜荷叶 50 克，薏苡仁 20 克，葱白 5 根，粳米 100 克，盐 3 克。

【制作及用法】将山楂、荷叶、薏苡仁、葱白洗净，用水煎取汁，去渣。粳米淘洗干净，加入药汁和适量清水，共同煮粥。米熟透加盐调味即可。每 2～3 日食用 1 次。

【功效】理气化痰、降低血脂。适用于冠心病患者伴有胸闷、肢体困倦，且形体肥胖者食用。

2 赤小豆山楂粥

【原料】赤小豆 60 克，山楂 30 克，红糖 30 克，粳米 50 克。

【制作及用法】将赤小豆、粳米淘洗干净，加清水煮至 7 成熟，加入山楂同煮，9 成熟加红糖煮至米熟粥稠即可食用。每日食 1 次，可长期食用。

【功效】行气散瘀、降血脂、调节血糖。用于冠心病辅助治疗。

【注意】久食赤小豆可损阴伤阳，体弱久病者不宜食用。

3 灵芝甜酒

【原料】灵芝 50 克，粮食酿的白酒 1000 毫升，蜂蜜 20 毫升。

【制作及用法】将灵芝洗净，晾干，切成片，加白酒和蜂蜜，密封，冷浸 30 天，即可饮用。每日 2 次，每次 2 盅。

【功效】降低血脂、益气补脾、镇静安神。适用于高脂血症出现头昏气短乏力、失眠多梦、心悸烦躁等症，辨证心脾两虚的病人。

4 绿豆粳米葛根粥

【原料】绿豆 60 克，粳米 60 克，葛根粉 60 克。

【制作及用法】将绿豆、粳米淘洗干净，入锅加清水适量同煮，八成熟时兑入葛根粉。每日食 2 次。绿豆多食有饱胀闷气之感。

【功效】清热解毒、利尿、增加冠状动脉血流量。用于冠心病、高脂血症、食物及药物中毒辅助治疗。

5 黑芝麻桑椹糊

【原料】黑芝麻 60 克，桑椹 60 克，白糖 10 克，粳米 30 克。

【制作及用法】将黑芝麻、桑椹、粳米分别洗净后，同放入罐中捣烂。砂锅内放清水 3 碗煮沸后加入白糖，等糖溶化、水再沸后，徐徐加入捣烂的 3 味，煮成糊状即成。按常法服食。

【功效】滋阴清热，有降低血脂之良效。

6 桂圆莲子茶

【原料】桂圆肉 10 克，莲子 15 克，银耳 6 克，冰糖适量。

【制作及用法】将莲子煮熟炖烂，再加桂圆肉和泡开洗净的银耳于汤内稍

煮，尔后投入适量冰糖即成。按常法服食，早、晚各饮 1 次。

【功效】降血脂，对高血脂伴有头昏眼花、心慌气短、神疲乏力、烦躁失眠者尤为有效。

7 玉米木耳粥

【原料】玉米粒 150 克，黑木耳 10 克（冷水浸泡），盐适量。

【制作及用法】玉米粒用压力锅加水 800 毫升煮至将烂时，改用普通锅，放入黑木耳同煮为粥，下盐，调匀即成。每日早、晚空腹服。

【功效】适用于高脂血症、冠心病。

8 首乌山楂饮

【原料】何首乌 20 克，山楂 15 克，白糖适量。

【制作及用法】将上述材料加适量水煎 2 次，每次用水 400 毫升，煎 30 分钟，两次药汁混合，加入白糖，调溶即成。每日 1 剂，分 2 次服。

【功效】适用于高血压，高脂血症，动脉粥样硬化。

9 山楂汤

【原料】鲜山楂 50 克，荷叶 15 克，鲜槐花 20 克，决明子 10 克，白糖适量。

【制作及用法】鲜山楂洗净，切成薄片，荷叶洗净剪成小块，鲜槐花、决明

子分别洗净沥干，加水煎 2 次，每次煎 30 分钟，两次药汁混合，加入白糖少许，调匀即可。每日 1 剂，分 3 次服。

【功效】适用于高血压、高脂血症。

10 藿香荷叶姜片汤

【原料】生姜 4 片，藿香 6 克，荷叶 15 克。

【制作及用法】加水按常法煎煮即成。代茶温服，每日 2～3 次。

【功效】降血脂。可用于治疗高脂血症。

11 山楂菊银茶

【原料】山楂、菊花、银花各 10 克。

【制作及用法】先将山楂拍碎，3 味共加水煎汤即成。取汁代茶饮，每日 1 剂。

【功效】祛脂减肥。适用于高脂血症、肥胖症、高血压病的治疗。

12 山楂消脂饮

【原料】山楂 30 克，槐花 5 克，荷叶 15 克，草决明 10 克，白糖适量。

【制作及用法】前 4 味同放锅内煎煮，待山楂将烂时，碾碎，再煮 10 分钟，去渣取汁，调入白糖即可。代茶频饮。

【功效】降血脂。可用于治疗高脂血症。

13 玉米山楂散

【原料】玉米 200 克，山楂 100 克。

【制作及用法】将玉米和山楂洗净焙干，共研细末即成。每日服 3 次，每次 10～15 克，用温开水送服。

【功效】适用于高脂血症、高血压。

14 萝卜粥

【原料】萝卜（大者 1 个，小者数个），粳米 100 克。

【制作及用法】将萝卜洗干净切片和淘净粳米一起放入锅内加水，煮成粥即可。日常食用。

【功效】祛脂减肥。适用于各型高脂血症、肥胖症。

15 干花生壳汤

【原料】干花生壳 50 克。

【制作及用法】将花生壳洗净后水煎服。每日 1 剂。

【功效】降血脂。适用于高脂血症。

16 一味猕猴桃方

【原料】鲜猕猴桃适量。

【制作及用法】取鲜猕猴桃，洗净即可。直接吃或榨汁饮用，均可，常食有益。

【功效】防癌降脂，可防止致癌物亚硝胺在人体内生成，有降低血胆固醇及三酰甘油的作用，对高血压等心血管疾病，肝、脾肿大均有疗效。

第二十八节

冠心病

冠心病是指冠状动脉粥样硬化导致心肌缺血、缺氧而引起的心脏病，是动脉粥样硬化导致器官病变的最常见的类型。其临床表现以胸骨后、心前区出现发作性或持续性疼痛，或憋闷感，疼痛常放射至颈、臂或上腹部为主要特征，有时可伴有四肢厥冷、青紫、脉微细。引发本病的因素有年龄、性别、职业、遗传、饮食等。本病患者以中老年人为多见，男性多于女性。

1 灵芝丹参酒

【原料】灵芝 30 克，丹参 5 克，三七 5 克，白酒 500 毫升。

【制作及用法】将上药洗净切片，与白酒一同置入净瓶内，密封浸泡，每日摇荡 1 次，15 日后即成。每次服 20 ～ 30 毫升，每日 2 次。

【功致】治虚弱、益精神。适用于冠心病、神经衰弱等。

2 菊花金粳米粥

【原料】菊花 15 克，粳米 100 克。

【制作及用法】将菊花洗净，去蒂，阴干，研为细末备用。粳米淘洗干净，放入锅内，加清水适量煮粥，煮至九成熟时加入菊花末，再稍煮即成。每日食用 2 次。

【功致】散风清热、平肝明目。用于冠心病辅助治疗。

3 黑芝麻桑椹糊

【原料】黑芝麻 60 克，桑椹 60 克，白糖 10 克，粳米 30 克。

【制作及用法】将黑芝麻、桑椹、粳米分别洗净后，同放入砂盘中捣烂。砂锅内放清水 3 碗，煮沸后加入白糖，待糖溶化、水再沸后徐徐加入药浆，煮成糊状。服食。

【功致】适用于动脉粥样硬化及冠心病患者常食。

4 桃仁红枣粥

【原料】桃仁 6 克，红枣 6 枚，粳米 100 克。

【制作及用法】桃仁去皮尖，红枣去核，粳米淘洗干净。将粳米、红枣、桃仁同放锅内，加水 1000 毫升，置武火上烧沸，用文火煮 45 分钟即成。每日 1 次，当早餐食用。

【功效】补气血、通瘀阻。适宜于冠心病患者食用。

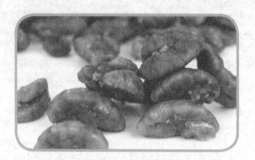

5　豆浆粥

【原料】鲜豆浆 500 毫升，粳米 60 克，冰糖 20 克。

【制作及用法】将上述两味共同放进锅里煮粥，待粥熟后，加入约 20 克冰糖，冰糖融化即可。每日 1 剂，分 2 次服用。

【功效】养阴润燥，清肺化痰。可用于治疗冠心病。

6　海带粥

【原料】海带、粳米各 60 克。

【制作及用法】先把海带泡发，然后按照平常的办法将二者混合在一起，加适量水，煮粥。每日 1 次，可常食。过敏体质的人及患有皮肤病的人慎用。

【功效】通经利水，消痰平喘。用于治疗冠心病、高血压、高脂血症等。

7　香蕉茶

【原料】香蕉 50 克，蜂蜜少许。

【制作及用法】香蕉去皮研碎，加入等量的茶水中，加蜜调匀当茶饮。

【功效】降压，润燥，滑肠。用治冠心病、高血压、动脉硬化及便秘等。

8　参冬五味汤

【原料】党参 15 克、麦冬 12 克、五味子 10 克。

【制作及用法】将上述材料加入适量水熬煮成汤。每日 1 剂，分 2 次服用。

【功效】养阴益气。可用于治疗气阴两虚型冠心病。

9　银杏叶茶

【原料】干银杏叶 5 克（鲜叶则用 10 克）。

【制作及用法】将银杏叶揉碎放入保温杯内，冲入沸水后盖上杯盖，焖 30 分钟。代茶饮用，每日 1 ～ 2 剂。

【功效】益心敛肺，化湿止泻。用于治疗冠心病、心绞痛等。

10　决明山楂茶

【原料】草决明 15 克，生山楂 10 克，菊花5克。

【**制作及用法**】将上述材料共同放入保温杯内，冲入沸水，加盖焖约30分钟。代茶饮用，每日1剂。

【**功效**】疏风清热，养血平肝。用于治疗冠心病心绞痛及高血压。

11 栝楼饼

【**原料**】栝楼瓤250克，白糖100克，面粉700克。

【**制作及用法**】栝楼瓤去子，与白糖加水同煨熟，糖、瓤拌匀，压成馅备用；面粉发起后揉好，分成一个个小团，每小团压成小饼，加馅包好，再压成小饼，烙熟即可。每日午餐、晚餐食用。

【**功效**】适用于冠心病患者。

12 银杏叶绿豆汤

【**原料**】银杏叶15克（鲜品50克），绿豆60克，大枣12枚，白糖适量。

【**制作及用法**】将银杏叶洗净加水煎沸20分钟，去渣留汁，再入洗净的绿豆、大枣煮至烂熟，调入白糖服食。每日1剂，2次分服。

【**功效**】益气养心，活血通脉，降脂降压。适用于气滞血瘀、心络受阻型冠心病。

第二十九节
动脉硬化

　　本病最常见的是动脉粥样硬化，即动脉血管壁增厚，失去弹性而变僵硬，胆固醇与其他脂肪类物质沉积在动脉管壁上，使动脉腔变得狭小，组织器官缺血，血管壁变硬，发脆易破裂出血。较易发生的部位是主动脉、脑动脉和心脏的冠状动脉。中年以后最易发生动脉粥样硬化，早期病理变化是胆固醇和脂质沉积于动脉内膜中层，并可由主动脉累及心脏的冠状动脉及脑动脉、肾动脉，从而引起管腔狭窄、血栓形成甚至闭塞，导致有关器官的血液供应发生障碍。其主要致病因素是脂肪代谢紊乱和神经血管功能失调。治疗方法主要在于调整脂肪代谢和神经血管功能。以适当的体力活动、少吃动物性脂肪和不吸烟为重要防治措施。此外，本病还有动脉中层硬化和小动脉硬化等形式。

1 瓜苓汤

【原料】冬瓜皮 500 克，茯苓 300 克，木瓜 100 克。

【制作及用法】水煎，去渣后沐浴，每日 1 次，20～30 天为 1 个疗程。

【功效】治动脉硬化引起的肥胖病。

2 山楂汤

【原料】山楂肉 30 克。

【制作及用法】泡水代茶饮或服食。每日 1 剂。

【功效】治动脉硬化。

3 陈醋鸡蛋

【原料】陈醋 100 克，鲜鸡蛋 1 个。

【制作及用法】将陈醋放入带盖的茶杯内，再将鲜鸡蛋放入，盖上密封 4 天后，将鸡蛋壳取出，把鸡蛋和醋搅匀，再盖上盖密封 3 天后即可服用。1 剂可服 7 次，1 次口服 5 毫升，1 日 3 次。

【功效】预防动脉硬化。

4 米醋白萝卜菜

【原料】生白萝卜 250 克，花椒、食盐、米醋适量。

【制作及用法】将生白萝卜洗净后切成小薄片，放入花椒和少量食盐，加适量米醋浸 4 小时即成。佐餐食用，每日 2 次。

【功效】辛凉解表，消食解毒。用于治疗便秘、高脂血症、脂肪肝、冠心病、动脉硬化等功效，也用于预防流行性感冒。

5 粳米绿豆粥

【原料】粳米 100 克，薏苡仁 15 克，绿豆 50 克，砂糖酌量。

【制作及用法】将粳米用水浸泡约 3 小时，绿豆用水洗净。锅内加入适量清水，将粳米、绿豆和薏苡仁一起放入，煮至烂熟后加砂糖搅匀，再煮片刻便成。按常法食用，每日 1 剂。

【功效】可预防动脉硬化，降压降脂。此汤可防止内热过盛，因此病人在患病期间最适合饮此汤。

6 鸡蛋枸杞羹

【原料】鸡蛋 2 只，枸杞子 10 克，盐适量。

【制作及用法】将鸡蛋打入碗中，加枸杞子及适量盐和清水，打匀后放入锅内蒸熟即成。按常法食用，每日 1 剂。

【功效】补肝，滋阴，养血。适用于动脉硬化。

7 槐花山楂茶

【原料】槐花、山楂各 15 克。

【制作及用法】将上述 2 味加入适量

水，按常法煎煮取汁，即成。代茶饮用。每日1剂。

【功效】破气行瘀，凉血止血。适用于动脉硬化。

8　桑叶蚕砂汤

【原料】嫩桑叶30克，蚕砂15克。

【制作及用法】将上述2味加适量水，按常法水煎煮成汁，即成。每日1剂，2次分服，连服10日为1个疗程。

【功效】祛风散热，活血定痛。适用于动脉硬化。

9　银耳冰糖羹

【原料】银耳10克，冰糖适量。

【制作及用法】将银耳用清水泡发，去杂洗净，撕成小片，放入碗内，加冰糖、清水适量，上笼蒸熟即可。日常食用，每日1剂。

【功效】益气活血，降浊润肠。适用于动脉硬化。

10　槐花茶

【原料】干槐花10克（干品20克）。

【制作及用法】将槐花放入有盖杯中，用沸水冲泡。当茶频频饮用，一般冲泡3～5次。

【功效】软化血管、降脂降压、凉血止血。主治各种类型的动脉硬化症，对动脉硬化合并高血压，有脑血管破裂倾向者尤为适宜。

第三十节

糖尿病

　　糖尿病又称消渴症，是一种由胰岛素相对分泌不足或胰岛血糖素不适当地分泌过多而引起的以糖代谢紊乱、血糖增高为主要特征的全身慢性代谢性疾病。本病早期无症状，随其发展可出现多尿、多饮、多食、疲乏、消瘦，尿液中血糖含量增高，或并发急性感染、肺结核、动脉粥样硬化、末梢神经炎、趾端坏死等。早期诊断依靠化验尿糖和空腹血糖及葡萄糖耐量试验。本病重者可发生动脉粥样硬化、白内障、酮酸中毒症等。按病情可采用饮食控制、注射胰岛素、服用降血糖药等治疗，避免精神紧张，加强体育锻炼等也有利于预防本病的发生、发展。中医认为本病是由于饮食不节、情志不调、恣性纵欲、热病火燥等原因造成。本病多见于40岁以上喜欢吃甜食而肥胖的病人，脑力劳动者居多。创伤、精神刺激、多次妊娠以及某些药物（如肾上腺糖类皮质激素、女性避孕药等）是诱发或加重此病的因素。患者发病时伴有四肢酸痛、麻木感，视力模糊，肝肿大等。

1　沙参玉竹粥

【原料】沙参、玉竹各15～20克（鲜品用30～60克），粳米100克，冰糖少许。

【制作及用法】先将新鲜沙参、玉竹洗净，去掉根须，切碎煎取浓汁后去渣或用干沙参、玉竹煎汤去渣，入粳米，加水适量煮为稀粥，粥成后放入冰糖，稍煮1～2沸即可。每日2次，5～7日为1个疗程。

【功效】滋阴润肺、生津止渴。适用于糖尿病、高热病后的烦渴、口干舌燥、阴虚低热不退，并可用于各类心脏病、心功能不全的辅助食疗。

2　糯米花汤

【原料】糯米爆成的米花、桑根白皮各50克。

【制作及用法】将上述材料水煎，每日分2次服。

【功效】补中益气，清热。用治糖尿病之口渴。

3　煮玉米粒

【原料】玉米粒1000克。

【制作及用法】加水煎煮至玉米粒熟烂。分4次服食，连服1000克。

【功效】清热，利尿，降低血糖。用治糖尿病尿味带甜、身有水肿、尿量增多。

4　枸杞子茶

【原料】宁夏枸杞子10克。

【制作及用法】将枸杞子加水300毫升，煮沸1～2分钟，待冷后，早餐前将浓汁服完，之后反复冲开水当茶饮，每天4～5杯（每杯200毫升），临睡前将残存枸杞子连水一起细嚼咽下。

【功效】用治糖尿病。

5　番薯叶冬瓜汤

【原料】番薯叶150克，冬瓜（连皮）200克。

【制作及用法】将番薯叶和冬瓜加水

500 毫升，煮至冬瓜酥烂，即成。每日 1 剂，可分 2 次服用。

【功致】适用于糖尿病。

6 薏苡仁山药粥

【原料】薏苡仁、山药各 50 克，粳米 100 克。

【制作及用法】将上述材料洗净加清水 1500 毫升。烧开后，不加油盐，慢熬成粥。分 3 ～ 4 次空腹服。

【功致】补中利湿，固肾止泻。适用于糖尿病，口渴。

7 糯米桑根茶

【原料】糯米（炒黄）、桑根（白皮）各等份。

【制作及用法】将上述材料各用 30 ～ 50 克，加水 1 大碗，煮至半碗即成。代茶饮，不拘时。

【功致】用治糖尿病。

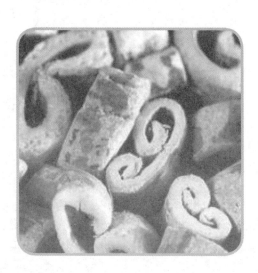

8 菠菜根粥

【原料】鲜菠菜根 250 克，鸡内金 10 克，粳米 50 克。

【制作及用法】先将菠菜根洗净，切碎，加水同鸡内金共煎煮 30 ～ 40 分钟，然后下米煮成烂粥即可。日常食用，每日 1 剂，2 次分食。

【功致】止渴，润燥，养胃。可用于治疗糖尿病。

9 豇豆山药汤

【原料】带皮嫩豇豆 50 克，山药 30 克。

【制作及用法】将上述材料加水 400 毫升，煎至 200 毫升，去渣取汁，即成。每日 1 剂，2 次分服。

【功致】适用于糖尿病口渴，尿多。

10 泥鳅荷叶散

【原料】泥鳅 10 条，干荷叶 3 张。

【制作及用法】将泥鳅阴干，去头尾，烧灰，碾为细末。干荷叶也研为细末。取等量的两种粉末混合，调和均匀即可。用凉开水送服，每次服 10 克，每日 3 次。

【功致】补中益气，祛湿邪，可用于治疗糖尿病。

11 绿豆萝梨汤

【原料】绿豆 200 克，青萝卜 250 克（切片），雪梨 2 个（去皮核，切片）。

【制作及用法】先将绿豆加水 700 毫升，煮至豆瓣开裂时，再将青萝卜、雪梨一同加入，共煮至熟透。分多次连渣服。

【功效】适用于治疗糖尿病。

12 生地黄姜汁

【原料】生地黄 1500 克，生姜 250 克，麦冬（去心）1000 克。

【制作及用法】将上述材料共同放入石臼内捣烂，取自然汁，用文火熬煮，待稀稠适度时，熄火，晾凉贮存。每次服 1 匙，不拘时服用，温开水送服。

【功效】用治消渴型糖尿病。

13 冬瓜子麦冬汤

【原料】冬瓜子 30 克，麦冬 10 ～ 15 克，黄连 5 克。

【制作及用法】将这些药材混合后，加水适量，按常法煎煮成汤。代茶饮用。

【功效】用治消渴饮水不止、小便频多之糖尿病患者。

14 蚕蛹汤

【原料】蚕蛹 10 个。

【制作及用法】水煎。日服 2 次。

【功效】止渴，益肾。适用于糖尿病。

15 山药黄连汤

【原料】山药 25 克，黄连 10 克。

【制作及用法】水煎服。

【功效】清热祛湿，补益脾肾。用治糖尿病之口渴、尿多、善饥。

16 番茄瓜皮花粉茶

【原料】番茄 40 克，西瓜皮、冬瓜皮、天花粉各 30 克。

【制作及用法】番茄洗净切片，同西瓜皮、冬瓜皮、天花粉水煎 2 次，每次用水 500 毫升，煎 30 分钟，2 次药液混合，去渣取汁。当茶饮。

【功效】适用于糖尿病。

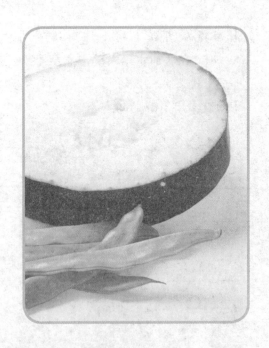

第三十一节

肥胖症

　　肥胖症是指由于人体新陈代谢失调而导致脂肪组织过多所造成的病症。一般认为体重超过正常标准的 20% 者为肥胖。脂肪主要沉积于腹部、臀部、乳房、项颈等处。常见于体力劳动较少而进食过多的中年人。肥胖可分为单纯性肥胖和继发性肥胖。单纯性肥胖常常是家族性的，可能与遗传因素有关。继发性肥胖是继发于某些疾病的，例如皮质醇增多症、胰岛素瘤、甲状腺机能低下症、多囊卵巢综合征等等。肥胖症患者一般出汗多、善饥多食、腹胀、便秘、心慌、气短、嗜睡、不爱活动、不能平卧，还伴有下肢轻度水肿，女性患者则多伴有月经失调、闭经、不育等病状。

1　四味荷叶茶

【原料】荷叶 100 张，生薏苡仁、山楂肉各 1000 克，橘皮 500 克。

【制作及用法】夏季采取新鲜荷叶，洗净后切成细条阴干，与另 3 味混匀，分装成 100 包，备用。每取 1 包，放入保温杯中，冲入沸水，加盖焖 30 分钟，代茶饮用。每日 1 包，连服 100 日。

【功效】健脾除湿，减肥轻身。用治肥胖症、冠心病、高脂血症等。

2　轻身散

【原料】黄芪 500 克，茯苓、甘草、人参、山茱萸、云母粉、生姜各 3 克。

【制作及用法】先将黄芪、生姜煎煮沸，焙干为散；再将茯苓等其余五味捣筛为散，拌匀。日服 3 次，每次服用 1 克，服时加盐少许，开水冲服。

【功效】补气健脾，减肥轻身。

3　山楂蜂蜜饮

【原料】生山楂 500 克，蜂蜜 250 克。

【制作及用法】净山楂去果柄及果核，放在锅内（勿用铁锅），加水适量，煎煮至 7 成熟，水将耗尽时，加入蜂蜜，再以小火煎煮熟透，收汁即可。待冷，放入瓶内贮存备用，每日服数次。

【功效】破气行瘀，消积化滞。用于治疗肥胖病、高血脂。

4 赤小豆粥

【原料】赤小豆 30 克，粳米 50 克。

【制作及用法】赤小豆、粳米洗净，入锅，加清水煮至粥成。每日早、晚食粥。

【功效】治疗肥胖病。

5 玫瑰花山楂饮

【原料】玫瑰花 5 克，红花 5 克，山楂 15 克，红茶 3 克。

【制作及用法】将上述材料加适量开水，冲泡即成。代茶饮用，可常服。

【功效】适用于女性肥胖症兼有肝郁气滞闭经者。

6 山药决明散

【原料】山药、决明子各 30 克。

【制作及用法】将上述材料炒熟后混合共研为细末，即成。每次服 5 克，1 日 3 次。

【功效】补气健脾，利水消脂。适用于单纯性肥胖合并血脂偏高者。

7 黄豆醋

【原料】黄豆 500 克，醋 1000 毫升。

【制作及用法】将黄豆炒 20 ～ 25 分钟，不能炒焦，冷后及时装入玻璃瓶内，加醋浸泡，密封 7 ～ 10 日后即可。每日早、晚各食 6 粒。

【功效】降压，降血脂。适用于肥胖症、高血压病、高脂血症等。

8 荷叶车前草

【原料】荷叶、车前草各 30 克。

【制作及用法】泡服。

【功效】清热利湿。适用于胃热型肥胖症。

9 三花祛脂减肥茶

【原料】玫瑰花、茉莉花、玫瑰花、川芎、荷叶各适量。

【制作及用法】可自配，市场上也有成品出售。每次服 1 包，放置茶杯内，用开水冲泡。代茶饮。

【功效】适用于各型高脂血症、肥胖症。

10 燕麦片

【原料】燕麦片 50 克。

【制作及用法】锅内放水，待水开时，将麦片搅入，煮至熟软即成。日常食用，每日 2 次。

【功效】降脂，减肥。

11 明菊山楂茶

【原料】炒决明子、山楂片各 15 克，菊花 6 克。

【制作及用法】将上 3 味放入杯中，用沸水冲泡，代茶饮用。每日 1 剂。

【功效】清热解郁，破气行瘀，消积化滞。用治肥胖症，伴见胸胁苦满，胃脘痞闷，失眠多梦等。

12 大黄大枣煎

【原料】大黄、大枣各 10 克，姜黄、枸杞子、黄芪各 30 克，柴胡 12 克，生姜 6 克。

【制作及用法】每日 1 剂，水煎，分 3 次于饭前服用。

【功效】除湿活血，健脾化痰。治疗肥胖症兼高脂血症。

第三十二节

甲状腺肿大

甲状腺肿大是一种地方性流行疾病，主要由于缺碘，或甲状腺激素分泌相对不足而引起甲状腺代偿性肥大，多见于 20 ～ 40 岁的女性，本病起病缓慢，一般无全身症状。早期甲状腺肿大质软而光滑，晚期质硬常有大小不等结节，可出现压迫气管与食管的症状，中医称本病为"瘿病"，食疗应当以多食含碘丰富的海产品食物。

1 紫菜黄独酒

【原料】紫菜 100 克，黄独 50 克，60 度高粱酒 1000 毫升。

【制作及用法】将紫菜、黄独洗净晒干，浸入酒内，密封贮存，10 日后即成。每次服 30 毫升，每日 2 次。

【功效】软坚散结。适用于甲状腺肿大等。

2 香橼米醋浸海带

【原料】海带 120 克，米醋 1000 毫升，香橼皮 9 克。

【制作及用法】将香橼皮、海带在米醋中浸泡 7 日。每日吃海带 6 ～ 9 克，连食 2 周。

【功效】适用于肝郁气滞型单纯性甲状腺肿。

3 芋芨丸

【原料】生芋芨（芋头）1000 克，海蜇 100 克，荸荠 100 克。

【制作及用法】芋头晒干研粉；海蜇、荸荠煮水去渣后加入芋头粉和丸，如绿豆大。每次服10克，每日2次，常服。

【功效】适用于痰瘀积型单纯性甲状腺肿。

4 郁金昆布饮

【原料】郁金15克，昆布（海带根）20克。

【制作及用法】将郁金、昆布洗净，放入砂锅中，加水适量，煎汤，汤成去渣取汁。每日1剂，分2次服用。

【功效】活血化痰散结。适用于治疗单纯甲状腺肿。

5 荔枝杏仁茶

【原料】荔枝干50克，杏仁10克，茶叶3克，白糖适量。

【制作及用法】将杏仁去皮、尖，与荔枝干共置砂锅内，加水煎沸20分钟，连汤带药一同倒入装有茶叶的大碗中，温浸片刻，加糖调匀，即可。代茶饮用。每日1剂。

【功效】理气化痰，散结。适用于甲状腺肿大。

6 山药蓖麻子外用方

【原料】鲜山药1块，蓖麻子3粒。

【制作及用法】将山药去皮洗净，与蓖麻子共捣烂，和匀后即成。贴敷于患部，每日更换2次。

【功效】消瘿散结。适用于甲状腺肿大。

7 海藻酒

【原料】海藻500克，黄酒1000毫升。

【制作及用法】将海藻去杂洗净，晒干，切碎，浸入黄酒内，密封贮存，15日后即成。每次服15毫升，每日3次。

【功效】消痰结，散瘿瘤。适用于缺碘性甲状腺肿大。

8 青柿蜜膏

【原料】青柿子（即未成熟的柿子）1000克，蜂蜜适量。

【制作及用法】将青柿子去蒂洗净，切碎捣烂，用洁净纱布绞取其汁然后将青柿汁置入锅中，大火烧沸，改用文火熬炼至膏状，加入等量的蜂蜜，搅匀，再熬至膏状，候冷，装瓶备用。每次服1汤匙，每日2次，用开水冲服。

【功效】清热解毒，化痰消肿。适用于甲状腺肿大。

9 紫菜决明茶

【原料】紫菜30克，决明子25克。

【制作及用法】将这2味药混合后，加适量水，按常法煎煮取汁，即成。代茶饮用，每日1剂。

【功效】清热利水，化痰散结。适用于甲状腺肿大。

10 消瘿红糖饮

【原料】郁金9克,丹参15克,海藻15克,红糖适量。

【制作及用法】将郁金、丹参、海藻煎汤去渣,调入红糖。每日1剂,连服4周。

【功致】适用于痰血瘀积型单纯性甲状腺肿。

11 消瘿汤

【原料】海带皮30克,昆布15克,海藻15克,白萝卜100克。

【制作及用法】将海带、海藻、昆布洗净放入砂锅中,置文火上煨炖,将熟时下萝卜,再炖至熟烂即成,可加入少许盐。连汤服食,每日1剂。

【功致】消瘿散结。适用于单纯性甲状腺肿。

12 海藻郁金丹参汤

【原料】海藻、丹参各15克,郁金9克,红糖适量。

【制作及用法】将前3味药煎汤取汁,调入红糖即成。每日1剂,连服2～4周。

【功致】理气、化痰、软坚。适用于痰气郁结之甲状腺明显肿大,形成结节及胸闷气短等症。

第三十三节

痛风

　　痛风是由尿酸盐沉积所致的晶体相关的关节病,与嘌呤代谢紊乱或尿酸排泄减少所致的高尿酸血症有着直接的关系,特指急性特征性关节炎和慢性痛风石疾病,主要包括急性发作性关节炎、痛风石形成、痛风石性慢性关节炎、尿酸盐肾病和尿酸性尿路结石,重者可出现关节残疾和肾功能不全。痛风患者常伴腹型肥胖、高脂血症、高血压、2型糖尿病及心血管病等表现。

　　根据病因的不同,痛风可分为原发性和继发性两大类。原发性痛风指由于先天性嘌呤代谢紊乱和(或)尿酸排泄障碍所引起的;继发性痛风则指继发于肾脏疾病或某些药物所致尿酸排泄减少、骨髓增生性疾病及肿瘤化疗所致尿酸生成增多等而引起的。

1 飞罗面牛胶膏

【原料】姜汁 25 克，葱汁 25 克，醋 25 克，飞罗面 50 克，牛皮胶 25 克。

【制作及用法】各药共同溶化，略熬成膏药状即可。摊贴患处，即止痛。

【功效】止痛。主治风湿性关节炎、痛风。尤其对痛风性关节炎有奇效。

2 木瓜汤

【原料】木瓜 100 克，薏苡仁 30 克。

【制作及用法】将木瓜和薏苡仁煎煮成汤后，滤掉残渣即可。日常食用，或代茶饮。

【功效】清热，利湿，止痛。适用于急性痛风所引起的关节疼痛。

3 四汁饮

【原料】绿芦笋、胡萝卜、橘子、苹果各适量。

【制作及用法】切块后榨汁备用。加蜂蜜适量，代茶饮用。

【功效】适用于痛风，可利尿降低血尿酸。

4 鸡藤木瓜豆芽汤

【原料】鸡血藤 20 克，木瓜 10 克，黄豆芽 250 克，猪油、盐少许。

【制作及用法】将鸡血藤、木瓜洗净，同放入砂锅内，煎汁去渣。放入黄豆芽、猪油同煮汤，熟后再加食盐。随量食用。

【功效】适用于治疗痛风。

5 赤小豆薏苡仁粥

【原料】赤小豆、薏苡仁各 50 克，

【制作及用法】洗净放入清水中，按常法煮粥。每日 1 剂，可常食。

【功效】利尿消炎。用治痛风。

6 葡萄粥

【原料】葡萄 40 克，粳米 80 克，白糖适量。

【制作及用法】将粳米洗净，与葡萄颗粒一起放入清水中慢煮，熬到黏稠即可。佐餐食用，每日 1 剂，早、晚 2 次分服。用时可加白糖调味。

【功效】补肝肾，益血气。用治痛风。

7 栗子粉糯米粥

【原料】栗子粉 30 克，糯米 50 克，水适量。

【制作及用法】栗子煮熟后，磨成粉末状备用。糯米浸泡 30 分种，淘净备用。锅内加水适量，将栗子粉与糯米放入，先大火煮沸，后转为小火煮熬约 20 分钟，即可出锅，趁热食用。

【功效】此粥有温热驱寒、祛风去湿的作用，适宜于痛风缓解期的患者食用。

8 薏苡仁茶

【原料】薏苡仁 300 克，枸杞子 6 粒，红枣（干）2 颗。

【制作及用法】薏苡仁淘洗干净；沥干水分后，放入平底锅内，开小火，慢焙（一定慢焙，小心糊掉），直至焙出浓厚的米香。将枸杞子和红枣放入茶壶中，再放入焙熟的薏苡仁，冲入沸水，浸泡约 5 分钟即可饮。若想薏苡仁香味更浓郁，可适当延长冲泡时间。

【功效】常饮薏苡仁茶，不仅美容养颜，还能降糖、软化血管、防癌、降三高、预防结石，可作为痛风患者的日常饮品。

第三十四节
风湿性关节炎

风湿性关节炎是一种常见的结缔组织炎症，分急性和慢性两种。它是因人体遭受风寒湿侵袭而引起的筋骨、肌肉、关节等处疼痛、酸楚、麻木和关节肿大、屈伸不利的疾病。中医称之为"痹症"。

风湿性关节炎有两个特点：一是关节红、肿、热、痛明显，不能活动，发病部位常为膝、髋、踝等下肢大关节；其次是肩、肘、腕关节，而手足的小关节则较少发病。二是关节的疼痛游走不定，可能一段时间在这处关节，那段时间又是另一处关节，但疼痛持续的时间都不长，一般几天就可消退。因此，关节疼痛是该病的常见症状。但需要注意的是，虽然本病可能会在全身任何地方的关节上发生疼痛，但肢体和躯干部位的疼痛很可能引起内脏和神经系统的病变。

1 山楂菊花茶

【原料】生山楂片 20 克，菊花 3 克，草决明 15 克。

【制作及用法】生山楂片、菊花、草决明同入保温瓶，沸水泡 30 分钟。频当茶饮用，连服 1 个月。

【功效】活血祛瘀，祛风通痹，适用于风湿性关节炎、关节疼痛经久不愈、痛处固定，且感心悸、胸闷不舒、头目眩晕、唇甲青紫、舌淡红有瘀点、苔腻、脉虚弱无力。

2 独活乌豆汤

【原料】独活 12 克，乌豆 60 克，米酒适量。

【制作及用法】将乌豆泡软，与独活同置砂锅中，加水 2000 毫升，文火煎煮至 500 毫升，去渣取汁，兑入米酒，每日分 2 次温服。

【功效】祛风除湿，通络止痛。适用于风湿性关节炎。

3 柳枝木瓜粥

【原料】鲜木瓜 1 个（或用干木瓜片 20 克），鲜柳枝 5 克，粳米 50 克，砂糖少许。

【制作及用法】鲜木瓜 1 个剖切四半（或干木瓜片）与柳枝放入砂锅内，加水煎汁，去渣，入粳米、砂糖，再加水煮成稀粥。每日 2 次，温热食。

【功效】舒筋活络、祛风除湿。适用于风寒湿痹、四肢沉重、关节疼痛、

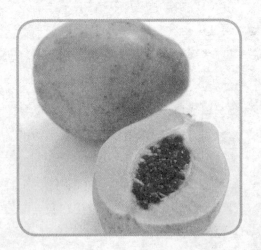

肌肤麻木及吐泻并作、筋脉拘紧、脚气水肿。

4 姜汁川乌粥

【原料】制川乌头 3～5 克，粳米 50 克，姜汁约 10 滴，蜂蜜适量。

【制作及用法】把川乌头捣碎，碾为极细粉末。先煮粳米粥，煮沸后加入川乌末改为小火慢煎，待熟后加入生姜汁及蜂蜜，搅匀，稍煮 1～2 沸即可。每日分作两次趁热服用。关节红肿热痛者忌服，发热期间及孕妇忌服。

【功效】祛散寒湿、通利关节、湿经止痛。适用于风寒湿痹、关节风痛、四肢及腰膝酸疼、风湿性关节炎。

5 独活茶

【原料】独活 20 克。

【制作及用法】独活加水适量，按常法煎煮。代茶饮，每日 1 剂。

【功效】祛风散寒，活血舒筋。可用于治疗风湿性关节炎。

6 仙灵脾木瓜饮

【原料】仙灵脾 15 克，川木瓜 12 克，甘草 9 克。

【制作及用法】将各药加水适量，按常法煎汁，服用。也可将它们混合后研为粗末，装入热水瓶内，用开水泡透，饮用。每日 1 剂，不拘时服。

【功效】舒筋活络，祛风除湿。用治风湿性关节炎。

7　青风藤菝葜饮

【原料】青风藤15克，菝葜50克。

【制作及用法】将两药混合后加水500毫升，煎煮30分钟，取药汁置保温瓶中，再加水500毫升，煎煮30分钟，取药汁与第一煎药汁混匀，即成。代茶饮，1日1剂，可分多次饮完。

【功效】祛风，除湿，镇痛。用治风湿性关节炎或类风湿性关节炎。

8　艾蒿硫磺生姜敷

【原料】硫磺、艾蒿、生姜各适量。

【制作及用法】将上药研成细末后混合均匀，备用。烤热后外敷患处。

【功效】用治风湿性关节炎。

9　葱姜蒜蛇蜕膏

【原料】独头蒜、生姜、生葱各200克，蛇蜕1条（完全），黄丹400克。

【制作及用法】药共入砂锅内，熬汁去渣。入黄丹，熬成膏备用。贴痛处。

【功效】散寒通阳、消肿止痛，用治风湿性关节炎。

10　薏苡仁防风饮

【原料】生薏苡仁30克，防风10克。

【制作及用法】将二药加适量水，按常法煎煮，去渣取汁。每日1～2次，连饮1周亦可。

【功效】清热利湿，祛风止痛。用治风湿性关节炎。

11　祛风暖膏

【原料】连须葱白50克，生姜500克，食醋适量。

【制作及用法】将连须葱白、生姜捣烂取汁，将食醋倒入锅内煮沸后，倒入葱姜汁调成膏状，摊在五层纱布上。敷于患处。

【功效】用治急性风湿性关节炎。

12　芒硝五味子膏

【原料】芒硝、五味子、砂糖各30克，生姜汁、烧酒适量。

【制作及用法】将这3味药研磨成细末，再调入半碗生姜汁和少许烧酒，拌匀即成。抹患处，每日2次。

【功效】用治急性风湿性关节炎。

13　葱醋消肿贴敷

【原料】葱白50克，陈醋1000克。

【制作及用法】先把醋放在锅中煎，待醋剩至一半时，加入切细的葱白，再煮两沸，过滤后备用。用布浸入醋液并趁热裹于患处，每日2次。

【功效】用治急性风湿性关节炎。

第三十五节

类风湿性关节炎

类风湿性关节炎是一种以慢性侵蚀性关节炎为特征的全身性自身免疫系统疾病。本病的病变特点表现为滑膜炎，以及由此造成的关节软骨和骨质的破坏，最终导致患者关节畸形。如果不经过正规治疗，大约有75%的患者会在3年内出现残疾。

根据不同的分类方法，类风湿性关节炎可分为不同的种类，如根据起病缓急程度可分为隐匿性、亚急性和突发性起病三大类；根据发病时受累关节数可分为多关节、少关节、单关节及关节外表现起病。本病的发病原因至今尚不明确，一般认为与遗传、环境、感染等因素关系密切。

1 葱根蒜瓣花椒汤

【原料】葱根100克，大蒜瓣100克，花椒60克。

【制作及用法】将3味药混合后，加适量水共煎成汤。用该汤熏洗患处，每日3～4次，5日更换1剂。

【功效】用治类风湿性关节炎。

2 茜草松节饮

【原料】茜草15克，松节15克，白酒500毫升。

【制作及用法】将2味放入白酒中，混合浸泡7日即成。日用饮用，每次酌量。

【功效】用治类风湿性关节炎。

3 乌梅大枣汤

【原料】葱须15克，生姜3片，乌梅10克，大枣10个。

【制作及用法】四者洗净混合后，加水适量，煎煮取汁。每日1～2次。

【功效】收风止痛。用治类风湿性关节炎。

4 松叶酒

【原料】松叶1500克，酒1250毫升。

【制作及用法】二者混合后，密封浸7日，即成。每次服30毫升，每日服3次。

【功效】用治类风湿关节炎。

5 水蛭黑豆汤

【原料】水蛭15克，黑豆30克，大枣10枚。

【制作及用法】每日1剂，水煎2次，早、晚分服。

【功效】补益肝肾，化湿通络。适用于类风湿性关节炎。

6 防风生姜粥

【原料】防风15克，生姜15克，威灵仙10克，粳米100克。

【制作及用法】将防风、生姜、威灵仙水煎取药汁。粳米淘洗干净，加药汁，加清水适量，同煮为粥。每日1剂，早、晚服用。

【功效】祛风除湿、解表散寒。用于皮肤瘙痒、类风湿性关节炎、风湿性关节炎的辅助治疗。

第三十六节

脱发

脱发是由多种原因引起的毛发脱落现象，生理性的如妊娠、分娩；病理性的如伤寒、肺炎、痢疾、贫血及癌肿等都可能引起脱发。另外，用脑过度，营养不良、内分泌失调等也可能引起脱发。在临床上分为脂溢性脱发、先天性脱发、症状性脱发、斑秃等。中医认为脱发多由肾虚、血虚，不能上荣于毛发；或血热风燥、湿热上蒸所致。

1 辣椒酊

【原料】尖辣椒50～60克（干品），60度白酒500毫升。

【制作及用法】将尖辣椒洗净，切碎，晾干，浸入白酒内，密封贮存，5～7日后滤取酒液，即成辣椒酊。取辣椒酊频频外搽秃发部位，每日3～5次。

【功效】促进毛发再生。用于秃发，症见头发稀疏渐落，枯燥无泽，细软发黄，脱发区多在额顶及额部两侧，严重者可致头发大部脱落或全部脱落。

2 龙眼木耳汤

【原料】龙眼干5枚，黑木耳15克，冰糖适量。

【制作及用法】按常法煮汤服食。每日1剂。

【功效】补心健脾，养血活血。用于血虚脱发。

3 甜瓜外用方

【原料】甜瓜瓤100克，生姜30克。

【制作及用法】将上2味洗净，捣烂如泥，外敷患处。每日1～2次，连用15日。

【功效】清热利湿。用于脂溢性脱发。

4 柚子核外用方

【原料】柚子核25克。

【制作及用法】将柚核用开水浸泡约1昼夜。用柚核及核液涂拭患处，每日2或3次。

【功效】用治头发枯黄、脱发及斑秃。

5 透骨草外用方

【原料】透骨草45克。

【制作及用法】每天1剂，水煎，先熏后洗头，熏、洗各20分钟，洗后勿用水冲洗头发。连用4～12天。

【功效】祛风除湿，活血祛瘀。治脂溢性脱发。

6 何首乌粥

【原料】何首乌30～60克，粳米100克，红枣5枚。

【制作及用法】用何首乌在砂锅里煎取浓汁去渣，放入粳米、红枣，文火煮粥，将成粥时加入红糖或冰糖，再沸片刻即可，每日服用1～2次。

【功效】治脱发。

7 侧柏叶外用方

【原料】侧柏叶若干。

【制作及用法】将柏叶阴干研细，以春油浸之。每日早晨蘸着药液刷头，头发长出后，用猪胆汁入汤洗头。

【功效】用治脱发，尤适用于治疗妇女脱发。

8 二花樟脑酒

【原料】芝麻花60克，鸡冠花60克，樟脑1.5克，白酒500毫升。

【制作及用法】将芝麻花和鸡冠花撕碎，然后浸入酒中，密封。经15日后过滤取液，将樟脑入药酒中，使之溶解，即可，备用。以棉签蘸药滔涂搽脱发处，每日3～4次。

【功效】用治脱发。

第三十七节

中暑

中暑是指在气候炎热时常会发生的一种急性疾病，该病的主要表现是面色苍白、发热、皮肤灼热或湿冷、烦躁、脉数，重者昏迷、痉挛等。

根据患者的不同表现，中暑可分为四种类型：中暑高热、中暑衰竭、中暑痉挛、日射病。而根据我国《职业性中暑诊断标准》，则将中暑分为先兆中暑、轻症中暑和重症中暑三级。其中，先兆中暑是患者出现头昏、头痛、口渴、多汗、全身疲乏、心悸、注意力不集中、动作不协调等症状，体温正常或略有升高；轻症中暑除有先兆中暑的症状外，患者还出现面色潮红、大量出汗、脉搏快速等表现，体温升高至 38.5℃以上；重症中暑指除上述症状外，还伴有昏厥、昏迷、痉挛，或一日内不能恢复者。

1 四色粥

【原料】绿豆、赤小豆、麦片、黑芝麻各等份，白糖（或冰糖）适量。

【制作及用法】将上述材料加水共煮粥，等到粥成时，加入适量白糖或冰糖调味即成。空腹温服。

【功效】中暑。症见头晕、口渴。

2 荷叶粥

【原料】新鲜荷叶 1 张，粳米 100 克，冰糖适量。

【制作及用法】取粳米煮粥，待粥熟后加适量冰糖搅匀，趁热将荷叶撕碎覆盖粥面上，待呈淡绿色取出荷叶即

可食用。可作夏季清凉解暑饮料，或作点心供早、晚餐温热食用，也可凉饮。

【功效】清暑利湿、升发清阳、止血、降血压、降血脂。适用于中暑、高血压、高脂血症、肥胖病以及夏天受暑热致头昏脑胀、胸闷烦渴、小便短赤等。

3 绿豆粥

【原料】绿豆 50 克，粳米 100 克。

【制作及用法】先将绿豆洗净，后以温水浸泡 2 小时，然后与粳米同入砂锅内，加水 1000 毫升，煮至豆烂米开汤稠。每日 2～3 次顿服，夏季可当冷饮频食之。

【功致】清热解毒、解暑止渴、消肿降脂。适用于中暑、暑热烦渴、疮毒疔肿、食物中毒等，还可预防动脉硬化。脾胃虚寒腹泻者不宜食用。

4　竹沥粥

【原料】竹沥 100～150 克，粳米 50 克。

【制作及用法】用粳米煮粥，待粥将熟时，兑入竹沥汁，稍煮 1～2 沸即可。供早、晚餐或上下午点心服食。脾虚便溏及寒痰咳喘者忌用。

【功致】清热、化痰、开窍。适宜于中暑、高热烦渴、喉间痰鸣、肺热咳嗽、气喘胸闷，以及老年肺炎和慢性支气管炎咳吐脓痰等。

5　银花蚕豆汁

【原料】金银花 10 克，土茯苓 20 克，生蚕豆 30 克。

【制作及用法】加水煎煮，以蚕豆煮熟为度。饮汁食豆。

【功致】清热解毒。用治中暑，尤宜于暑天好生痱子、疮者。

6　三叶半夏饮

【原料】藿香叶、香薷叶各 10 克，薄荷叶 5 克，苍术 10 克，姜半夏 10 克，白芷 10 克。

【制作及用法】将各药混合后，加适量水煎汤。每日 1 剂，分早、中、晚3 次服。

【功致】清热解暑，健脾醒脑。用于预防中暑。

7　绿豆汤

【原料】绿豆 50 克。

【制作及用法】加水适量，慢火煮至绿豆熟烂。经常食用。

【功致】解毒消暑。用治中暑。

8　西瓜陈醋饮

【原料】西瓜汁 100 毫升，陈醋 10 毫升。

【制作及用法】将上述材料混合后，加水适量，常法煎煮。日常服用。

【功致】适用于中暑。

9　三叶煎

【原料】藿香叶、香薷叶、薄荷叶各 10 克。

【制作及用法】加水至淹没药物为度，煎开即可。注意煎时要加盖。日常饮用。

【功致】消暑清神，健脾醒脑。对已中暑者尤为适用。

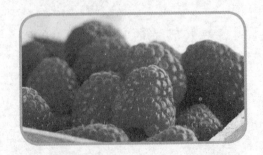

第二章

五官皮肤小偏方，
健康容颜好模样

◎ 结膜炎 ◎ 麦粒肿 ◎ 沙眼 ◎ 角膜炎 ◎ 白内障
◎ 青光眼 ◎ 耳鸣 ◎ 耳聋 ◎ 酒糟鼻 ◎ 鼻炎 ◎ 鼻出血
◎ 咽炎 ◎ 扁桃体炎 ◎ 口腔溃疡 ◎ 牙周炎 ◎ 牙痛
◎ 牙龈炎 ◎ 皮肤瘙痒 ◎ 荨麻疹 ◎ 白癜风 ◎ 牛皮癣
◎ 黄褐斑 ◎ 雀斑 ◎ 带状疱疹 ◎ 痤疮 ◎ 疣 ◎ 脚气

Folk prescription

第一节

结膜炎

　　结膜炎是指眼睛的结膜感染上病毒或细菌而发炎，是一种传染性很强的疾病。幼儿经常用手擦眼睛，细菌感染便会引发本病，此外，亦可能因各种病毒感染，造成流行性结膜炎。夏天，游泳池往往是此类病毒的温床。患流行性结膜炎时，一般需 1～2 星期才可痊愈。

　　本病一般无剧烈疼痛，仅有异物感、烧灼感，还可能有不同程度的畏光流泪。中医称之为"暴风客热""天行赤眼"等，认为多因风热毒邪侵犯白睛所致。治以疏解外邪，清热解毒为主。

1　桑叶猪肝汤

【原料】猪肝 100 克，桑叶 15 克。

【制作及用法】猪肝切成片状，与桑叶加清水适量煲汤，用食盐少许调味即成。佐餐食，吃猪肝，饮汤。

【功效】疏风清热、养肝明目。适用于眼结膜炎。

2　决明菊花粥

【原料】决明子、白菊花、白糖各 15克，粳米 100 克。

【制作及用法】将决明子炒出香味，凉后与白菊花同煎，去渣取汁，澄清沉淀。淘洗净的粳米与药汁同入锅，加适量清水煮成粥，食时加入白糖。

每日 1 次，7 日为 1 个疗程。

【功效】清肝明目、润肠通便。适用于结膜炎所致的目赤肿痛、视物模糊以及高血压病、高血脂症等。

3　苦瓜末

【原料】苦瓜 1 个，灯心草适量。

【制作及用法】苦瓜剖开去瓤，晒干，焙干研末，灯心草煎汤。每次取苦瓜末 5 克，灯心草汤送服，每日 2 次。

【功效】适用于风热型急性结膜炎。

4　合欢花蒸猪肝

【原料】合欢花 15 克，猪肝 150 克，盐少许。

【制作及用法】将合欢花用水浸泡半日；再把猪肝切片，与合欢花同放入碗内，加盐，盖上盖，隔水蒸熟。吃猪肝，饮汤。

【功效】消风明目、舒郁理气、养肝安神。适用于眼结膜炎、失眠。

5 枸杞车前桑叶汤

【原料】鲜枸杞苗30克，鲜车前草30克，鲜桑叶60克。

【制作及用法】将枸杞苗、车前草、桑叶洗净。将其放入锅中，加水煎汤服用。

【功效】清热解毒、利水明目。治疗热毒壅盛之急性结膜炎。

6 荸荠汁

【原料】鲜荸荠适量，食盐少许。

【制作及用法】将荸荠洗净，去皮捣烂，绞取其汁，加入食盐润匀，涂洗眼部。每日2～3次。

【功效】清热解毒，消肿。适用于热毒型急性结膜炎。

7 菠菜菊花茶

【原料】菠菜250克，野菊花10克。

【制作及用法】将菠菜洗净切碎，与野菊花一同水煎取汁备用。代茶饮用，每日1剂。

【功效】疏风清热，凉血消肿。适用于风热型急性结膜炎。

8 双花茶

【原料】金银花10克，密蒙花5克。

【制作及用法】将2味药放入杯中，用沸水冲泡。代茶饮用，每日1剂。

【功效】清热解毒，消炎明目。适用于热毒型急性结膜炎。

9 马兰头汤

【原料】鲜马兰头（又名田边菊、鸡儿肠）60～120克或干品30～60克。

【制作及用法】水煎服。每日1剂。

【功效】清热止血，抗菌消炎。适用于风热型急性结膜炎。风热型急性结膜炎表现为初起眼红，痛痒交替，流泪作痛，怕热羞明等。

10 一味蛋白方

【原料】鸡蛋1个。

【制作及用法】鸡蛋煮熟去壳，蛋黄不用。趁热将蛋白罨于洗干净的患眼眼皮上，以纱布固定，次晨打开弃除蛋白。连用3天。

【功效】清热消炎。适用于结膜炎。

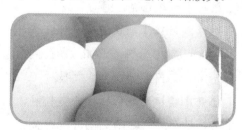

第二节

麦粒肿

　　麦粒肿又称睑腺炎，是指眼睑生小疖肿，形似麦粒，易于溃脓的一种眼病。因发病部位不同，又分内麦粒肿和外麦粒肿两种，内麦粒肿是睑板腺的发炎，外麦粒肿是睫毛毛囊或其附近皮脂腺的发炎。本病多由葡萄球菌感染所致。患者以青少年较多见。体质虚弱，或有近视、远视及不良卫生习惯者最易发病。中医学称本病为"土疳"，俗称"针眼"。本病多因过食辛辣刺激性食物，脾胃蕴热，郁久化火，或外受风热火毒，热毒上攻睑胞，使气血壅滞而成。初起因气血壅滞而成红肿，久则热盛肉腐，化脓溃破，脓出则肿痛渐解。治疗本病，红肿期应清热解毒，活血化瘀，以促进消散；化脓期应解毒排脓，以促进生肌收口。

1　生地黄赤小豆

【原料】赤小豆6克，鲜生地黄15克，米醋6克，鸡蛋清1个。

【制作及用法】将前2味药捣烂，以米醋、鸡蛋清调和涂抹患处。

【功效】清热解毒，活血消肿。适用于后期麦粒肿。

2　黄芩薄荷汤

【原料】黄芩6克，薄荷3克。

【制作及用法】取黄芩加水400毫升用武火煎沸20分钟后，加入薄荷同煎10分钟，每日1剂，分2次服。

【功效】疏风清热。适用于麦粒肿，属风热外袭型。眼睑局部红肿痒痛，有小硬结，触之疼痛。

3　醋调生地黄汁

【原料】鲜生地黄20克，醋适量。

【制作及用法】将鲜生地黄洗净捣汁，与等量醋调匀，备用。搽涂患处，每日3～4次。

【功效】凉血解毒，止痛。适用于麦粒肿，对红肿疼痛，并有明显睑肿者特别有效。

4　排脓贴

【原料】天花粉、天南星、生地黄、蒲公英各等份。

【制作及用法】各药焙干研细末，用

食醋和液体石蜡油调成膏状，经高压消毒后备用。治疗时根据麦粒肿的大小，取适量膏药涂在纱布上敷贴患处，每日换药 1 次。

【功效】用治麦粒肿。

5 蛇蜕浸醋

【原料】蛇蜕、醋各适量。

【制作及用法】将蛇蜕浸入醋中，随即捞出，备用。贴于外眼睑患部，1 日 2 ～ 3 次。

【功效】清热解毒，消肿止痛，适用于治疗麦粒肿。

6 蒲公英汤

【原料】取鲜蒲公英 60 克（干者 30 克）。

【制作及用法】水煎，头煎内服，2 煎洗眼。1 日 2 次。

【功效】治疗麦粒肿。

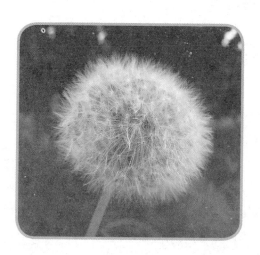

7 南星地黄膏

【原料】生南星、生地黄各等份。

【制作及用法】将上述材料共捣成膏，贴患侧太阳穴。1 日 3 ～ 4 次。

【功效】用于治疗麦粒肿。

8 草决明汤

【原料】草决明 30 克。

【制作及用法】加水 1000 毫升，煎至 400 毫升，1 次服下。1 日 1 剂，小儿酌减。

【功效】散风清热，泻火通便。用治麦粒肿。

9 石榴叶绿豆汤

【原料】石榴叶 10 克，绿豆 30 克，白糖适量。

【制作及用法】水煎服。每日 2 剂，连服 5 ～ 7 日。

【功效】清热解毒，利湿消肿。用于麦粒肿。本病多见于青少年，易反复发作，初起眼睑发红，微痒，逐渐呈麦粒大小脓肿，日久可化脓，肿块变软，局部红肿明显。

10 退赤消肿方

【原料】金银花、野菊花各 15 克，生甘草 6 克。

【制作及用法】将上述药物置于约

250毫升容器中，开水冲泡，立即熏蒸患眼局部10～15分钟后，当茶饮服，每日3次，1次1剂，儿童剂量酌减。治疗期间禁食烟酒、辛辣之品。

【功效】退赤消肿，清热解毒。主治麦粒肿。

11　清热散

【原料】全蝎3克，大黄1.5克，双花9克，甘草1克。

【制作及用法】共研为细末，每次服1克，早、晚各服1次，白开水送下。

【功效】清热解毒。适用于麦粒肿。

12　桑叶蝉蜕

【原料】桑叶18克，蝉蜕9克。

【制作及用法】煎水敷洗患眼，每日2次。

【功效】清热解毒，明目退翳。适用于早期麦粒肿。

第三节

沙眼

　　沙眼是由沙眼衣原体感染所引起的一种慢性传染性眼病。临床主要表现为：眼睑结膜粗糙不平，形似沙粒，有发痒、流泪、怕光、疼痛、分泌物多、异物感等症状，后期可并发他病而影响视力，甚至失明。中医称本病为"椒疮"，基本病机为风湿热邪侵及眼睑，导致睑结膜血络瘀滞。

1　黄丹乌青点眼膏

【原料】黄丹120克，诃子8个，乌贼骨6克，青盐30克，白沙蜜150克，黄连末60克。

【制作及用法】将蜜熬熟去白沫，先下黄丹，次下余药，用槐条不住顺搅，搅蜜呈紫色，再取黄连末60克，水3大碗，熬至数沸，膏成，用瓷器收之，澄清，备用。专洗沙眼、泪眼、点昏翳白膜。

【功效】用治沙眼、青光眼和白内障。

2　莴苣白汁

【原料】莴苣适量。

【制作及用法】取莴苣洗净折断，取白汁备用。用白汁点眼。

【功效】用治沙眼。

3 桑菊汤

【原料】霜桑叶、野菊花、白朴硝各6克。

【制作及用法】将上述材料加水适量，按常法煎汤，取1大碗，澄清，备用。分3次洗眼。

【功效】用治沙眼。

4 夜凤决明汤

【原料】夜明砂9克，凤凰壳6克，草决明、蝉蜕各9克，米醋适量。

【制作及用法】。以米醋将药煎服。每日2次，7日愈。

【功效】治一切新老沙眼痒甚者。

5 黄柏汤

【原料】黄柏30克。

【制作及用法】将上药加水500克，煮沸30分钟，过滤，取汤备用。1日滴眼3～4次，每次1～2滴。

【功效】用治沙眼。

6 蒲公英白汁

【原料】蒲公英适量。

【制作及用法】洗净。折茎取白汁。煮沸30分钟，过滤。每日滴眼3～4次，每次1～2滴。

【功效】用治沙眼。

7 冰片硼砂猪胆散

【原料】鲜猪胆1枚，冰片、硼砂各1.5克，黄连3克。

【制作及用法】将后3味共研细末，纳入猪胆内，阴干，再研极细粉末。装瓶，密封，勿使漏气。每用少许滴眼。每日2～3次。

【功效】用治沙眼。

8 花椒皮

【原料】花椒皮10克，花椒子5克，清油100毫升。

【制作及用法】上3味用烧瓶煮沸30分钟，过滤2次，备用。每日滴眼2～3次。

【功效】行瘀，除湿，解毒。适用于沙眼。

9 黄连西瓜霜

【原料】黄连、西瓜霜各5克，西月石0.2克。

【制作及用法】加水2杯，煮沸1小时后，过滤，取成药100毫升。每日洗眼3～4次。

【功效】用治沙眼。

10 夏枯草汤

【原料】夏枯草30克，生地黄、当归、

酒川军各9克,杭白芍、草决明各15克。

【制作及用法】水煎服,早、晚饭后各服1次。

【功致】清肝明目,活血养阴。适用于沙眼初期,眼涩目赤。

11　瓜元汤

【原料】西瓜霜30克,霜桑叶、元明粉各15克。

【制作及用法】用2碗清水煎,水过滤澄清即成。将制成药汁放入面盆中,

然后将头俯面盆上趁热先薰眼5～10分钟,趁温再洗3～5分钟。

【功致】祛风清热。主治沙眼。

12　浮水甘石

【原料】浮水甘石10克,胆矾4克,铜绿2克,绿豆粉(千里光水浸)6克,梅片0.5片。

【制作及用法】外用。

【功致】收湿止痒。用治沙眼,泪囊炎,睑缘炎。

第四节

角膜炎

角膜炎是指眼角膜因外伤、细菌及病毒侵入等原因而引起的炎症性病变,分溃疡性角膜炎(又名角膜溃疡)和非溃疡性角膜炎(即深层角膜炎)两类。临床表现为,患眼有异物感、刺痛甚至烧灼感,球结膜表面混合性充血,伴有怕光、流泪、视力障碍和分泌物增加等症状。

1　银花连翘药方

【原料】银花、连翘各12克,桑叶、菊花、荆芥、防风、赤芍各6克,甘草3克。

【制作及用法】各药混合后,加水适

量,按常法煎汁。每日1剂,2次分服。

【功致】用治角膜炎。

2　决明子粥

【原料】炒决明子12克,白菊花9克,

粳米50克，冰糖适量。

【制作及用法】先将决明子、白菊花加适量水，煎煮取汁，再加入粳米煮粥，粥成后加冰糖调匀即可。每日1剂，空腹服用。

【功效】清肝胆实火。用治角膜炎。

3 杞菊决明子茶

【原料】枸杞子、菊花、炒决明子各10克。

【制作及用法】将各药混合后，用沸水冲泡。代茶饮，每日1剂。

【功效】祛邪退翳，扶正明目。用治角膜炎。

4 使君子散

【原料】使君子、莲子、香附子、青皮各9克。

【制作及用法】水煎服，每日1剂。

【功效】清热泻火，行气活血。适用于黑睛生细小星翳。

5 止痛消赤散

【原料】生大黄、玄明粉各30克，生石决明20克，没药、血竭各10克。

【制作及用法】研极细面，混合后密封保存，每次1～3克，每日1～2次，口服。

【功效】清热凉血，泻火解毒，行瘀止痛。适用于各种红肿热痛之外眼病，

并可作急性角膜炎、急性虹膜睫状体炎方药应用。

6 青葙黄芩谷精煎

【原料】刺蒺藜、谷精草各9克，青葙子6克，桑叶、黄芩各5克，薄荷、甘草各3克，蝉蜕7只。

【制作及用法】各药混合后，加水适量，按常法煎汁。每日1剂，2次分服。

【功效】用治病毒性角膜炎。

7 柴胡连翘汤

【原料】夏枯草、大青叶各15克，黄芩、连翘、防风、茺蔚子、蔓荆子、柴胡各10克，车前子、赤芍各12克。

【制作及用法】各药混合后，加水适量，按常法煎汁。每日1剂，2次分服。

【功效】用治病毒性角膜炎。

8 黄连紫草水

【原料】黄连、紫草、密蒙花、薏仁各15克，秦皮、木贼、谷精草、秦艽各20克。

【制作及用法】水煎，每日1剂，分2次服用。同时用毛巾浸2次水煎药液敷眼，每次20～30分钟，每日3～4次。2周为1个疗程，间隔3日，再治疗第2个疗程。

【功效】清热解毒，退翳明目。主治细菌性角膜溃疡。

第五节

白内障

晶状体混浊称白内障。临床分为老年性白内障、先天性白内障、外伤性白内障、并发性白内障、药物及中毒性白内障等，其中以老年性白内障最为常见。老年性白内障为双眼病，两眼先后发病。患者自觉眼前有固定不动的黑点，呈渐进性、无痛性视力减退。视力障碍出现时间因混浊部位不同而异。可有单眼复视、多视和屈光改变等。随着晶体混浊程度的加重，视力逐渐丧失至眼前手动成光感。白内障目前尚无疗效肯定的药物，故以手术治疗为主。以往认为白内障成熟期为最佳手术时机，现在由于手术技术的进步，一般视力低于 0.5 影响患者工作及生活时即可手术。

1 豌豆乌梅菠菜汤

【原料】豌豆 20 克，乌梅 3 枚，菠菜根 15 克。

【制作及用法】将各药洗净混合后，加水适量，按常法煎服。每日 1 剂。

【功效】和中益气，养血生津。适用于可作为白内障的辅助治疗方法。

2 杞子萸肉粥

【原料】枸杞子、山萸肉各 15 克，芡实 30 克，粳米 100 克，白糖适量。

【制作及用法】山萸肉洗净去核，与枸杞子、芡实、粳米按常法煮粥。分早、晚服食，白糖调味。

【功效】滋补肝肾、益精明目。适用于肝肾亏损之白内障。

3 清蒸枸杞桂圆

【原料】枸杞子 30 克，龙眼肉 20 克。

【制作及用法】将上 2 味同放碗中，加水适量蒸熟。分 2～3 次服。

【功效】滋养肝肾、养血明目。适用于老年白内障。

4 枸杞黄酒

【原料】枸杞子 250 克，黄酒适量。

【制作及用法】将枸杞子浸于黄酒坛中，密封 2 个月即可饮用。饭后适量饮用，每日 2 次。

【功致】养肝明目、清热疏风。适用于肝虚所致的见风流泪、白内障等。

5 黄精珍珠母粥

【原料】黄精 15 克，珍珠母 15 克，菊花 5 克，粳米 100 克，红糖适量。

【制作及用法】先将前 3 味药加入适量水，按常法煎煮取汁，再入粳米中加水同煮为粥，待粥将熟时加入红糖调匀即可。每日 1 剂，连服 2 周。

【功致】用治白内障。

6 夜明砂粥

【原料】夜明砂 10 克，山药 30 克，菟丝子 10 克，粳米 60 克，红糖适量。

【制作及用法】将前 3 味药用布包好，加水 5 碗煎至 3 碗；取汁后加入粳米煮粥，熟时加入红糖调匀即可。每日 1 剂，早、晚各服 1 次，连服 2 周。

【功致】用治白内障。

7 杞叶猪肝粥

【原料】鲜枸杞叶250克，猪肝150克，粳米 100 克。

【制作及用法】按常法煮粥服食。每日 1 剂。

【功致】滋补肝肾，益精明目。适用于治疗白内障。

8 韭菜羊肝粥

【原料】韭菜 150 克，羊肝 200 克，粳米 100 克。

【制作及用法】将韭菜洗干净，切碎，羊肝切小块，与粳米同煮为粥即可。随意服食。

【功致】用治白内障。

9 山药莲子葡萄干粥

【原料】生山药片、莲子肉、葡萄干各 500 克，白糖少许。

【制作及用法】将三物同煮熬成粥，加糖食之，亦可将三物同蒸烂成泥，加糖食之。

【功致】适用于脾虚气弱证。用治老年性白内障。

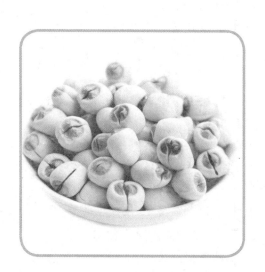

第六节

青光眼

青光眼是一种常见眼部疑难病症，因瞳孔多少带有青绿色，故有此名。青光眼发病迅速、危害性大，可随时导致失明。其特征就是眼内压间断或持续性升高的水平超过眼球所能耐受的程度而给眼球各部分组织和视功能带来损害，导致视神经萎缩、视野缩小、视力减退甚至失明。本病在急性发作期24～48小时即可导致患者完全失明。

青光眼属双眼性病变，可双眼同时发病，或一眼起病，继发双眼失明。该病包括原发性青光眼（闭角型、开角型）、继发性青光眼、混浊性青光眼和先天性青光眼四种类型。

1 黑豆黄菊汤

【原料】黑豆100粒，黄菊花5朵，皮硝18克。

【制作及用法】各药混合后，加水1大杯，煎至七成即可。带热熏洗，5日一换，常熏洗可复明。

【功效】用治青光眼、双目不明、瞳仁反背。

2 清热明目汤

【原料】红枣10枚，车前草10克，细辛1.5克，羚羊角粉0.5克。

【制作及用法】先煎红枣、车前草，然后下入细辛再煎，去渣取汁，送服羚羊角粉。每日1剂，连服5～6日。

【功效】用治急性充血性青光眼。

3 青葙生地黄粥

【原料】青葙子10克，生地黄15克，陈皮5克，粳米50克。

【制作及用法】先将前3味药水煎，去渣，取汁，再入粳米同煮为粥即可。每日1剂，连服7～10日。

【功效】用治肝肾两亏型青光眼。肝肾两亏型青光眼表现为病久眼胀，面色晄白，腰酸，倦怠，舌淡苔白，脉沉细无力。

4 萆薢汤

【原料】萆薢10克，水500毫升。

【制作及用法】浓煎为10毫升左右，过滤后装入眼瓶，滴眼。5分钟1次，30分钟左右瞳孔缩小，延长至30分钟滴眼1次，直至瞳孔恢复正常。

【功效】用治青光眼。

5 平肝明目汤

【原料】向日葵3～4朵。

【制作及用法】向日葵洗净后加水适量，煎汁。一半内服，另一半熏洗患眼。

【功效】用治肝阳上亢型青光眼。肝阳上亢型青光眼表现为头眩，面红，目胀，耳鸣，五心烦热，舌绛少苔。

6 黄连羊肝丸

【原料】白羊肝1具（竹刀切片），黄连30克，熟地黄60克。

【制作及用法】将黄连、熟地黄研末。将鲜羊肝切碎、蒸熟、干燥、研成末，同捣为丸，如梧子大。茶水送服50～70丸，每日服3次。

【功效】用治青光眼。

7 羊肝菊花粥

【原料】羊肝100克，白菊花10克，谷精草15克，粳米100克。

【制作及用法】羊肝洗干净切丝，白菊花、谷精草水煎取汁，与羊肝、粳米共煮为粥。每日1剂，早、晚服用。

【功效】用治肝肾两亏型青光眼。

8 决明生地黄粥

【原料】（生）石决明15克，生地黄15克，桑叶10克，黑芝麻10克（布包），粳米100克，白糖适量。

【制作及用法】前4味水煎取汁，粳米水煎为粥，将熟时加入药汁，白糖稍煮即可。每日1剂，早、晚服用，连服7～10日。

【功效】用治青光眼。

9 阿胶鸡蛋黄饮

【原料】阿胶6克，石决明25克，生地黄12克，鸡蛋黄2枚。

【制作及用法】将石决明、生地黄煎水，取汁，入阿胶溶化，再入鸡蛋黄，搅匀温服。分2次服完，每日1剂。

【功效】滋阴养血，柔肝熄风，平肝明目。适用于原发性青光眼。

10 桑杞五味茶

【原料】桑椹60克，枸杞子15克，五味子10克。

【制作及用法】将上3味分作3份。每次用1份，沸水冲泡，代茶饮。

【功效】补肝益肾。适用于原发性青光眼。

11 荠菜粳米粥

【原料】新鲜荠菜500克（或干荠菜

90 克），粳米 50～150 克。

【**制作及用法**】鲜荠菜洗净切碎，与粳米同煮粥。早、晚温热服食。

【**功效**】补虚健脾、明目止血。适用于青光眼。

12 槟榔汤治疗青光眼

【**原料**】槟榔 9～18 克。

【**制作及用法**】水煎服。服药后有腹痛、呕吐、恶心及轻泻等反应均属正常现象。若无轻泻应稍增加剂量。

【**功效**】下气破积，清热明目。用治青光眼。

13 菊明汤

【**原料**】木贼草 12 克，牡蛎、石决明各 15 克，菊花 30 克，夜明砂 10 克。

【**制作及用法**】先把药用水浸泡 30 分钟，再放火上煎 30 分钟，每剂煎 2 次，将 2 次煎药液混合，每日 1 剂，早、晚分服。

【**功效**】清肝明目，滋阴潜阳。适用于青光眼，高血压。症见头痛或眩晕，眼痛，视力障碍，目红，便秘，舌红，脉弦数等。

14 菊花羌活汤

【**原料**】羌活 15 克，菊花 10 克。

【**制作及用法**】水煎，每日 1 剂，分 2 次口服。

【**功效**】疏风明目。适用于青光眼。

15 菊明玫瑰花茶

【**原料**】菊花 10 克，决明子 15 克，玫瑰花 3 克。

【**制作及用法**】将上 3 味放保温杯内，沸水冲泡。代茶饮，每日 1 剂。

【**功效**】清肝明目、和胃止呕。适用于原发性青光眼。

16 水牛角菊花饮

【**原料**】水牛角 60 克，白菊花 30 克。

【**制作及用法**】将水牛角与白菊花水煎服。每日 2～3 次，日服 1 剂。

【**功效**】适用于青光眼。

17 鸡冠花玄参丝瓜饮

【**原料**】鸡冠花 30 克，玄参 15 克，丝瓜 1 条。

【**制作及用法**】将上 3 味洗净，水煎服。每日服 2 次，日服 1 剂。

【**功效**】适用于青光眼。

18 决明子绿豆汤

【**原料**】绿豆 120 克，决明子 30 克。

【**制作及用法**】水煎服。每日 1 剂，分 2 次服。

【**功效**】清肝明目。用治青光眼，双目红赤肿痛等。

第七节

耳鸣

耳鸣是听觉功能紊乱而产生的一种症状，为耳科疾病中的常见症状。患者自觉耳内或头部有声音，但其环境中并无相应的声源，而且越是安静，感觉鸣音越大。耳鸣音常为单一的声音，如蝉鸣声、汽笛声、蒸汽机声、嘶嘶声、铃声、振动声等，有时也可为较复杂的声音。可以是间歇性，也可能为持续性，响度不一。一些响度较高的持续性耳鸣常常令人寝食难安。引起耳鸣的原因较多，各种耳病均可发生耳鸣。如耵聍栓塞、咽鼓管阻塞、鼓室积液、耳硬化症；内耳疾病更易引起此症，如声损伤、美尼尔病。此外，高血压、低血压、贫血、白血病、神经官能症、耳毒性药物等均可引起耳鸣。中医学认为耳鸣多为暴怒、惊恐、胆肝风火上逆，以至少阳经气闭阻所致，或因外感风邪。壅渴清窍，或肾气虚弱，精气不能上达于耳而成，有的还耳内作痛。中医认为本症是由肾气虚弱，无精失固引起的。

1 三七花蒸酒酿

【原料】三七花 10 克，酒酿 50 克。

【制作及用法】将上述材料同装于碗中，隔水蒸熟。每日 1 剂连渣服，分 1～2 次服用，连服 7 日。

【功效】适用于耳鸣。

2 龙胆草泽泻汤

【原料】龙胆草 10 克，泽泻 15 克。

【制作及用法】水煎服，每日 2 次。

【功效】治耳鸣。

3 青豆煮鸡蛋

【原料】鸡蛋 2 个，青仁豆 60 克。

【制作及用法】将上述材料加水煮熟，即可。空腹服用，每日 1 剂。

【功效】用治耳鸣。

4 枸杞白果汤

【原料】白果 10 克，枸杞子 30 克。

【制作及用法】加适量水按常法煎汁。每日 1 剂，分 2～3 次食用。

【功效】用治耳鸣。

5 葵花籽壳汤

【原料】葵花籽壳 15 克。

【制作及用法】将葵花籽壳洗净后加适量水，按常法煎汤。口服，每日 2 次。

【功效】用治耳鸣。

6 海蜇马蹄茶

【原料】海蜇头、生马蹄（即荸荠）各 60 克。

【制作及用法】将海蜇头漂洗去咸味，再与马蹄同煮取汁。不拘时，代茶饮。

【功效】用治耳鸣。

7 桑叶菊花竹叶茶

【原料】嫩桑叶、白菊花各 5 克，苦竹叶 20 克。

【制作及用法】各药洗净混合后，用沸水冲泡，焖 2 分钟后即可。代茶饮。

【功效】用治耳鸣耳聋。

8 鸡蛋红糖

【原料】鸡蛋 2 个，红糖 60 克。

【制作及用法】将上述材料加水煮熟，空腹服用，每日 1 剂。

【功效】适用于耳鸣。

9 四味猪肉汤

【原料】山萸肉 9 克，补骨脂 9 克，知母 9 克，龟板 18 克，猪瘦肉 90 克。

【制作及用法】将各药用布包好，入水煮汤，去渣后加猪瘦肉煮熟，吃肉喝汤。每日 1 剂，连服 7～8 日。

【功效】用治耳鸣耳聋。

10 芹菜槐花

【原料】芹菜 100 克，槐花 20 克，车前子 20 克（包好）。

【制作及用法】各药加水煎汁。每日 1 剂，2 次分服。

【功效】用治耳鸣。

11 桑椹糖膏

【原料】桑椹末 200 克，白糖 500 克，菜油适量。

【制作及用法】把白糖放入铝锅中，加水适量，以文火煎熬至稠时，加入桑椹末，调匀，继续熬至用锅铲挑起呈丝状时，熄火；然后再把糖汁倒入涂有熟菜油的搪瓷盘内备用。切成小块食用。

【功效】用治耳鸣耳聋。

12 黑芝麻红茶水

【原料】黑芝麻 30 克，红茶 3 克。

【制作及用法】将黑芝麻炒香研末。红茶用沸水冲泡，取汁冲入黑芝麻末，代茶饮用。每日 2 剂。

【功效】养血补虚。用治耳鸣兼有大便干燥者。

13 夏枯草香附饮

【原料】夏枯草、火炭母各 30 克，香附 20 克，石菖蒲 15 克。

【制作及用法】水煎服，每日 2 次。

【功效】清肝，理气，化痰。适用于耳鸣如闻机器声，耳内有堵塞感，且伴有头昏沉重者。

14 白菊花二叶水

【原料】嫩桑叶、白菊花、苦竹叶各 20 克。

【制作及用法】将上 3 味放入茶壶中，用沸水冲泡，代茶饮用。每日 1 剂。

【功效】清火除烦，疏风清热，生津利咽。用治耳鸣、咽喉肿痛、目赤肿痛等。

15 猪皮方

【原料】猪皮、香葱各 60 ~ 90 克。

【制作及用法】洗净后同剁烂，稍加食盐，蒸熟后一次吃完。每日 1 剂，连吃 3 日。

【功效】用治耳鸣。

第八节

耳聋

耳聋也叫听力障碍，是指人们感受声音大小和辨别声音能力下降的一种表现，轻者在缩短距离或声音加大之后，尚可听清；重者则听不到任何声响。按发生的时间可分为先天性耳聋和后天性耳聋两类；按病变的性质可分为器质性耳聋和功能性耳聋两类；按病变发生的部位可分为导音性耳聋、感音性耳聋和混合性耳聋三类。引起耳聋原因很多，任何外耳道病变，如耵聍栓塞、外耳道闭锁等，使外耳道阻塞；中耳外伤，如颅底横形或纵形骨折，伤及中耳和听骨链；中耳炎症，如急性咽鼓管炎、化脓性中耳炎等；中耳肿瘤，如良性的颈静脉瘤、恶性肿瘤、耳硬化症，病变侵入镫骨底，以致镫骨固定等，均可引起耳聋。

1　磁石粥

【原料】磁石 30～60 克，粳米 100 克，生姜、大葱少许。

【制作及用法】将磁石捣碎，于砂锅内煎煮 1 小时，滤汁去渣，再入粳米（或加入猪腰）、生姜、大葱少许，同煮为粥。可供晚餐，温热服食。

【功效】养肾脏、强骨气。适用于老年肾虚、耳鸣耳聋、心悸失眠等症。

2　核桃益肾酒

【原料】核桃肉、核桃夹、磁石、石菖蒲各 30 克，黄酒 1500 毫升。

【制作及用法】将上药共制粗末，用纱布袋包好，浸入黄酒内，每日摇荡 1 次，15 日后即成。每次服 15～20 毫升，每日 2 次。

【功效】益肾补脑、通窍。适用于肾虚所致的耳聋耳鸣等。

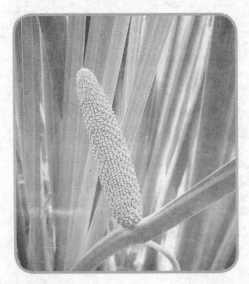

3　舒肝活血通窍粥

【原料】柴胡 10 克，香附 10 克，丹参 30 克，石菖蒲 10 克，粳米 60 克。

【制作及用法】将前 4 味洗净煎汤取汁，加入粳米煮粥，分 2 次温服。

【功效】舒肝、活血、通窍。适用于气滞血瘀之耳鸣耳聋。

4　葛根甘草汤

【原料】葛根 20 克，甘草 10 克。

【制作及用法】将葛根、甘草水煎 2 次，每次用水 300 毫升煎 30 分钟，2 次药液混合。每日 1 剂，2 次分服。

【功效】改善脑血流、增加内耳供血。适用于突发性耳聋。

5　巴豆耳敷

【原料】大蒜 1 瓣，巴豆 1 粒。

【制作及用法】以大蒜 1 瓣挖一小洞，以巴豆去皮，慢火泡之极热，入在蒜内，以新棉裹定，塞耳中。每日换药一次，连用 3～4 次。

【功效】用治耳鸣耳聋。

6　鲤鱼脑髓粥

【原料】鲤鱼脑髓 60 克，粳米 300 克。

【制作及用法】将上述材料加适量水煮粥，以五味调和，粥熟即成。空腹食用，每日 1 次，连服数次。

【功效】用治久治不愈的耳鸣耳聋。

7 胡桃油

【原料】胡桃油120克，黄柏9克，五倍子9克，薄荷油1克，冰片粉4.5克。

【制作及用法】将黄柏、五倍子切片，用胡桃油炸至焦黄，弃渣过滤，冷却后兑入冰片细粉，以薄荷油搅拌均匀，装入瓶中备用。治疗时用棉签蘸3%双氧水洗去耳脓液及痂皮，再以75%酒精棉球拭净患处，然后将油滴入耳内，每日3～5次。

【功效】用治耳鸣耳聋。

8 狗肉黑豆粥

【原料】狗肉250克，黑豆60克，粳米100克。

【制作及用法】黑豆浸泡半日，狗肉洗干净切小块，与粳米同煮为粥。随意服食。

【功效】用治耳鸣耳聋。

9 猪腰子粥

【原料】猪腰子1对，粳米30克，葱3段，调料适量。

【制作及用法】将猪腰子去筋膜及腰筋切成黄豆大的小丁，粳米用清水淘洗1次，葱切碎，同放锅内，加姜1片、花椒水和料酒各少许及清水，烧开后

改中火熬至粥烂即可。每日做早餐食，连服7～10周。

【功效】用治耳鸣耳聋。

10 磁石羊肾粥

【原料】磁石30克，羊肾1对，粳米100克，黄酒少许。

【制作及用法】将羊肾剖洗干净，去内脂，细切。先煎磁石，去渣，后入羊肾及米煮粥。临熟加入黄酒少许，调匀，稍煮即可。日常食用。

【功效】用治耳鸣耳聋。

11 菖蒲膏

【原料】菖蒲45克，当归45克（切焙），细辛45克（去苗叶），白芷45克，附子45克（炮制去皮脐）。

【制作及用法】各药处理后，以微火煎，候香，滤净去渣，倾入瓷盒中，待凝，备用。以绵裹如枣核大小的药丸，塞耳中。每日换药1次。

【功效】用治耳鸣耳聋。

12 鸡蛋泥鳅

【原料】泥鳅60克，鸡蛋1～2枚。

【制作及用法】将蛋打碎，盛于碗内，再放入泥鳅，加水适量，拌匀，蒸熟食之，饭后食。每日1次，至愈为度。

【功效】扶正通窍，复聪。主治耳聋。

第九节

酒糟鼻

酒糟鼻也称玫瑰痤疮，是一种好发生于鼻子及周围的慢性炎症性疾病，因鼻色紫红如酒糟而得名。该病多见于30～50岁的中年人，尤其以嗜酒者居多。本病的确切病因尚不明确，临床上可分三种类型：红斑型、丘疹型、鼻赘型。

1 轻粉杏仁散

【原料】轻粉6克，杏仁、硫磺各12克。

【制作及用法】先将轻粉研细，加杏仁同研，最后加硫磺研和。把手指洗净，蘸药磨擦患处。

【功效】解毒杀虫。用治酒糟鼻、粉刺（痤疮）。

2 百部酊

【原料】百部适量。

【制作及用法】将百部用水洗净，泡于95％酒精中，比例为1克百部用2毫升酒精，一般泡5～7天即可搽用。每日搽2～3次，1个月为1个疗程。

【功效】解毒杀虫。主治酒糟鼻。

3 黑豆红糖水

【原料】黑大豆250克，红糖适量。

【制作及用法】黑豆煲水，熟烂后根据口味加入红糖适量即可。

【功效】滋补肾阴，活血。适用于血瘀型酒糟鼻。

4 凌霄花栀子散

【原料】凌霄花、山栀子各100克。

【制作及用法】将2味药混合后研为细末，备用。每次服6克，每日2次，饭后以陈茶水送下。

【功效】清热泻火，凉血化瘀。适用于治疗酒糟鼻。

5 马齿苋薏苡仁银花粥

【原料】马齿苋、薏苡仁各30克，银花15克。

【制作及用法】先用3碗水煎银花至2碗时去渣，与马齿苋、薏苡仁混合煮粥，粥熟即成。每日食用1次，连续食用有良好疗效。

【功效】适用于酒糟鼻丘疹期。

6　茭白粥

【原料】新鲜茭白30～60克，粳米适量。

【制作及用法】将茭白洗干净水煎取汁，入粳米加水同煮为粥。每日1剂，连服10剂。

【功效】适用于治疗酒糟鼻。

7　山楂粥

【原料】干山楂30克，粳米60克。

【制作及用法】将二者洗净混合后，加水煮粥。日常食用，每日1次，连吃7日。

【功效】用治酒糟鼻，尤其适宜于患者的鼻赘期。

8　腌三皮

【原料】西瓜皮200克，冬瓜皮300克，黄瓜皮400克，盐、味精适量。

【制作及用法】西瓜皮刮去腊质外皮，洗净；冬瓜皮刮去绒毛外皮，洗净；黄瓜去瓜瓤，洗净；将以上3皮混合煮熟，待冷却后，切成条块，放置于容器中，用盐、味精适量，腌清12小时后即成。日常食用。

【功效】清热利肺。适用于治疗酒糟鼻。

9　山楂茵陈汤

【原料】山楂20克，茵陈30克，丹参、野菊花各15克，凌霄花、黄芩各10克。

【制作及用法】水煎服。每日1剂，2次分服。

【功效】清热解毒，破瘀消肿。适用于酒糟鼻。

10　核桃仁橘核散

【原料】核桃仁1个，橘核3克，白酒适量。

【制作及用法】将橘核炒黄，研为细末，核桃仁捣碎研末，用白酒调匀后敷于鼻上。每日1次。

【功效】养血，润燥。用于酒糟鼻。

11　石膏散

【原料】生石灰、生石膏各100克。

【制作及用法】将上药分别研细末过筛后，用乳钵研匀，装瓶备用。用时，先将鼻患部用清水洗净，视患处大小取药粉适量，加烧酒调成糊状，外敷患处。每日1次。3日为1个疗程。局部皮肤破溃者禁用。

【功效】清热利水。用于酒糟鼻。

第十节

鼻炎

鼻炎是鼻腔黏膜炎症，有急性和慢性两种。急性鼻炎是常见的鼻腔黏膜急性感染性炎症，往往为上呼吸道感染的一部分。临床主要表现为：鼻塞、流涕伴有嗅觉减退，闭塞性鼻音。中医称之为"伤风鼻塞"。基本病机为风寒或风热之邪入侵，上犯鼻窍，宣降失常，清窍不利。慢性鼻炎，以鼻塞、嗅觉失灵为特征。单纯性鼻炎，白天活动时鼻塞减轻，而夜间、静坐时鼻塞加重。侧卧时，居下侧之鼻腔阻塞，上侧鼻腔通气良好，当卧向另侧后，鼻塞又出现于另侧鼻腔。鼻涕呈黏液性，常伴头痛，头昏，嗅觉减退等。肥厚性鼻炎多为持续性鼻塞，鼻涕呈黏液性或黏液脓性，可出现耳鸣、听力减退、头痛、失眠、精神萎靡等。增强体质，注意冷热，加强劳动保护等是预防鼻炎的重要措施。

1 柴胡桃仁粥

【原料】柴胡 15 克，桃仁 10 克，地龙 10 克，粳米 100 克。

【制作及用法】先将前 3 味药加适量水煎煮取汁，再与粳米加水同煮为粥。每日 1 剂，早、晚服食。

【功效】用治鼻炎。

2 薏苡仁荷叶粥

【原料】薏苡仁 30 克，荷叶 1 张，淀粉少许，砂糖、桂花各适量。

【制作及用法】先煮薏苡仁，将成粥时盖上荷叶再煮，熟后放入淀粉少许，再加砂糖、桂花。作早点或夜宵食用，每日 1 剂，连用 1 周。

【功效】适用于脾胃湿热型鼻窦炎。

3 芫花酊

【原料】芫花根（干品）30 克，75% 酒精 100 毫升。

【制作及用法】将芫花根制成粗末，浸入酒精内，密封贮存，15 日后去渣即成。本品外用，用黄豆大小的干棉球，蘸芫花酊，拧干，外裹薄层医用脱脂棉，成一棉卷，塞入鼻腔内。棉卷之位置，以深塞为宜，过浅则达不到治疗的目的。对慢性鼻炎患者，可塞于中隔与下甲之间；对副鼻窦炎患者，则塞中鼻道较好。若觉刺激黏膜有灼热感后，5～10分钟取出，用温热生理盐水冲洗鼻腔。每日塞鼻1次，每次持续1～2小时后取出或自行脱出。连用5次为1个疗程。

【功效】消肿解毒、活血止痛。适用于鼻炎。

4　橘红酒

【原料】白酒500毫升，橘红30克。

【制作及用法】橘红浸入白酒中，封闭1个月。每晚睡前服20毫升。

【功效】行气活络通窍。用治气滞血瘀之慢性鼻炎。

5　苍耳桔梗桂枝茶

【原料】桔梗10克，桂枝7克，苍耳子10克，红茶20克。

【制作及用法】4味药共放锅内，加清水500毫升，用文火煎30分钟，过滤去渣，留取药汁300毫升。1日分2～3次服完，加温为宜。

【功效】清热除风。适用于鼻炎、副鼻窦炎等症。

6　辛夷百合粳米粥

【原料】辛夷适量，百合20克，粳米50克。

【制作及用法】将辛夷研为细末，百合和粳米同煮粥，食粥时调入辛夷末1～2食匙。每日服1次，连服1～2周。

【功效】适用于过敏性鼻炎。

7　黄芪橘皮荷叶汤

【原料】黄芪15克，橘皮15克，荷叶1张。

【制作及用法】先将黄芪、橘皮煎汤去滓，加入荷叶浸20分钟，取汤。代茶饮，每日1剂，连用15日。

【功效】适用于脾肺气虚型鼻窦炎。

8　黄芪冬瓜汤

【原料】黄芪30克，冬瓜适量。

【制作及用法】黄芪煎汤去滓，加入去皮、子后切成块的冬瓜，再熬成汤。喝汤，每日1剂，连用15日。

【功效】适用于脾肺气虚型鼻窦炎。

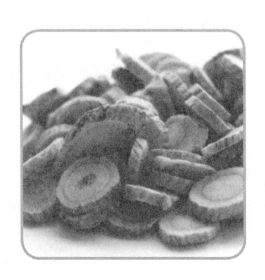

9　芝麻油

【原料】芝麻油适量。

【制作及用法】以麻油滴入每侧鼻腔3滴。每日3次。

【功效】清热润燥，消肿。用治各种鼻炎。

10　大蒜通鼻汁

【原料】大蒜1头。

【制作及用法】将大蒜捣烂取汁，加2倍开水稀释，备用。取药汁滴鼻。

【功效】用治急慢性鼻炎。

11　辛夷豆腐粥

【原料】辛夷花15克，豆腐2块，粳米100克。

【制作及用法】先将辛夷花水煎取汁，豆腐切小块加粳米并煮为粥。日常食用。

【功效】用治鼻炎。

12　小麦荷叶粥

【原料】新小麦50克，荷叶1张。

【制作及用法】小麦去皮淘净，加水如常法煮粥，将熟时把荷叶覆上再煮至熟。每日2剂，可常服。

【功效】适用于气虚型慢性鼻炎。

13　油煎苍耳子

【原料】苍耳子50克，麻油50克。

【制作及用法】将苍耳子轻轻捶破，放入小铝杯中，加入麻油50克，用文火煮沸，去苍耳子。待油冷后，装入干燥清洁的玻璃瓶内备用。用时取消毒小棉签蘸油少许，涂于鼻腔内，每日2～3次，2周为1个疗程。

【功效】用于治疗慢性鼻炎。

14　川芎猪脑

【原料】猪脑（或牛、羊脑）2副，川芎、白芷各10克，辛夷花15克。

【制作及用法】将猪脑剔去红筋，洗净，备用。将川芎等3味加清水2碗，煎至1碗。再将药汁倾炖盅内，加入猪脑，隔水炖熟。饮汤吃脑，常服有效。

【功效】通窍，补脑，祛风，止痛。用治慢性鼻炎之体质虚弱者。

15　鹅不食草白芷汤

【原料】鹅不食草30克，白芷2克，羌活15克，菊花12克，冰片5克。

【制作及用法】将各药均研粗末，倒入洗净的空葡萄糖瓶内，加开水，待瓶内放出蒸汽时，将患者鼻孔对准瓶口吸入蒸汽。每日2次，连用3～5天。

【功效】治急性鼻炎。

第十一节

鼻出血

鼻出血是一种症状。鼻腔的血管很丰富，当鼻外伤、挖鼻、用力擤鼻涕时，使鼻黏膜及鼻窦的血管扩张、充血，或黏膜糜烂引起出血，鼻黏膜干燥、鼻部肿瘤或异物等均可导致鼻出血，除此之外，某些全身性疾病也可引起鼻出血，如心脏病、高血压、动脉硬化、血小板减少性紫癜、再生障碍性贫血、血友病、白血病、维生素K缺乏、流感、麻疹、传染性肝炎、小儿高热、妇女月经不调、代偿性月经（"倒经"）等，均可引起鼻出血，严重者血出如涌、血色鲜红。本病中医称"鼻衄"。外感内伤的多种疾病均可引起，是由病邪损伤鼻中脉络而致。

1 猪皮红枣羹

【原料】猪皮500克，红枣250克，冰糖适量。

【制作及用法】猪皮去毛洗净，加水煮炖成稠黏的羹汤，再加红枣煮熟，入冰糖。每日3次，佐餐吃，每次150克，连用1周。

【功效】适用于阴虚火旺型鼻血。

2 藕节汤

【原料】藕节120克，蜂蜜20克，蜜枣10枚。

【制作及用法】将以上药物水煎煮，食枣饮汤。每日2次，连服数日。

【功效】凉血止血。适用于治疗气虚不能统血之鼻出血。

3 桑菊饮

【原料】桑叶、菊花、白茅根各15克，冰糖适量。

【制作及用法】以上各味水煎后加冰糖。代茶饮。

【功效】清热凉血。适用于治疗鼻出血伴鼻中有热蒸感或有发热感。

4 鲜藕萝卜荸荠汤

【原料】去节鲜藕、萝卜、荸荠各250克，白糖适量。

【制作及用法】均切成薄片，清水600毫升，大火烧开，小火炖至酥烂，下白糖调溶。分3～4次连渣服。

【功效】适用于治疗鼻出血。

5　葱汁酒

【原料】鲜葱汁、白酒各5毫升。

【制作及用法】将葱汁、白酒调匀，取少许滴入鼻中，可立愈。

【功效】止血。适用于鼻出血。

6　鲜荷叶汤

【原料】鲜荷叶3大张。

【制作及用法】取鲜荷叶洗净后绞汁。或鲜荷叶蒂7个，洗净后加水煎汁。口服。

【功效】凉血止血。用于治疗鼻出血。

7　大蒜足贴

【原料】生大蒜2～3瓣。

【制作及用法】取生大蒜洗净捣烂后摊于布上，大小如钱币。贴于足心，包扎固定，左鼻出血贴左足，右鼻出血贴右足，两鼻出血，两足俱贴之，至足底痛甚起泡即除去。

【功效】用治鼻出血。

8　生地黄三叶饮

【原料】鲜生地黄、鲜艾叶、鲜荷叶、鲜侧柏叶各9克。

【制作及用法】各药洗净后加水适量，按常法煎汁。口服。

【功效】清热凉血，止血。治疗鼻出血。

9　空心菜蜂糖汁

【原料】鲜空心菜300克，红糖、蜂蜜适量。

【制作及用法】洗净切碎，与红糖共捣烂挤汁，备用。调入蜂蜜后口服。

【功效】适用于鼻出血不止，血尿。

10　雪梨藕节粥

【原料】雪梨2个，藕节15克，瘦猪肉100克，粳米100克。

【制作及用法】将雪梨洗干净，切片，与藕节、猪肉（切小块）、粳米同煮为粥，至肉烂、粥熟为止。每日随意服食。

【功效】用治鼻出血。

11　白萝卜贴

【原料】白萝卜适量。

【制作及用法】将白萝卜洗净切块后捣烂，备用。凉水调贴囟门、鼻梁2处。或加贴脑后枕骨下。

【功效】用于治疗小儿鼻出血。

12　鲜韭菜根煎

【原料】鲜韭菜根30克（干品15克），红糖10克。

【制作及用法】韭菜根去尽泥土后（切勿洗、泡）加水250毫升，煎至100毫升，加红糖即可。分2次服。

【功效】适用于鼻出血。

第十二节

咽炎

咽炎有急性和慢性之分。急性咽炎是发于咽部的急性炎症。本病常为呼吸道感染的一部分，多由急性鼻炎向下蔓延所致，也有开始即发生于咽者，临床主要表现为：咽部红、肿、热、痛，吞咽困难，可伴有全身症状。中医称本病为"急喉痹"或"风热喉痹"，基本病机为风热毒邪侵袭，内犯肺胃，外邪引动肺胃火热上蒸咽喉。慢性咽炎是咽部黏膜的一种慢性炎症，多因屡发急性咽炎治疗不彻底，而转变为慢性；其次是烟酒过度，嗜食刺激性食物，常接触污浊空气、鼻塞而需张口呼吸等，均可诱发本病。主要为咽部不适感，如灼热感、痒感、干燥感或异物感，咽部常有黏性分泌物，不易咳出，早晨刷牙时常引起反射性恶心呕吐。中医称本病为"慢喉痹"或"虚火喉痹"，基本病机为肺肾阴虚，虚火上炎，灼伤咽喉。

1 蜜糖银花粥

【原料】金银花、蜂蜜各 50 克，粳米 100 克。

【制作及用法】将金银花洗净，加水约两碗，放在文火上煎煮，剩一碗水时去渣取汁。粳米淘净煮粥，煮至半熟时倒入金银花汁，同煮成稀粥，待粥晾至温热时倒入蜂蜜搅匀。早、晚餐温热服。

【功效】清热解毒。适用于咽喉炎。

2 木蝴蝶粥

【原料】木蝴蝶 30 克，薄荷 6 克，

糯米 50 克，冰糖适量。

【制作及用法】先煎木蝴蝶，后下薄荷，煎取药汁，去渣。糯米煮成稀粥，将熟时加入上述药汁及冰糖，再煮 1～2 沸即成。随意服食。

【功效】清咽润燥。适用于咽喉炎所致咽痛、声音嘶哑。

3 丝瓜甘蔗汁粥

【原料】生丝瓜汁、甘蔗汁各 100 毫升，粳米 50～100 克。

【制作及用法】用生丝瓜、新鲜甘蔗汁兑水适量。同粳米煮粥。丝瓜甘蔗汁粥煮制时不宜稠厚，以稀薄为好。

每日2次，或随意食用。

【**功致**】清热生津，消肿止痛。适用于咽喉炎、扁桃体炎所致的咽干肿痛、声音嘶哑、大便干结。

4 西瓜皮菊花汤

【**原料**】西瓜皮60克，白菊花20克，冰糖20克。

【**制作及用法**】各药混合后加水适量，按常法煎汤。每日1剂，2次分服。

【**功致**】用治咽喉炎。

5 大海冰糖茶

【**原料**】胖大海4个，冰糖适量。

【**制作及用法**】将胖大海放于大茶杯中，加入冰糖，冲入沸水250毫升，盖好，温浸30分钟。当茶饮。

【**功致**】开肺气，清肺热，利咽喉。适用于咽喉干燥疼痛、牙龈肿痛、大便秘结。

6 百合生地黄粥

【**原料**】生地黄30克，百合、粳米各50克，白糖适量。

【**制作及用法**】先将生地黄加水800毫升，煎30分钟，去渣留汁于锅中，再将百合、粳米放入慢熬至粥成，下白糖，调匀。分1～2次空腹服。

【**功致**】适用于胃肺伤阴，咽喉微痛，咳声嘶哑的慢性咽喉炎。

7 柿霜乌梅散

【**原料**】柿霜3克，乌梅炭3克，硼砂0.3克，大青盐少许。

【**制作及用法**】将上述材料共为细末，含化之。可常服。

【**功致**】用治慢性咽炎。

8 鲜姜胡萝卜汁

【**原料**】胡萝卜200克，鲜生姜100克。

【**制作及用法**】将上述2味捣烂绞汁。不计用量，频频含咽。

【**功致**】适用于急性咽炎、失音、喉痛。

9 丝瓜花五味子汤

【**原料**】丝瓜花3克，五味子3克。

【**制作及用法**】各药混合后，加水适量，按常法煎汁。每日2次。

【**功致**】用治咽喉炎。

10 西瓜白霜

【**原料**】大西瓜1个，朴硝适量。

【**制作及用法**】在西瓜蒂上切一小孔，挖去瓤子，装满朴硝，仍以蒂部盖上，用绳缚定，悬挂于通风处，待西瓜皮上析出白霜，用鹅毛扫下，贮于瓶中备用。用时以笔管将白霜吹于喉部。

【**功致**】清热，消肿。用治咽喉炎。

11 荸荠汁

【原料】鲜荸荠适量。

【制作及用法】将荸荠洗净，去皮切碎，用洁净纱布绞取汁液，备用。不定量冷饮。

【功效】清热解毒，生津止渴。治疗慢性咽炎。

12 丝瓜汁

【原料】生丝瓜250克。

【制作及用法】生丝瓜切碎，挤汁，备用。每日1剂，分2～3次服完。

【功效】用于治疗慢性咽炎。

13 水发海带

【原料】水发海带500克，白糖250克。

【制作及用法】将海带漂洗干净，切丝，放锅内加水适量煮熟，捞出，放在小盆里，拌入白糖腌渍1天后即可食用，每日2次，每次50克。

【功效】软坚散结。用治慢性咽炎。

14 蒲公英板蓝根煎

【原料】蒲公英50克，板蓝根30克。

【制作及用法】水煎，每日1剂，分2次口服。

【功效】清热解毒。治疗咽喉炎。

15 橄榄酸梅汤

【原料】鲜橄榄（去核）60克，酸梅10克，白糖适量。

【制作及用法】将橄榄、酸梅洗净捣碎，一同放入砂锅内，水煎去渣，加入白糖调服。每日2剂。

【功效】清热解毒，生津止渴。用治急性扁桃体炎、急性咽炎、酒精中毒、烦渴等。

16 清热利咽茶

【原料】胖大海2只，银花、生甘草各1.5克，玄参3克。

【制作及用法】每日1包，水煎，代茶。

【功效】清热利咽。用治急慢性咽炎，症见咽痛咽痒。

第十三节

扁桃体炎

扁桃体炎为腭扁桃体的非特异性炎症，有急、慢性之分。急性扁桃体炎多见于10～30岁的青年人，好发于春秋季节，通常与急性咽炎同时发生，主要由细菌感染而引起，常见致病菌为溶血性链球菌、葡萄球菌和肺炎双球菌。细菌通过空气飞沫、食物或直接接触而传染。慢性扁桃体炎多由扁桃体炎的急性反复发作或隐窝引流不畅，细菌在隐窝内繁殖而导致，也可继发于某些急性传染病，如猩红热、麻疹、白喉等。

扁桃体炎在中医上称为"乳蛾""喉蛾"，中医认为外感风热毒邪是本病发生的主要原因。本病急性者多为风火热毒之证，慢性者多属阴亏燥热之候。治疗当以清火、滋阴、润燥为基本法则。

1 百合炖香蕉

【原料】百合15克，去皮香蕉2个，冰糖适量。

【制作及用法】上3味加水，同炖，服食之。

【功效】养阴清肺、生津润燥。适用于肺阴亏虚型扁桃体炎。

2 青果萝卜汤

【原料】白萝卜250克，青果5克，金银花20克。

【制作及用法】将白萝卜洗净切成薄片，青果打碎后与金银花同装入纱布

袋中。铁锅内加清水适量，投入萝卜和纱布包，加食盐少许，煮至萝卜软烂。饮汤。

【功效】散风清热、消肿止痛。适用于扁桃体炎。

3 双叶公英粥

【原料】茶叶、苏叶各3～6克，蒲公英、金银花各30克，粳米50～100克。

【制作及用法】先煎蒲公英、金银花、茶叶、苏叶，去渣取汁，再入粳米煮作粥。每日2次服食。

【功效】清热解毒，宣肺利咽。适用

于扁桃体炎、急性咽喉炎、上呼吸道感染所致的咽喉肿痛、声音嘶哑。

4 蒲公英粥

【原料】蒲公英20克（鲜品30克），粳米100克。

【制作及用法】蒲公英洗净，切碎，煎汁去渣。粳米淘洗干净，加药汁，再加清水适量，同煮为粥。每日分3次，稍温食用。3日为1个疗程。

【功效】清热解毒、消肿散结。用于急性扁桃体炎、呼吸道感染等病症的辅助治疗。

5 竹叶菜汤

【原料】竹叶菜（又名鸭跖草）60～90克。

【制作及用法】竹叶菜加水适量，按常法煎汤。或取竹叶菜捣烂绞汁亦可。每日1剂，饮汤。或以温水冲服药汁，每日2～3次。

【功效】清热解毒，利水凉血。适用于扁桃体炎，咽喉炎，腮腺炎等。

6 生地黄山楂粥

【原料】生地黄25克，山楂25克，玄参25克，粳米100克。

【制作及用法】各药混合后加适量水，按常法煎汁，并将药汁与粳米同煮为粥。每日1剂，早、晚服用。

【功效】用治急慢性扁桃体炎。

7 梨汁蜂蜜饮

【原料】梨3个，蜂蜜50克。

【制作及用法】将梨洗净，去皮、核，捣烂取汁，兑入蜂蜜，加适量冷开水调匀，徐徐饮服。每日1剂，连服3～5日。

【功效】清热解毒，润肺利咽。适用于急性扁桃体炎。

8 生附子足心贴

【原料】生附子（或用吴茱萸亦可）、热醋适量。

【制作及用法】将生附子研末，热醋调成膏。趁热敷于两足心。

【功效】用治急慢性扁桃体炎。

9 苋菜汤

【原料】鲜刺苋菜30～60克，白糖或蜂蜜适量。

【制作及用法】将刺苋菜洗净切碎，加水煎汤，调入白糖或蜂蜜饮服。每日1～2剂。

【功效】清热解毒，消肿。适用于扁桃体炎，咽喉肿痛。

10 黄瓜霜

【原料】成熟大黄瓜1条，明矾适量。

【制作及用法】将黄瓜切开顶端，剜去瓜瓤及种子，填入明矾令满，仍以原盖盖上，用竹签钉牢，将瓜装入网线袋中，挂在阴凉通风处，数日后，瓜皮上不断冒出白霜，用洁净鹅毛扫下，装入瓶中备用。用时取黄瓜霜吹喉，每日数次，亦可以吞咽。

【功效】清热解毒，利水消炎。适用于扁桃体炎，咽喉炎肿痛。

11　桑叶菊花粥

【原料】桑叶15克，菊花15克，粳米100克。

【制作及用法】先将前2味水煎取汁，粳米洗干净，共煮为粥。每日1剂，早、晚服用。

【功效】用治急慢性扁桃体炎。

12　石榴子饮

【原料】鲜石榴2个。

【制作及用法】将石榴剥开取子，捣碎，以开水浸泡，晾凉后过滤。每日含漱数次。

【功效】消炎杀菌。用治口腔炎、扁桃体炎、喉痛或口舌生疮。

13　板蓝根桔梗汤

【原料】板蓝根45克，桔梗、山豆根各9克，生甘草6克。

【制作及用法】轻者每日1剂，水煎2次后取汁混合，分早、晚2次服。重者每日1.5剂，煎法同上，分3次服。

【功效】主治扁桃体炎。

14　桑菊茶

【原料】桑叶3～5克，菊花3～5克，薄荷叶2～3克。

【制作及用法】把干桑叶晒后搓揉碎。把桑叶碎片同菊花、新鲜薄荷叶一同放入茶杯内，用沸水浸泡5～10分钟即可。或把桑叶、菊花及薄荷叶适量一同放入搪瓷杯内，加水适量，煮沸后即可饮用。每日2～3次，当清凉饮料每天饮用1～2杯。连用3～5日。

【功效】清热解毒，消炎利咽。适用于小儿急性扁桃体炎、咽喉疼痛、小儿夏季风热感冒、发热、头痛、目赤、咳吐黄痰。

15　葱蛋方

【原料】青葱白4根，饴糖15克，鸭蛋1～2个。

【制作及用法】先将前2味用水2茶杯煎煮1～2沸，捞出葱白不用，余汤倾于碗中，加入鸭蛋去黄之蛋清，搅匀。分3次温服。

【功效】清热利咽。适用于急性扁桃体炎。

第十四节

口腔溃疡

　　口腔溃疡，又称为"口疮"，是发生在口腔黏膜上的浅表性溃疡，大小可从米粒至黄豆大、呈圆形或卵圆形，溃疡面为凹、周围充血，可因刺激性食物引发疼痛，一般一至两个星期可以自愈。口腔溃疡诱因可能是局部创伤、精神紧张、食物、药物、激素水平改变及维生素或微量元素缺乏。系统性疾病、遗传、免疫及微生物在口腔溃疡的发生、发展中可能起重要作用。口腔溃疡在很大程度上与个人身体素质有关，因此要想完全避免其发生可能性不大，但如果尽量避免诱发因素，仍可降低发生率。

1　可可粉蜜

【原料】可可粉、蜂蜜各适量。

【制作及用法】将可可粉用蜂蜜调成糊状即成。每次服4～5克，送入口中慢慢含咽，每日数次，连用3～4日。

【功效】适用于阴虚火旺型口腔溃疡。

2　竹叶芯茶

【原料】取竹叶卷芯30支，石斛5克。

【制作及用法】取竹叶卷芯、石斛热开水冲泡15分钟。代茶频饮，要天天饮服，坚持15日。平日不发溃疡时也可饮服。

【功效】养阴清热、生津利尿。适用于心胃火盛性口疮。

3　银花甘草茶

【原料】金银花10克，生甘草3克。

【制作及用法】将两药放入杯中，用沸水冲泡，代茶饮用。每日1剂。

【功效】清热解毒，润肺祛痰。适用于心火上炎型口腔溃疡。

4　莲心栀子茶

【原料】莲子心3克，栀子9克，连翘、甘草各6克。

【制作及用法】将各药放入杯中，用沸水浸泡，代茶饮用。每日1剂，连服3日。

【功效】清泻心火。适用于治疗口腔溃疡。

5 萝卜藕汁饮

【原料】生萝卜数个，鲜藕 500 克。

【制作及用法】两种原料均洗净捣烂绞汁。含漱后缓缓咽下，每日 4～5 次，每次 100 毫升，连用 3～4 日。

【功效】适用于心胃火盛型口腔溃疡。

6 萝卜鲜藕粥

【原料】生萝卜 50 克，鲜藕 50 克，粳米 100 克。

【制作及用法】萝卜洗干净，切小块，与藕、粳米加水同煮为粥即可。日常食用。

【功效】用于治疗复发性口腔溃疡。

7 雪梨萝卜汤

【原料】雪梨 250 克，萝卜 200 克，冰糖适量。

【制作及用法】将雪梨去皮核，洗净切片，萝卜洗净切片，同放于砂锅中，加清水 500 毫升，大火烧开后，加入冰糖，煮至酥烂，即成。分 2 次食梨和萝卜，喝汤。

【功效】治疗口腔溃疡，口腔炎。同时也适用于热病初期，口腔糜烂。

8 生地黄莲子心甘草汤

【原料】生地黄 9 克，莲子心 6 克，甘草 6 克。

【制作及用法】各药混合后加水适量，按常法煎煮取汁。每日 1 剂，连服数剂。

【功效】用治口腔炎、口腔溃疡。

9 玫瑰花散

【原料】玫瑰花适量。

【制作及用法】将玫瑰花研为细末，每次取少许吹入口腔溃疡面。每日 2～3 次。

【功效】理气活血。适用于治疗口腔溃疡。

10 石膏冰片口疮敷

【原料】生石膏 30 克，冰片 1.5 克。

【制作及用法】将石膏研细粉过细罗筛过，冰片研细末兑入，和匀、装瓶备用。治疗时取少许敷患处。

【功效】用治口腔炎、口腔溃疡。

11 霜茄子

【原料】霜后茄子若干。

【制作及用法】取霜后茄子晾干后研末，备用。抹于口腔溃疡处，1 日 3 次。

【功效】用于治疗口腔溃疡、口腔炎。

12 明矾巴豆膏

【原料】明矾 1 克，巴豆（去壳取净仁）1 克。

【制作及用法】各药混合后捣融如膏

状，制成 17 丸。每次取药 1 丸，放于圆形胶布中间，贴于印堂穴上，24 小时取掉，一般 2～3 天自愈。

【功效】解毒收敛、燥湿，用治疗口腔溃疡、口腔炎。

13　生地黄莲心汤

【原料】生地黄 9 克，莲子心、甘草各 6 克。

【制作及用法】各药加水适量，按常法煎煮取汁。每日 1 剂，连服 5～7 日。

【功效】滋阴泻火。适用于口腔溃疡。

14　柿霜糖

【原料】柿霜 100 克，白糖 250 克。

【制作及用法】将 2 味药放入锅内，拌匀，加水适量，文火熬至黏稠起丝时，即倒入涂有熟素油的瓷盘内，摊平，用刀划成小块，候冷，装瓶备用。每日适量食用。

【功效】清热，润燥。适用于治疗口

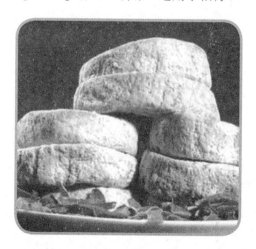

腔溃疡。

15　含蒜片

【原料】生大蒜 1 瓣。

【制作及用法】将 1 瓣生大蒜去皮后，切成 1～2 片。含于口中，若同时含服维生素 B_1 1～2 片则效果更佳。当大蒜片含到全无辣味时，则需嚼一下，以略觉有点辣味而又不感到难受为度。含大蒜片每天上、下午各 1 次，每次含 30 分钟至 1 小时。

【功效】扩张微血管，促进血液循环，促进唾液分泌，有益于消化。用治咽痛、牙痛以及口腔溃疡等症。

16　苹果汁

【原料】苹果 250 克，胡萝卜 200 克。

【制作及用法】洗净，绞汁，混合均匀，分 2～3 次服。

【功效】口腔溃疡，口腔炎。适用于热病初起，口舌生疮，口腔糜烂。

17　维生素 C 片

【原料】维生素 C 片适量。

【制作及用法】研成粉末，敷在口腔溃疡处，每天 2～3 次。如溃疡面较大，应使用刮匙清除溃疡面上的渗出物，再敷维生素 C 粉末。

【功效】消炎解毒。治疗口腔溃疡，一般 1～3 天可痊愈。

第十五节

牙周炎

牙周病是人类疾病中分布最广的疾患之一，其特点是牙周组织呈慢性破坏而自觉症状不明显，多为一般人所不注意，直到发生牙齿出血、溢脓、牙齿松动、移位或出现牙周脓肿，或者症状加剧时方来就医。若牙周病未经有效治疗，其牙齿丧失的数目常不是单个的，而是多数牙甚至全口牙同时受累。牙周病在成年之前很少发生，而在青壮年后发病迅速。随着年龄的增高，患病的人数增加，而且病情加重。因此牙周病的早防早治很重要。牙龈出血、口臭是它的早期症状，一旦发现应早做治疗。中医学称之为"牙齿动摇""牙齿松动""齿动"。

1 六神丸

【原料】中成药六神丸。

【制作及用法】中成药六神丸，每小瓶30粒。先将牙周袋用3％双氧水、生理盐水冲洗干净，然后根据牙周袋的深浅将六神丸0.5～2粒用镊子放入牙周袋内。每日2次，症状重者加口服六神丸8粒，每日3次。

【功效】用于治疗急性冠周炎。

2 鲫鱼五倍散

【原料】活鲫鱼1尾，五倍子、明矾各6克。

【制作及用法】大活鲫鱼去肠留鳞。五倍子、明矾研末，填入鱼腹。以黄泥封固烧存性，研为细末（或为丸），以黄酒送下。每次服3克，1日3次。

【功效】用治牙周病。

3 桃柳树皮

【原料】桃树皮4克，柳树皮4克，白酒适量。

【制作及用法】砂锅放入白酒，以文火煎煮桃柳树皮，趁热含酒液漱口。当酒液含在口中凉后即吐出，日漱数次。

【功效】清热止痛，祛风散肿。用治风火牙痛和牙周发炎。

4 黄花藕节生地黄煎

【原料】黄花菜60克，鲜藕节30克，

生地黄 15 克。

【制作及用法】各药混合后加水适量，按常法煎汁。每日 1 剂，连服 3～5 剂。

【功效】用治牙周炎。

5 刀豆壳

【原料】冰片 0.3 克，刀豆壳适量。

【制作及用法】将刀豆壳烧存性，研末，备用。取 3 克，加冰片 0.3 克，搽之。

【功效】用于治疗牙周炎，牙龈溃烂，流出臭水。

6 牙痛茶

【原料】大黄 15 克，生石膏 30 克（研碎）。

【制作及用法】各药用开水冲泡，每剂可冲泡 2～3 次。早、晚各服 1 次，每日 1 剂。

【功效】用治牙周炎。

7 芝麻秆煎

【原料】芝麻秆适量。

【制作及用法】将芝麻秆切碎熬水，漱口。每日数次，以不痛为度。

【功效】清热解毒。适用于牙周炎。

8 白酒鸡蛋方

【原料】白酒 100 毫升，鸡蛋 1 个。

【制作及用法】将白酒 100 毫升倒入瓷碗内，用火点燃后，立即将鸡蛋打入酒中，不搅动，不放任何调料，待火熄蛋熟，晾凉后 1 次服下，1 日 2 次。

【功效】清热止痛。主治牙周炎。

9 米醋方

【原料】米醋、凉开水各 50 毫升。

【制作及用法】将上 2 味调匀，频频含漱。

【功效】解毒杀虫，散瘀消肿。用于牙周炎。

10 金针生地黄汤

【原料】金针菜 60 克，生地黄 15 克，天冬 20 克。

【制作及用法】水煎服。每日 1 剂，连服 5～7 日。

【功效】清热消炎，滋阴润燥。适用于牙周炎。

11 乌贼骨粉

【原料】乌贼骨粉 50 克，槐花炭、地榆炭、儿茶各 5 克，薄荷脑 0.6 克。

【制作及用法】以上 5 味药兑匀，装瓷瓶备用，每用时取少许刷牙，每日 3 次。

【功效】治牙周病。

第十六节

牙痛

牙痛，是口腔科牙齿疾病最常见的症状之一，其表现为牙龈红肿、遇冷热刺激痛、面颊部肿胀等。牙痛大多由牙龈炎、牙周炎、蛀牙或折裂牙而导致牙髓（牙神经）感染所引起的。牙痛属于牙齿毛病的外在反应，有可能是龋齿、牙髓或犬齿周围的牙龈被感染，前白齿出现裂痕也会引起牙痛，有时候仅是菜屑卡在牙缝而引起不适。另外，牙痛也可能是由鼻窦炎引发。

1　白胡椒绿豆

【原料】白胡椒1粒，生绿豆7粒。

【制作及用法】同研成细末，用药棉裹塞患牙上；或用滚烫开水冲药末，待温后服下。每日1次。

【功效】用于治疗龋齿疼痛。

2　蜂房灰

【原料】露蜂房、酒精各适量。

【制作及用法】将蜂房放于酒精中点燃，待露蜂房烧成黑灰，备用。用棉签蘸蜂房灰涂于患牙处。

【功效】治疗龋齿疼痛及牙眼肿痛。

3　白菜根疙瘩汁

【原料】白菜根疙瘩1个。

【制作及用法】将菜疙瘩洗净，捣烂后用纱布挤汁。左牙痛滴汁入左耳，右牙痛滴汁入右耳。

【功效】清热，散风。用治风火牙痛。

4　鲜竹叶生姜

【原料】鲜竹叶300克，生姜120克，精盐适量。

【制作及用法】将竹叶熬成浓汁，生姜捣汁，同熬沥净，加入精盐适量再熬稠，置于有盖瓷器中，备用。外涂牙眼痛处。

【功效】治疗龋齿疼痛、热性牙痛，牙龈肿痛。

5　生地黄煮鸭蛋

【原料】生地黄50克，鸭蛋2个，

冰糖 5 克。

【制作及用法】用砂锅加入清水两碗浸泡生地黄 30 分钟，将鸭蛋洗净同生地黄共煮，蛋熟后剥去壳，再入生地黄汤内煮片刻，服用时加冰糖调味。吃蛋饮汤。

【功效】清热，生津，养血。用治风火牙痛、阴虚手心足心发热等。

6 花椒酒

【原料】花椒 3 ～ 5 克，白酒适量。

【制作及用法】将花椒放在酒杯中，加白酒 10 ～ 15 毫升，用火点燃，待酒呈深黄色后将火吹灭，用热酒在口中含漱片刻，即可缓解牙痛。牙痛时用。

【功效】用于治疗各种牙痛。

7 酒煮黑豆

【原料】黑豆、黄酒各适量。

【制作及用法】以黄酒煮黑豆至稍烂。取其药液漱口多次。

【功效】消肿止痛。用治热盛引起的牙痛、牙龈肿痛。

8 莱菔子核桃敷

【原料】莱菔子 30 克，核桃 2 个。

【制作及用法】各药捣烂成膏，收贮备用。敷于腮上患处。

【功效】用治虚火牙痛。

9 小苏打

【原料】小苏打（碳酸氢钠）适量。

【制作及用法】用纸筒将苏打粉吹入患牙侧鼻孔，然后轻轻揉压鼻腔，微有痛感。10 ～ 20 分钟见效，止痛效果可持续 6 个小时左右。注意：鼻孔若干燥，使其湿润，否则影响疗效。

【功效】用于治疗各种牙痛。

10 护齿茶

【原料】红茶。

【制作及用法】红茶 30 克，加水 500 ～ 1000 毫升，煎至 250 ～ 500 毫升，去渣取汁。先用红茶汁漱口，尔后饮服，不可中断，直至痊愈。每日 1 ～ 3 次，每次茶叶另换。

【功效】坚齿防腐、消炎止痛，用治全部及局部牙本质过敏。

11 老丝瓜散

【原料】经霜老丝瓜 1 个。

【制作及用法】经霜老丝瓜烧存性为末，备用。每次服 3 克，温开水送服。

【功效】凉血通络，解毒。用于治疗牙痛。

12 生石膏升麻汤

【原料】生石膏、玄参、升麻各 9 克，细辛 3 克。

【制作及用法】冷水煎20分钟，取头汁复用温水煎15分钟取2汁，两汁混合后备用。每日1剂。早、晚饭后各服1次。入夜痛甚者，细辛可加至4.5～5克。

【功效】用治各种牙痛。

13 含漱花椒醋

【原料】花椒15克，醋60毫升。

【制作及用法】将2味药共煎10分钟，去渣取汁。待温含漱。

【功效】活血止痛。适用于治疗牙痛。

14 丝瓜姜汤

【原料】丝瓜500克，鲜姜100克。

【制作及用法】将鲜丝瓜洗净，切段；鲜姜洗净，切片，两味加水共煎煮3小时。每日1剂，饮汤2次。

【功效】清热、消肿、止痛，用治牙龈肿痛、口干鼻涸、鼻膜出血（流鼻血）。

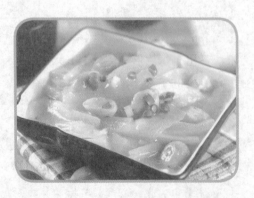

15 花椒粥

【原料】花椒5克，粳米50克。

【制作及用法】花椒水煎10分钟，取汁。取粳米以常法煮粥，粥将熟时加入花椒汁略煮即可。空腹趁热服用。

【功效】温通、散寒、止痛。适用于龋齿疼痛、怕冷恶风、牙痛累及半侧头痛者。

16 芫辛椒艾茶

【原料】芫花、细辛、川椒、蕲艾、小麦、细茶等份。

【制作及用法】上药加水250～500毫升，煎至150～300毫升。每日3～4次，温漱，至吐涎为止，即愈。

【功效】祛风、杀虫、止痛。适用于龋齿及虚火牙痛等。

17 地稔根煮鸡蛋

【原料】鲜地稔根30克，鸡蛋3～5只。

【制作及用法】将鲜地稔根洗净去粗皮，与鸡蛋同置砂锅内，加水500毫升煮20分钟时，将蛋壳敲裂，再煮，去药渣。食蛋喝汤，每日2次，连服3日。

【功效】适用于牙痛。

18 白芷粥

【原料】白芷10克，粳米50克。

【制作及用法】白芷研成极细末，先将米煮熟后调入白芷末，再煮至粥稠，趁热服用。

【功效】散风解表止痛。适用于寒凝牙痛。

19 白芷冰片膏

【原料】白芷、细辛、制川乌、制草乌、冰片各10克。

【制作及用法】将上药共研细末，过80目筛，混合后用适量医用凡士林调成膏状。将龋洞内食物残渣清除后，取药膏适量放入龋洞。

【功效】祛风散寒、散热止痛。主治龋齿痛、风火牙痛。

20 咸鸭蛋韭菜

【原料】咸鸭蛋2个，韭菜100克，盐2克。

【制作及用法】将咸鸭蛋煮熟，去壳；韭菜切段，同放锅内加水及盐同煮。空腹服。

【功效】清热消炎。适用于风火或风寒引起的牙痛。

21 粉葛凉粉草汤

【原料】粉葛120克，凉粉草60克，白糖适量。

【制作及用法】将上料以清水6碗煎至一碗，去渣加入白糖内服，每日2次。

【功效】清热散风止痛。适用于胃火型牙痛。

第十七节

牙龈炎

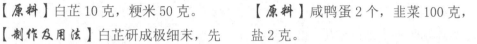

　　牙龈炎是指发生在牙龈组织的急、慢性炎症。牙龈是指覆盖于牙槽突表面和牙颈部周围的口腔黏膜上皮及其下方的结缔组织。牙菌斑是牙龈炎的始动因子，牙龈炎常见表现为牙龈出血，红肿，胀痛，有可能向深层发展导致牙周炎。由细菌感染、外物刺激以及食物嵌塞等均可引起牙龈炎，一般最常见的是以细菌感染为主的牙龈炎。

1 枣核散

【原料】枣核3个。

【制作及用法】枣核放瓦上烧存性，研末备用。抹患处。

【功效】用于治疗牙龈炎，齿龈红肿，牙出血。

2 鲜藕梨蔗汁

【原料】鲜藕1000克，梨、甘蔗、荸荠各500克，生地黄200克。

【制作及用法】分别捣烂绞汁，备用。每日服3次，每次30毫升。

【功效】适用于阴虚燥热，鼻衄，牙龈出血，咯血，血尿。

3 黄连生蜜散

【原料】黄连3克，生蜜4克。

【制作及用法】黄连蜜炙7～8次，研末备用。搽患处。

【功效】用治牙龈炎。

4 香菜醋

【原料】鲜香菜60克，醋适量。

【制作及用法】将香菜用冷开水洗净，捣烂浸醋。将醋液含在口中，5分钟后吐出，口含3～4次。

【功效】清热利尿，消肿解毒。适用于牙龈出血。

5 冬青散

【原料】鲜冬青叶适量。

【制作及用法】鲜冬青叶切碎捣烂，用棉棒涂患处；也可将叶子晒干焙末，每10克干粉加1克冰片。涂患处。

【功效】止血消炎，用于治疗牙龈炎。

6 山慈姑煎

【原料】山慈姑根茎适量。

【制作及用法】取山慈姑根茎加水适量，按常法煎汤。漱口用。

【功效】清热解毒，化痰。治疗牙龈炎，齿龈红肿，易出血。

7 磨盘草醋

【原料】鲜磨盘草根、醋各适量。

【制作及用法】将鲜磨盘草根洗净，切细，浸入醋内1小时，备用。用布包好含在嘴里。

【功效】解毒祛风，散瘀止血。适用于牙龈出血。

8 苦参僵参散

【原料】苦参100克，僵参40克。

【制作及用法】将上述2味共研细末，吹入患处及齿缝。每日3次。

【功效】治疗牙龈炎。

9 菊花叶

【原料】鲜菊花叶1把。

【制作及用法】鲜菊花叶捣细、绞汁服。也可用菊花叶1把、糖30克，捣抹肿处。连服2～3次。

【功效】用于治疗牙龈炎，齿龈红肿，易出血。

10 青松果醋

【原料】青松果7个，好醋200毫升。

【制作及用法】用醋煎青松果数滚。待煎液凉后漱口，每次漱约10分钟，连漱3～5次。

【功效】清热凉血，止血。适用于牙龈出血。

11 生姜茶叶敷

【原料】生姜6克，大蒜6克，茶叶12克，威灵仙12克。

【制作及用法】将各药混合后捣烂，调拌麻油、蛋清，备用。外敷贴合谷穴、涌泉穴。

【功效】用于治疗牙龈炎。

12 西瓜霜

【原料】西瓜霜6克，冰片0.6克。

【制作及用法】研末，搽患处。

【功效】清热，凉血，解毒，消炎。适用于牙龈炎、牙龈红肿、易出血。

第十八节

皮肤瘙痒

皮肤瘙痒是指无原发皮疹但有瘙痒的一种皮肤病。皮肤瘙痒分普通型和过敏型。可全身发生，尤以面、背和四肢为多。临床表现上，皮肤瘙痒可分为全身性皮肤瘙痒和局限性皮肤瘙痒，后者多局限在肛门和外阴部。全身性皮肤瘙痒常见原因为内分泌失调和冬季瘙痒，肝肾疾病、恶性肿瘤及精神性因素也可引起瘙痒，过度清洁皮肤造成皮肤脱脂干燥也会产生瘙痒。

皮肤瘙痒症的病因尚不明了，多认为与某些疾病有关，另外，精神紧张、气候变化、蚊虫叮咬、药物刺激等，也可诱发该病。

1　苍耳草粥

【原料】苍耳草 20 克，粳米 100 克。

【制作及用法】粳米淘净，苍耳草洗净切碎，放入锅内加清水适量。用武火烧沸后，转用文火煮 10～15 分钟，去渣留汁，将粳米、苍耳草汁放入锅内，置武火上烧沸后，转用文火煮至米烂成粥即可。每日 1 次，作早餐食用。

【功效】祛风解毒。适用于风热外侵之皮肤瘙痒。

2　泥鳅红枣汤

【原料】泥鳅 30 克，红枣 15 克，食盐少许。

【制作及用法】把泥鳅洗净与红枣煎汤。加盐调味服食。每日一剂。连服 10～15 剂。

【功效】补血养肝。适用于血虚肝旺之皮肤瘙痒。

3　菊甘芍药茶

【原料】野菊花 15 克，甘草 6 克，赤芍药 12 克，土茯苓 30～50 克。

【制作及用法】将以上各味药共研为粗末，放入热水瓶中，冲入沸水大半瓶，盖焖 20 分钟。代茶频频饮服。其渣榨取汁涂患处，每日 1 剂。

【功效】散风祛湿、凉血解毒。适用于风热湿毒引起的痒疹、湿疹、风疹皮炎。血虚、血燥所致者不宜服。

4　苦参菊花止痒茶

【原料】苦参 15 克，野菊花 12 克，生地黄 10 克。

【制作及用法】将上 3 味药共研粗末，置保暖瓶中，冲入适量沸水，盖焖 20 分钟。代茶频频饮服，每日 1 剂。

【功效】清热燥湿、凉血解毒。适用于痒疹属湿热夹血热证者。如痒疹红色，上肢、躯干为多、遇热加重、苔黄腻、舌质红等。

5　防风生姜粥

【原料】防风 15 克，生姜 15 克，威灵仙 10 克，粳米 100 克。

【制作及用法】将前 3 味药加水煎煮取汁，再加入洗净的粳米同煮为粥即可。每日 1 剂，早、晚服用。

【功效】用治风寒型皮肤瘙痒症。风寒型皮肤瘙痒症表现为暴露部位瘙痒，每遇寒冷气候变化加剧。

6　桃仁蝉蜕粥

【原料】桃仁 15 克，赤芍 15 克，蝉蜕 15 克，粳米 100 克。

【制作及用法】前 3 味药水煎取汁，入粳米中同煮为粥即可。每日 1 剂，早、晚服用。每 7～15 日为 1 个疗程。

【功效】用治风热血燥型皮肤瘙痒症。

7 二地僵蚕粥

【原料】生地黄，熟地黄各20克，僵蚕20克，粳米100克。

【制作及用法】先将前3味药加水适量，煎煮取汁，再加入粳米中同煮为粥。每日1剂，早起空腹服，7～10日为1个疗程。

【功效】用治各型皮肤瘙痒症。

8 蕹菜煎

【原料】蕹菜适量。

【制作及用法】取蕹菜洗净后加水煮数沸。趁热烫洗患处。

【功效】清热，祛湿，止痒。用治皮肤湿痒。

9 银耳竹叶茅根饮

【原料】银耳10克，竹叶5克，白茅根30克，金银花3克，冰糖适量。

【制作及用法】将竹叶、白茅根洗净，加水适量煎熬，煮沸后15分钟取液1次，反复3次，把药液合并待用。另将银耳用温水泡开，择洗干净。用药液将银耳上火烧沸后，改文火熬至银耳熟烂，加入冰糖。最后把洗净的金银花撒入银耳汤中，略煮沸即可服用。时时饮之。

【功效】滋阴润燥、熄风止痒。适用于血热蕴肤型皮肤瘙痒。

10 地黄僵蚕粥

【原料】生地黄、熟地黄、僵蚕各20克，粳米100克。

【制作及用法】将生地黄、熟地黄、僵蚕水煎取汁。粳米淘洗干净，加药汁，加清水适量，中火煮粥。每日1剂，早起空腹食用，7～10日为1个疗程。气滞痰多、脘腹胀痛、食少便溏者不宜服用地黄。

【功效】清热凉血、滋阴祛风。用于皮肤瘙痒症的辅助治疗。

11 百部酊

【原料】百部草180克，75%酒精260毫升。

【制作及用法】将百部草制为粗末，浸入酒精内，密封，每日摇荡1次，7日后滤取酒液即成。外用涂搽患处，每日3次。

【功效】杀虫止痒。适用于皮肤瘙痒症、虱病、阴痒等。

12 生槐凌霄花茶

【原料】生槐花、凌霄花各10克，绿茶15克。

【制作及用法】将槐花、凌霄花用温水略泡，洗净去蒂，与绿茶一起用沸水冲泡，加盖焖10分钟即可。代茶频饮，连用1周。

【功效】适用于风热型皮肤瘙痒症。

13 牛蒡子蝉蜕粥

【原料】牛蒡子 10 克，蝉蜕 15 克，丹皮 15 克，粳米 50 克。

【制作及用法】将牛蒡子、蝉蜕、丹皮水煎取汁。粳米淘洗干净，加药汁，加清水适量，同煮为粥。早、晚食用。牛蒡子滑肠，气虚便溏者忌食用。

【功效】散风除热、透疹、解毒。用于皮肤瘙痒症、风疹的辅助治疗。

14 杏仁菊花饮

【原料】杏仁、菊花各 6 克。

【制作及用法】将杏仁去皮，捣碎，与菊花共置锅内，水煎取汁，代茶饮用。每日 1 ～ 2 剂。

【功效】祛风清热。用于风热型皮肤瘙痒症，症见皮肤瘙痒剧烈，热后更甚，抓后呈条状血痂，发病期以夏季为多，伴有心烦、口干等。

15 葱姜糯米粥

【原料】葱白 5 ～ 7 根，生姜 5 克，糯米 60 克，米醋少许。

【制作及用法】将葱白、生姜洗净切细，加入八成熟的糯米粥内，再煮至粥熟，兑入米醋即成。每日 1 剂，作早餐食用。

【功效】发散风寒。用于风寒型皮肤瘙痒症。

16 苍耳棵汤

【原料】鲜苍耳棵（根叶子全用）适量。

【制作及用法】切碎煎浓汤，熏洗患处。

【功效】散风止痛，祛湿止痒。适用于皮肤瘙痒。

17 姜枣汤

【原料】干姜 9 克，大枣 10 枚，桂枝 6 克。

【制作及用法】水煎服。每日 1 剂，连服 7 ～ 8 剂。

【功效】疏风散寒。用治风寒侵表型皮肤瘙痒。

18 花椒矾水洗

【原料】花椒、白矾各 15 克。

【制作及用法】将花椒、白矾入锅加水煎，待水温后洗患处。每日 1 次，连用 7 ～ 10 日。

【功效】适用于皮肤瘙痒。

19 胡桃枝叶洗

【原料】鲜胡桃（核桃）枝叶适量。

【制作及用法】将胡桃枝叶洗净切碎，加水煎，候温，擦洗患处。

【功效】杀虫解毒，止痒。适用于全身瘙痒。

第十九节

荨麻疹

荨麻疹是在皮肤上突然出现的暂时性水肿性风团，一般在24小时内消退。临床主要表现为：皮肤突然出现风团，形状大小不一，颜色为红色或白色，迅速发生，消退亦快，剧烈瘙痒。患者常有恶心、呕吐、腹痛、腹泻、咽部发紧、声哑、胸闷、呼吸困难等症状，甚至有窒息的危险。

根据临床特点，本病分为急性和慢性两种。

急性荨麻疹多因体质关系，又食鱼、虾、蟹、蛋等荤腥不新鲜食物；或因饮酒；或因内有食滞、邪热，复感风寒、风热之邪；或因平素体健汗出当风，风邪郁于皮肤腠理之间而诱发。也有因为服药、注射药物引起过敏而诱发。

慢性荨麻疹多因情志不遂，肝郁不舒，郁久化热，伤及阴液，或因有慢性病（如肠寄生虫、肾炎、肝炎、月经不调等）平素体弱，阴血不足；或因皮疹反复发作，经久不愈，气血被耗。在此情况下，复感风邪，以致内不得疏泄，外不得透达，郁于皮肤腠理之间，邪正交争而发病。

1 黄绿二豆

【原料】生黄豆、绿豆各250克。

【制作及用法】将黄豆、绿豆共同研末，加水1～2碗，搅匀后澄清、去渣，加白糖调服。每天1剂,酌情服3～4剂。

【功效】清热凉血。可辅治热毒燔营之荨麻疹。

2 菊芍饮

【原料】冬瓜皮20克，黄菊花15克，

赤芍12克，蜂蜜适量。

【制作及用法】将前3味煎汤去渣，调入蜂蜜。代茶饮，每日1剂。连服1周。

【功效】祛风清热。适用于风热郁积型、瘀血阻滞型荨麻疹。

3 生姜莲子红糖汤

【原料】生姜50克，莲子100克，红糖100克。

【制作及用法】将生姜洗净，切碎与

莲子、红糖一并入锅，加水煎汤，去渣留汁，即可。代茶饮，每日3次，每次1小杯，温开水冲服。

【功效】健脾胃，脱敏。适用于食物过敏引起的荨麻疹。

4　四味粳米粥

【原料】枸杞子18克，玫瑰花3克，桃仁9克，乌蛇18克，粳米60克。

【制作及用法】先把前4味煎成汤2碗，后加粳米煮粥吃。每日1剂，连服10～15日。

【功效】用治各型荨麻疹。

5　韭菜汁

【原料】韭菜适量。

【制作及用法】取韭菜洗净捣汁，备用。涂擦患部.每日数次。

【功效】清热，散风。用治荨麻疹。

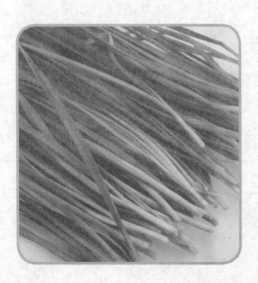

6　乌梅膏

【原料】乌梅10个，扑尔敏30片，甘草末、陈醋各适量。

【制作及用法】将乌梅去核，研为细末；扑尔敏和甘草末混合研为细末。两类药末拌和调匀。用时取药末调入陈醋，制成膏，贴于脐孔上，上用纱布覆盖，以胶布固定。每日换药1～2次，10日为1个疗程。连续贴药至痊愈为止。

【功效】脱敏止痒。用于荨麻疹反复不愈。

7　姜醋茶

【原料】醋半碗，姜50克，红糖100克。

【制作及用法】将姜洗净切成细丝，与醋、红糖共煮，去渣取汁。每次服1小杯，每日2～3次。

【功效】用治食鱼鳖过敏所致的荨麻疹。

8　三黑汤

【原料】黑芝麻9克，黑枣9克，黑豆30克。

【制作及用法】将3味同煮汤。每日1剂，常服食。

【功效】用治气血两虚型荨麻疹。

9　木瓜生姜醋

【原料】木瓜60克，生姜9克，醋

100 毫升。

【制作及用法】将各药入砂锅煎煮，待醋干后取出木瓜、生姜食用。每日服1剂，分早、晚2次食完，连食7～10剂。

【功效】疏散风寒，去湿。用于风湿外袭型荨麻疹。

10 生姜米醋汤

【原料】生姜50克，红糖100克，米醋100毫升。

【制作及用法】将生姜洗净切丝，与红糖、米醋共置砂锅内，煎沸1分钟，去渣后服用。每日1剂。

【功效】温中和胃，活血祛瘀。适用于食物过敏引起的荨麻疹。

11 芝麻黄酒羹

【原料】黑芝麻40克，白糖10克，黄酒50毫升。

【制作及用法】将黑芝麻炒焦，研为极细末，与黄酒同置碗内，搅匀，隔水蒸沸20分钟，取出，加入白糖调服。每日晨起空腹1次服下，轻症者连服2～3日，重症者连服4～5日。

【功效】补肝益肾、祛风止痒、润畅通便。适用于外感风邪或血虚生风所致的荨麻疹。

第二十节

白癜风

　　白癜风又称白驳风、白癜、斑白，是一种后天性的局限性皮肤色素脱失症。常因皮肤色素消失而发生大小不等的白色斑片，好发于颜面和四肢，常无自觉症状。白斑部皮肤正常，只有对称性的大小不等的色素脱失症状。病因不明，可能是一种酪氨酸酶或其他酶受到干扰的自身免疫性疾病，并且与遗传因素和神经因素有一定的关系。白癜风周边常可见黑色素增多现象，皮损大小、形状、数目因人而异，可发生于人体表皮任何部位。此病少数可自愈，多数发展到一定程度后长期存在，只影响容貌，不影响身体健康，可用染色剂遮盖，一般可不予治疗。

1 芝麻油饮

【原料】芝麻油 10 ～ 15 毫升，白酒 10 ～ 15 毫升。

【制作及用法】将白酒送服芝麻油。每日 3 次，连服 2 个月以上。

【功效】增肤色、去白癜。适用于白癜风，尤其是面部白癜风。

2 浮萍黑芝麻丸

【原料】浮萍、黑芝麻各 120 克。

【制作及用法】将浮萍、黑芝麻共研细末，调成水丸如绿豆大。每次 9 克，每日 3 次。

【功效】适用于白癜风。

3 生姜片

【原料】生姜 1 块。

【制作及用法】生姜洗净，切薄片。将生姜片在患处揩擦，姜汁擦干后，再换一片，连续擦至局部皮肤发热为度，一日 3 ～ 4 次，至皮色正常。临床应用，效果确实好。但必须坚持 2 ～ 3 个月，中途勿断。

【功效】发表散寒、促进酪氨酸酶的活性。

4 无花果叶酒

【原料】无花果叶、烧酒各适量。

【制作及用法】将果叶洗净，切细，用烧酒浸泡 7 天。以此酒涂擦患处，每日 3 次。涂擦此方后晒太阳 30 分钟。

【功效】用治白癜风。

5 参盐膏

【原料】苦参、盐各 0.3 克。

【制作及用法】将 2 味药研细为末，先以酒 1 升煎至 108 毫升，入药末 2 味，搅匀，慢火再煎成膏，备用。先以生布揩患处，令赤，涂之。

【功效】治白癜风，筋骨痛。

6 青核桃皮

【原料】青核桃皮（未成熟的核桃青皮）适量，硫黄 5 克。

【制作及用法】青核桃皮洗净，捣烂如泥，加入硫黄再捣，调匀。搽抹白癜处，日日搽之。

【功效】祛白，变肤。用治白癜风。

7 硫磺茄子

【原料】硫磺 10 克，白茄子 30 克。

【制作及用法】白茄子切片备用。用茄子片蘸硫磺擦患处，每日 1 ～ 2 次。

【功效】用治白癜风。

8 艾叶糯米液

【原料】艾叶、糯米各适量。

【制作及用法】干艾叶浓煎取汁，每

10 升米用艾叶 250 克，酌曲米多少，用浓煎汁拌浸，酿如常法。候熟去渣取清，备用。不拘时，稍稍饮之，常令酒热相接醺醺然。

【功效】用治白癜风。

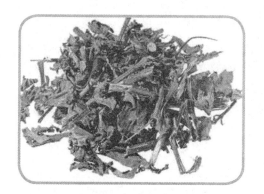

9　当归柏子仁

【原料】当归、柏子仁（去壳）各 250 克。

【制作及用法】将 2 味分别烘干研细粉，炼蜜为 120 丸，备用。每次 1 丸，每日服 3 次。

【功效】活血养血。用于治疗白癜风。

10　苦参蜂房酒

【原料】苦参 400 克，露蜂房 20 克，糯米 1000 克，酒曲 100 克。

【制作及用法】先将糯米用清水 2 升浸泡 12 小时，捞出上笼蒸成熟米饭，然后与米泔水混匀，待温度降至 30℃

左右时，拌入酒曲调匀，置瓷瓮中，密封瓮口。21 日后酒热启封，压去酒糟，滤取酒液备用。将苦参、露蜂房用凉开水快速淘洗，沥干水，晒干，研为细末，用纱布袋包好，置于酒坛内，注入上述酒液，密封，隔水炖沸 6 小时，候凉，埋入地下 3 日，以去火毒，取出，滤取酒液即成。每次服 30～50 毫升，每日 3 次。

【功效】祛风解毒杀虫。适用于白癜风。

11　菟丝子酒

【原料】鲜菟丝子全草 180 克，白酒 360 毫升。

【制作及用法】将菟丝子洗净晾干切碎，浸入白酒内，密封，每日摇荡 1 次，5～7 日后去渣即成。外用涂搽患处，每日 3～5 次。

【功效】祛风止痒。适用于白癜风。

12　穿山甲方

【原料】生穿山甲适量。

【制作及用法】取 5 分硬币大的生穿山甲 1 片，利用其自然边缘，刮白斑之处，顺经络循行之方向，由轻到重刮 60 次，发红为度，不能出血。刮完后敷以红霉素软膏润泽皮肤、防止感染。每日 2 次，刮 1 周后白斑完全消失。

【功效】用治白癜风。

第二十一节

牛皮癣

　　牛皮癣是一种常见的慢性炎症性皮肤病，常发于头皮和四肢伸面，尤其是肘和膝关节附近，临床表现以浸润性红斑及多层银白色鳞屑的血疹或斑片为主，病程缓慢，有多发倾向。如果刮去鳞屑及其下面的发亮薄膜后有点状出血，有痒感，常于夏季减轻或自愈，冬季复发或恶化。本病病程长，病情变化多，时轻时重，不易根治。根据临床症状不同，可分为寻常型、脓疱型、关节病型和红皮病型四型。中医称本病为"白疕""干癣""松皮癣"，其基本病机为营血不足、化燥生风、肌肤失养。

1 车前蚕砂薏苡仁粥

　　【原料】车前子 15 克，蚕砂 9 克，薏苡仁 30 克，白糖适量。

　　【制作及用法】将车前子布包，与蚕砂同放锅内加水适量煎煮，弃渣取汁，用药汁加薏苡仁熬煮成粥，加白糖调匀食用。每日 1 次，7 日为 1 个疗程。

　　【功致】清热解毒利湿。适用于银屑病（牛皮癣）。

2 土茯苓槐花粥

　　【原料】土茯苓 30 克，生槐花 30 克，粳米 50 克，红糖适量。

　　【制作及用法】土茯苓、生槐花水煎取药汁。粳米淘洗干净，加清水适量，中火煮粥，粥将熟时调入药汁、红糖，

稍煮即可。早、晚服食。连服 10 日。

　　【功致】解毒利湿、凉血、泻火。用于银屑病的辅助治疗。

3 石榴皮明矾末

　　【原料】鲜石榴皮、明矾末各适量。

　　【制作及用法】用手将石榴皮液挤出，蘸明矾末涂擦患处。每日数次。

　　【功致】散瘀，抑菌。用治牛皮癣。

4 牛胆酒膏

　　【原料】牛苦胆 1 个，白酒 50 克，石灰适量。

　　【制作及用法】将石灰装入牛苦胆中，阴干，取出石灰研为细末，每 10 克药末加白酒 50 克，调匀，放置 1 日。外

敷患处。

【功效】用治牛皮癣。

5 荸荠陈醋

【原料】鲜荸荠10枚，陈醋75毫升。

【制作及用法】荸荠去皮，切片浸醋中，放锅内用文火煎10余分钟，待醋干后，将荸荠捣成糊状备用。用时取药糊少许涂患处，用纱布摩擦，当局部发红时，再敷药糊，贴以干净纸，再包扎好，1日1次，至愈为止。

【功效】清热，散瘀解毒。适用于牛皮癣、体癣。

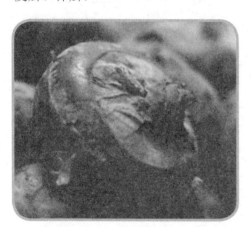

6 乌梅粥

【原料】乌梅100克，白糖少许，粳米100克。

【制作及用法】乌梅洗干净，去核，水煎取汁，加入粳米中同煮为粥，调入白糖即可。随意服食。

【功效】用治牛皮癣。

7 醋浸鸡蛋

【原料】鲜鸡蛋10个，陈醋适量。

【制作及用法】将鸡蛋用醋浸泡7～10日，取出，去蛋壳，将蛋黄、蛋清调匀贮于瓶内。用时以棉花球蘸取醋蛋糊涂抹患处，每日数次，每次2分钟。

【功效】散瘀，解毒，生肌。用治牛皮癣、神经性皮炎。

8 五倍子米醋

【原料】五倍子30克，米醋120克。

【制作及用法】用烧瓶放米醋煮五倍子数沸，去五倍子渣，留汁即可。用药汁涂患处。

【功效】活血散瘀、杀虫解毒。用治顽癣、牛皮癣。

9 桂花土茯苓粥

【原料】生桂花、土茯苓各30克，粳米60克，红糖适量。

【制作及用法】前2味加水煎汤，去渣后入粳米、红糖煮粥。每日1剂，连服7～10剂。

【功效】用治牛皮癣。

10 木鳖子磨醋

【原料】木鳖子3克，醋10毫升。

【制作及用法】将木鳖子去外壳，蘸醋在粗瓷碗底磨取药汁。临睡前用盐水洗净患处，再用棉花或毛笔蘸药汁涂患处，每日或隔日1次。

【功效】散结消肿，解毒生肌。适用于治疗牛皮癣、体癣、头疮等。

11　葱蒜蓖麻籽

【原料】葱白7根，紫皮蒜（略焙）21克，白糖15克，冰片1.5克，蓖麻籽仁15克。

【制作及用法】共捣如泥状，备用。涂于患处。

【功效】用于治疗牛皮癣。

12　威灵蜂房粥

【原料】威灵仙15克，紫草15克，蜂房15克，粳米100克。

【制作及用法】威灵仙、紫草、蜂房水煎取药汁。粳米淘洗干净，加药汁，加清水适量，同煮为粥。每日1剂，早、晚服用。

【功效】祛风、除湿、解毒、凉血。用于银屑病的辅助治疗。

13　桃仁高粱粥

【原料】桃仁（去皮尖）10克，高粱米（或粳米）50克，红糖少许。

【制作及用法】先将桃仁和米研碎，然后加水煮成稀粥，加少许红糖。作早餐食。用药时忌吃一切海鲜发物。

【功效】助阳祛风。适用于牛皮癣。

14　蝮蛇人参酒

【原料】蝮蛇1条，人参15克，白酒1000毫升。

【制作及用法】将蝮蛇、人参置容器中，用白酒浸泡7日后取出，弃渣，装瓶备用。每日2次，每次10～15毫升。

【功效】祛风解毒。适用于银屑病。

15　核蒲汤

【原料】核桃树皮500克，蒲公英250克。

【制作及用法】将核桃树皮、蒲公英一起放入砂锅内，加水3碗煎煮至半碗备用。日涂患处1～2次。

【功效】祛风止痒。适用于牛皮癣。

16　韭菜大蒜方

【原料】韭菜、大蒜各50克。

【制作及用法】将韭菜与去皮的大蒜共捣如泥状，放火上烘热。用力涂擦患处，每日1～2次，连续数日。

【功效】散血，解毒。用治牛皮癣，对过敏性皮炎也有疗效。

第二十二节

黄褐斑

　　黄褐斑俗称肝斑、妊娠斑。是发生于面部的一种色素沉着性皮肤病。可因内分泌障碍，如在妊娠、月经不调期间，或患有卵巢、子宫疾病；慢性中毒，如某些消耗性疾病，包括结核、癌、恶病质及慢性酒精中毒等所致。损害为黄褐色或咖啡色的斑片，形状不同，大小不等，边界明显，表面平滑，无鳞屑，无炎症，无自觉症状。常对称分布于面部，形成蝴蝶样。属于中医的"面尘""黧黑斑"范畴。其基本病机为肝郁化热，气血失和或脾胃亏损，气血两虚，或肾阴不足，虚火上炎，致肌肤失养。

1　归元仙酒

【原料】当归、龙眼肉各15克，白酒500毫升。

【制作及用法】将上述各药放入酒瓶中，加入白酒，浸泡7日后即可饮用。早、晚各1次，每次饮服15～30毫升，同时倒少许白酒于手掌中，两手掌对擦，待手掌热后来回擦脸部患处。妊娠期、哺乳期妇女忌服。

【功致】活血通络、润肤祛斑。适用于面色晦暗、黑斑、黄褐斑。

2　五白糕

【原料】白扁豆、莲子、白茯苓、山药各50克，白菊花15克，面粉200克，白糖适量。

【制作及用法】将白扁豆、莲子、白茯苓、山药、白菊花研为细末，与面粉调匀，加水及鲜酵母揉匀后发酵，发好后掺入白糖，上笼蒸熟即成。作点心食用。

【功致】健脾祛湿，润肤祛斑。适用于治疗黄褐斑。

3　杏仁蛋清面膜

【原料】杏仁、鸡蛋清各适量。

【制作及用法】杏仁去皮捣碎，用鸡蛋清调匀。每晚睡前搽脸，早晨用白酒洗去。1个月为1个疗程。

【功致】用治黄褐斑。

4 桃花白芷酒

【原料】桃花 250 克，白芷 30 克，白酒 1000 毫升。

【制作及用法】将桃花、白芷浸入白酒内，密封贮存，每日摇荡 1 次，30 日后去渣即成。每次服 10～20 毫升，每日 2 次，服药的同时，应取少许酒液于手掌中，双手对擦至热时，即来回揉搓洗净的面部患处，每次 5～7 分钟，每日 2 次。

【功效】活血通络，润肤祛斑，适用于治疗黄褐斑。

5 核桃芝麻豆奶饮

【原料】核桃仁、黑芝麻各 30 克，豆浆、牛奶各 200 毫升，蜂蜜适量。

【制作及用法】将核桃仁、黑芝麻研为细末，与豆浆、牛奶共置锅内，煮沸后离火，候温，调入蜂蜜即可服食。每日 1 剂。

【功效】补益肝肾，洁面祛斑。适用于黄褐斑。

6 鸡蛋清面膜

【原料】鸡蛋黄数只。

【制作及用法】将鸡蛋黄浸烧酒（以淹没为度），密封存放 28 日后取蛋黄使用。每晚临睡前涂患处。

【功效】用治黄褐斑。

7 公羊牛胆面膜

【原料】公羊胆、牛胆各 1 个，酒 200 毫升。

【制作及用法】胆、酒相混，放锅中煎沸即止。每晚用胆酒涂面。

【功效】用治黄褐斑。

8 龙眼桂花酒

【原料】龙眼肉 150 克，桂花 60 克，白糖 120 克，白酒 2000 毫升。

【制作及用法】将各药共置酒坛内，密封贮存，时间越长越好，至少半年以上，滤取酒液即成。每次服 30 毫升，每日 2 次。牙龈肿痛、口渴尿黄、目赤肿痛者忌服。

【功效】益心脾，补气血。适用于黄褐斑，妇女体虚，面色无华，更年期失眠多梦，心悸怔忡等。

9 覆盆子散

【原料】覆盆子 500 克，白酒适量。

【制作及用法】将覆盆子研为细末，备用。每次服 10 克，每日 1 次，用白酒送下。

【功效】补益肝肾，悦泽肌肤。适用于黄褐斑。

第二十三节

雀斑

　　雀斑是一种面部常见的以针尖或芝麻大小的黄褐色或暗褐色斑点，如雀卵之色的皮肤病。本病始发于学龄前儿童，少数至青春期发病，女性多于男性，多伴有家族病史。其临床表现为：皮损为黄褐色或淡黑色针尖至绿豆大的斑疹，散在或聚集分布，好发在鼻梁部及眶下，但颈部、手臂、手背、小腿亦可发生，无任何自觉症状。夏季日晒后显著，冬季避晒减轻。中医亦称本病为"雀斑"，其基本病机为肾水不足，肌肤不荣，或火郁脉络，肌肤失养。

1　润肤祛斑散

【原料】绿豆240克，白芷、白僵蚕各6克，防风、滑石各3克。

【制作及用法】将各药捣碎，研为细末，混匀，装瓶备用。每取药末适量，用温开水调匀，于晚上睡前净面后涂敷脸部，次晨洗掉。

【功效】清热利湿，润肤祛斑。适用于雀斑。

2　桃花冬瓜籽仁

【原料】桃花、冬瓜籽仁各等量，蜂蜜适量。

【制作及用法】桃花阴干研末，冬瓜籽仁研末，共同和蜂蜜调匀，备用。每晚以此涂擦面部，次晨洗净。

【功效】理气活血，润肤祛斑。用治疗雀斑。

3　香菜外洗方

【原料】香菜适量。

【制作及用法】将香菜择洗干净，切碎，加水煎汤，备用。待温时洗搓面部，每日2～3次。

【功效】驱风解毒，消肿。适用于治疗雀斑。

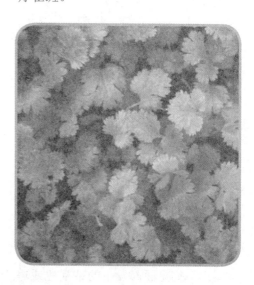

4 玉肌散

【原料】绿豆250克，白芷、滑石各30克，白附子6克。

【制作及用法】将上药共捣碎，研为细末，混匀，装瓶备用。每次取药末15克，加水调匀，洗浴面部。每日1～2次。

【功致】清热祛风，润肤退斑。适用于雀斑，皮肤粗糙，酒糟鼻等。

5 黑丑鸡蛋清

【原料】黑丑、鸡蛋清各适量。

【制作及用法】将黑丑研成细末，和鸡蛋清调匀备用。临睡前涂在患处及面部，早晨起床后除去。

【功致】治疗雀斑，还可美容护肤。

6 茄子外用方

【原料】茄子1个。

【制作及用法】将茄子洗净，切成小片，备用。涂擦患处，每日3～5次。

【功致】活血化瘀，祛风通络。适用于雀斑。

7 双豆百合汤

【原料】绿豆50克，赤小豆、百合各20克，蜂蜜适量。

【制作及用法】按常法煮汤服食。每日1剂。

【功致】清热祛湿，润肤祛斑。适用于雀斑，症见面部发生的茶褐色或黑褐色小斑点，约有针头大或小米粒大，不高出皮肤，没有自觉症状，受日光照射则会增多等。

8 茵陈生地黄榆

【原料】茵陈20克，生地黄榆、老紫草各15克，赤芍10克，地肤子、土茯苓各15克。

【制作及用法】各药混合后加水适量，按常法煎汁。每日1剂。

【功致】清热凉血，消斑美容。适用于治疗雀斑。

9 艳容膏

【原料】白芷、菊花各9克，白果20个，红枣、珍珠粉各15克，猪胰1个。

【制作及用法】上药中将珍珠粉研面，余俱捣烂拌匀，外以蜜拌酒酿炖化，入前药蒸过，每晚搽面，清晨洗去。

【功致】疏风清热，润肤白面，祛湿化痰。适用于雀斑。

10 玉肌散

【原料】绿豆250克，白芷、滑石各30克，白附子6克。

【制作及用法】将上药共捣碎，研为细末，混匀，装瓶备用。每次取药末15克，加水调匀，洗浴面部。每日1～2次。

【功致】清热祛风，润肤退斑。用于雀斑、皮肤粗糙、酒糟鼻等。

第二十四节

带状疱疹

带状疱疹是一种由病毒引起的皮肤病，可发生于身体任何部位，但以腰背为多见。病人感染病毒后，往往暂不发生症状，病毒潜伏在脊髓后根神经节的神经元中，在机体免疫功能减退时才引起发病，如感染、肿瘤、外伤、疲劳及使用免疫抑制剂时等。本病好发于三叉神经、椎神经、肋间神经和腰底神经的分布区，初起时患部往往有瘙痒、灼热或痛的感觉，有时有全身不适、发热、食欲不振等前驱期症状，随后有不规则的红斑、斑丘疹出现，很快演变成绿豆大小的集簇状小水疱，疱液澄清，周围绕以红晕。数日内水疱干涸，可有暗黑色结痂，或出现色素沉着；与此同时不断有新疹出现，新旧疹群依神经走行分布，排列呈带状；疹群之间皮肤正常。有些患者皮损完全消退后，仍可留有神经痛，多数病人在发病期间疼痛明显，少数病人可无疼痛或仅有轻度痒感。中医认为，本病的发生多因情志内伤，肝郁气滞，日久化火而致肝胆火盛，外受毒邪而发。中医学属"缠腰火丹""缠腰龙""蜘蛛疮"范畴。

1 陈皮煮鸡蛋

【原料】陈皮、当归各9克，柴胡15克，鸡蛋1只。

【制作及用法】将上4味洗净，共置锅内，加水同煮，鸡蛋熟后去壳再入锅煮15～20分钟，去渣，吃蛋喝汤。每日1剂，连服5～7日。

【功效】活血养血，理气止痛。适用于气滞血瘀型带状疱疹。症见皮损消退后局部疼痛不已等。

2 空心菜茶油膏

【原料】鲜空心菜、茶子油各适量。

【制作及用法】将空心菜洗净，去叶取茎，在新瓦上焙焦后，研为细末，用茶子油调成油膏状，备用。使用前先将患处以浓茶水洗净，拭干水分，再涂搽油膏。每日2～3次。

【功效】清热解毒，利湿消肿。适用于热盛型带状疱疹。

3 苍耳冰片散

【原料】苍耳子 30 克，冰片 2 克，香油适量。

【制作及用法】苍耳子用土炒至黄褐色，研为细末，再加入冰片研匀备用。用时，取苍耳散适量，用香油调成糊状，抹患处。每日早、晚各 1 次，7 日为 1 个疗程，用后局部微有痒感。

【功效】清热燥湿。用治带状疱疹。

4 荸荠鸡蛋外用方

【原料】荸荠 5 个，鸡蛋 1 只。

【制作及用法】将荸荠洗净，去皮捣烂，打入鸡蛋调匀，备用。涂敷患处，每日 2 次。

【功效】清热凉血，滋阴润肤。适用于热盛型带状疱疹。

5 柿子汁

【原料】新鲜柿子适量。

【制作及用法】将柿子洗净绞汁，备用。抹于患处，干时再抹，1 日 3～4 次。

【功效】用于治疗带状疱疹。

6 马铃薯泥

【原料】马铃薯 500 克。

【制作及用法】取马铃薯，洗净切块捣成泥。涂敷患处。每日 2～4 次。

【功效】用治带状疱疹。

7 老茶叶外用方

【原料】老茶树叶适量。

【制作及用法】将茶树叶研为细末，以浓茶汁调匀后备用。涂于患处。每日 2～3 次。

【功效】清热解毒，利水消肿。适用于热盛型带状疱疹。

8 三黄疱疹油膏

【原料】大黄、黄连、黄柏各 10 克，香油适量。

【制作及用法】各药研末，用香油调匀，备用。外涂于患处。

【功效】用治带状疱疹。

9 番薯叶外用方

【原料】鲜番薯叶适量，冰片少许。

【制作及用法】将番薯叶洗净，加入研细的冰片，同捣烂，敷于患处。每日 2～3 次。

【功效】解毒消肿，散热止痛。适用于热盛型带状疱疹。

10 仙人掌敷

【原料】新鲜仙人掌、炒粳米粉、米泔水各适量。

【制作及用法】先将新鲜仙人掌去皮、刺，放入石臼中捣烂，再加入炒粳米粉、米泔水适量，捣和均匀，使成黏胶状以备用。用时将已制好的糊胶状药物敷于患处，外盖塑料布，用绷带包扎，每隔3～4小时换药1次。

【功效】用治火毒炽盛型带状疱疹，表现为局部灼热疼痛明显。

11 陈皮当归煮鸡蛋

【原料】陈皮、当归各9克，柴胡15克，鸡蛋1只。

【制作及用法】将各药洗净，共置锅内，加水同煮，鸡蛋熟后去壳再入锅煮15～20分钟，去渣，吃蛋喝汤。每日1剂，连服5～7日。

【功效】活血养血，理气止痛。适用于气滞血瘀型带状疱疹。

12 蜂胶酊

【原料】蜂胶15克，95％酒精100毫升。

【制作及用法】将蜂胶加入95％酒精内，浸泡7天，不时振摇，用定性滤纸过滤后即得蜂胶酊。使用时用棉签蘸蜂胶酊涂患处，每日1次。涂药期间注意保持局部皮肤干燥。

【功效】解毒，燥湿，止痛。主治带状疱疹。

13 龙胆草散

【原料】龙胆草、当归、王不留行各等份。

【制作及用法】将龙胆草、当归粉碎后过120目筛，每次内服4克，每日3次。同时王不留行用文火炒黄研细末，用麻油调匀，每日3次。敷患处。

【功效】治带状疱疹。

14 仙人掌糯米粉

【原料】仙人掌、糯米粉各适量。

【制作及用法】将仙人掌去刺，洗净捣烂，加入糯米粉调为糊状，外敷患处。每日2次。

【功效】清热解毒，行气活血。适应带状疱疹。

15 琥珀雄明散

【原料】雄黄、明矾各10克，琥珀末3克。

【制作及用法】将上药共研成细粉，用凉开水调如稀浆糊，以新羊毛刷蘸之擦患处，随干随擦。

【功效】清解邪毒。用治带状疱疹。

16 虎杖板蓝根汤

【原料】虎杖15克，板蓝根20克，丹皮、赤芍各13克，蝉蜕10克，甘草5克。

【制作及用法】水煎，每日1剂，分2次服。

【功效】清热凉血，清热解毒。主治带状疱疹。

第二十五节

痤疮

痤疮俗称"青春痘""暗疮""粉刺"，是一种毛囊皮脂腺的慢性炎症，本病好发于青春期男女的颜面、上胸和肩背等皮肤皮脂发达部位，临床以炎性丘疹、白头粉刺、黑头粉刺、结节囊肿、疤痕为主要特征。初起时，皮疹为针头或芝麻大小，与肤色相同或红色，顶端日渐呈现黑头，可挤出黄白色粉渣（即粉刺），乃遗留凹陷疤痕。

本病中医称"肺风粉刺""酒刺""面疱"。多由饮食不节，过食肥甘厚味，肺胃湿热外发肌肤，或复发感染湿热毒邪所致。

1 枇菊石膏粥

【原料】枇杷叶9克，菊花6克，生石膏15克，粳米60克。

【制作及用法】把诸药用布包好，加水3碗煮煎成2碗，再入粳米煮粥服食。每日1剂，连服10～15日。

【功效】用治风热型痤疮。风热型痤疮表现为颜面潮红，皮疹热，疼痛或有脓疱，舌红苔薄黄，脉细数。

2 海带杏仁绿豆汤

【原料】海带、绿豆各15克，甜杏仁9克，玫瑰花6克（布包），红糖适量。

【制作及用法】将各药混合同煮后去掉玫瑰花，加红糖调味，即成。喝汤，食海带、绿豆、甜杏仁。每日1剂，连服20～30日。

【功效】用治痰瘀凝滞型痤疮。痰瘀凝滞型痤疮表现为皮疹时久不愈，有脓疱，囊肿。

3 丹参散

【原料】丹参100克。

【制作及用法】将丹参研成细粉，装瓶备用。每次3克，每日3次内服。本方一般在服药2周后，痤疮开始好转，约6～8周痤疮数减少。以后可逐渐减量（每日1次，每次3克），巩固疗效后，可停药。

【功效】活血化瘀。用于治疗痤疮。

4 杏仁海带饮

【原料】杏仁9克（甜），海带、绿豆各15克，玫瑰花6克（布包），红糖少量。

【制作及用法】把上药共煎后，去玫瑰花，加入红糖调味。饮汤并食杏仁、海带、绿豆。每日1剂，连服20～30日。

【功效】用治痰瘀凝滞型痤疮。

5 菟丝子痤疮液

【原料】菟丝子15～30克。

【制作及用法】加水煎成汤剂，每日数次，趁热温洗局部。

【功效】用治痤疮。

6 加味荷叶粥

【原料】桃仁、山楂、贝母各9克，荷叶半张，粳米60克。

【制作及用法】先把前4味煎成汤，去渣后入粳米煮粥吃。每日1剂，共服1个月。

【功效】用治瘀热型痤疮。瘀热型痤疮表现为皮疹时久不愈，色黯红，焮热。

7 菊花朴硝液

【原料】野菊花240克，朴硝480克，花椒20克，枯矾120克。

【制作及用法】将各药分作7份，每次1份，加适量水煮沸后倾入洁净的容器内，容器以能适于患部体位熏洗者为宜（一般可用搪瓷面盆）。趁热将病损部位放于盛药容器之上，使蒸汽直达患处，周围的空隙以布单包绕严密。水变温时（接近体温），即以药液浸洗患处，每日1～2次，每次20分钟，7日为1个疗程。

【功效】用治各型痤疮。

8 丝瓜藤水

【原料】丝瓜藤。

【制作及用法】在丝瓜藤生长旺盛时期，在离地1米以上处将茎剪断，把根部剪断部分插入瓶中（勿着瓶底），以胶布护住瓶口，放置1昼夜，藤茎中有清汁滴出，即可得丝瓜藤水。取适量丝瓜藤水擦患处。

【功效】清热，润肤。用治痤疮。

9 鲤鱼白芨汤

【原料】乌鲤鱼1条，大蒜3头，白芨15克。

【制作及用法】将鱼洗净，与大蒜、白芨同煮汤至鱼熟。饮汤食鱼。每日1剂，连服数天。

【功效】用治湿热型痤疮。湿热型痤疮表现为皮疹红肿，伴有便秘溲赤，纳呆腹胀，舌红苔黄，脉滑数。

第二十六节

疣

疣是由病毒引起的以细胞增生反应为主的一类皮肤浅表性良性小赘生物。受到感染后，约潜伏四个月左右发病。根据疣的不同形状，人们将其分为不同的种类。

（1）寻常疣，好发于青少年的指背、手背、面部和头皮。为米粒至豌豆大的角质增生性突起，境界清楚，表面粗糙，显示不规则的乳头状增殖，初起时为1～2个，可逐渐扩大，增多。

（2）扁平疣，好发于青年人的颜面、手背和前臂，为针头或芝麻大扁平的丘疹，境界清楚，略高于皮面，呈淡褐色、灰褐色或正常肤色，播种状或线状分布。有时可自行消退，但亦可复发。

（3）传染性软疣，有轻度的传染性，好发于儿童和青年的躯干或面颈部。初为针头大的小丘疹，逐渐扩大和增多，至豌豆大小呈半球状隆起，具有蜡样光泽，外观似珍珠，中央有脐窝，可挤出乳酪样白色小体，不融合。

（4）跖疣，长在脚底的寻常疣，因受压迫而陷入皮内，初起为一细小丘疹，逐渐增大，表面角化、粗糙不平、灰黄色、圆形、境界清楚，周围绕以稍高增厚的角质环，单发或多发。

（5）丝状疣，为细软的丝状突起，一般高出皮面不超过1厘米，好发于成年人的眼皮与颈部。

1 香附木贼液

【原料】香附50克，木贼50克。

【制作及用法】两药混合后加水3～5碗水煎汤。趁热先熏后洗患处约30分钟，每日1～2次，15次为1个疗程。

【功致】用治寻常疣。

2 荸荠摩搽

【原料】鲜荸荠数个。

【制作及用法】取鲜荸荠去皮备用。用白色果肉摩搽疣体，每日3～4次，摩搽至疣体软化、脱掉，微痛和点状出血，一般数日可愈。

【功致】用治寻常疣。

3 姜醋去疣汁

【原料】生姜、醋适量。

【制作及用法】将生姜捣汁，与醋一起调匀备用。擦患处。

【功效】用治扁平疣。

4 酸菜浸苦瓜

【原料】鲜苦瓜、酸菜各适量，菜油少许。

【制作及用法】把苦瓜剥开去子后，放入酸菜水中浸泡1周，取出切碎，在菜油锅中爆炒1分钟即可。日常食用，1日3次，每次100克。

【功效】用治扁平疣。连食半个月左右，可获痊愈。

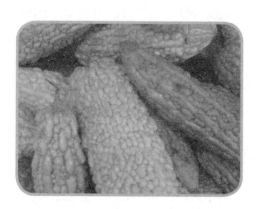

5 香贼青液

【原料】香附20克，木贼、大青叶、板蓝根各30克。

【制作及用法】各药混合后加水至500毫升，煎沸3～5分钟，即成。

先熏待温后洗患处，每晚1次，每次20分钟。每剂可用3日。将药煎沸后，依上法续用，9日为1个疗程。

【功效】用治扁平疣。

6 鸦胆乙醇液

【原料】鸦胆子粉30克，75%酒精100毫升。

【制作及用法】将二药混合后，调匀备用。用棉签蘸上药混合液擦涂患处，至疣软后10分钟洗去，每日1次，待疣逐渐萎缩、脱落，不留瘢痕，暂留色素沉着。

【功效】用治扁平疣。

7 紫苏糯米粥

【原料】萝卜30克，芥菜子30克，紫苏子30克，糯米25克，白糖适量。

【制作及用法】先将前3味药加适量水，按常法煎煮取汁。随后将糯米加水适量，按常法煮粥。待粥熟时，加入药汁稍煮即可。最后加入白糖调味即成。日常食用，每日1剂，连服1个月。

【功效】用治传染性软疣。

8 针刺点紫苏

【原料】紫苏50克，酒精400毫升。

【制作及用法】取紫苏用75%酒精浸48小时即成。选择几颗大扁平疣，每日上午先以酒精消毒后，用普鲁卡因局部封闭，再拿消毒过的针，每颗上点刺 3～5 处，到基底部出血，接着将所有的扁平疣包括未刺的小疣，均用浸紫苏酒精擦 1 遍，中午、晚上不作针刺，再用紫苏酒精涂擦。8 天为 1 个疗程。

【功效】用治扁平疣。

9　醋南星敷

【原料】天南星适量，醋少许。

【制作及用法】将天南星研末，用醋调为膏状，备用。涂敷患处。

【功效】用治各种疣。

10　蓝根紫草液

【原料】板蓝根 30 克，紫草、香附各 15 克，桃仁 9 克。

【制作及用法】各药混合后加水1000 毫升，按常法煎汤备用。用汤擦洗疣体，每日 3 次，每剂可洗 1～3 日，平均 7 日为 1 个疗程。

【功效】用治传染性软疣。

11　千金散

【原料】千金散、青黛散、二妙散、三妙散各适量，

【制作及用法】将上述材料混合后备用。外涂患处。

【功效】用治尖锐湿疣。

12　黄连素粉

【原料】黄连素粉 2 克，轻粉 1 克，冰片 5 克，薄荷脑 3 克，茶油 50 毫升。

【制作及用法】将各药混合后调成糊状，装瓶备用。用棉签蘸药点在患处（药不宜多），再配合西医治疗。

【功效】去腐生肌，消炎，止痒。用治尖锐湿疣。

13　马齿苋败酱草

【原料】马齿苋 30 克，败酱草、土茯苓、板蓝根、萹蓄、芒硝各 20 克。

【制作及用法】将各药混合后，加适量水，按常法煎煮取汁，即成。取药液 500 毫升，倒入干净的盆中，搽洗患处。然后再坐浴 10 分钟，每日早、晚各 1 次，1 周为 1 个疗程。

【功效】用治尖锐湿疣。

14　薏苡仁红枣粥

【原料】薏苡仁 100 克，红枣 20 克，白糖适量。

【制作及用法】将红枣洗净放水中煮至沸，捞出，与薏苡仁同放砂锅中，加水适量，以文火煨煮至粥熟，加白糖调服。每日早、晚各服 1 碗。

【功效】薏苡仁健脾利湿。红枣益气养血、气血充盛，则皮肤得养。常服此粥，能治疗扁平疣。

第二十七节

脚气

脚气是一种浅部真菌感染所致的常见皮肤病，可分为干性和湿性两种类型。干性脚气的症状为脚底皮肤干燥、粗糙、变厚、脱皮、冬季易皲裂等；湿性脚气的症状是脚趾间有小水疱、糜烂、皮肤湿润、发白、擦破老皮后可见潮红，渗出黄水等。二者均有奇痒的特点，也可同时出现，反复发作，春夏加重，秋冬减轻。本病属于中医学"脚湿气"的范围。治疗原则以清热利湿消肿为宜。

1 赤豆冬瓜汤

【原料】赤小豆60～90克，冬瓜肉300克。

【制作及用法】将上述材料按常法煮汤服食。每日1剂。

【功效】清热解毒，利尿消肿。适用于脚气水肿。

2 萝卜子葱头汤

【原料】萝卜子50克，葱头100克。

【制作及用法】将两药洗净捣烂，水煎取汁，备用。1次服下。每日1剂。

【功效】行气祛湿，消肿止痛。适用于脚气肿痛。

3 木瓜粥

【原料】木瓜15克，粳米100克，白糖适量。

【制作及用法】将木瓜研为细末，放入八成熟的粳米粥内，再煮至粥熟，调入白糖即成。每日1剂。

【功效】舒筋活络，和胃化湿。适用于脚气浮肿。

4 赤豆花生大枣汤

【原料】赤小豆、花生米、大枣各90克。

【制作及用法】按常法煮汤服食。每日1剂。

【功效】益气润肺，利水消肿。适用于脚气。

5 香豉酒

【原料】香豉250克，白酒1500毫升。

【制作及用法】将香豉浸入白酒内，密封，每日摇荡1次，3日后即成。

每日不拘时，随量饮用，但不要喝醉。

【功效】清心除烦，祛湿痹。适用于脚气。

6 甘菊外用方

【原料】甘菊（又名菊花郎、菊花脑）全草或花适量。

【制作及用法】将甘菊洗净，加水适量，按常法煎汤。用汤洗患处，每日2次。

【功效】清热利湿，疏风消肿。适用于脚湿气，瘙痒、湿烂或化脓。

7 黑豆粥

【原料】黑豆50克，粳米100克，红糖适量。

【制作及用法】将黑豆洗净，用清水浸泡一夜，然后与淘洗干净的粳米一同加水煮为稀粥，调入红糖，作早餐食用。每日1剂。

【功效】祛风活血，利水消肿。适用于脚气水肿，肾虚腰痛等。

8 桃花散

【原料】白桃花、蜂蜜适量。

【制作及用法】将白桃花焙躁。研为细末，每次取1.5～3克，以蜂蜜冲水调服。每日2次，以大便水泻为度。

【功效】利水，活血，通便。适用于脚气水肿，浮肿腹水，小便不利。

9 脚气散

【原料】鹅蹼20克，大黄15克，醋适量。

【制作及用法】前2味药共研为末，用醋调匀。外敷患处。

【功效】用治脚气。

10 青风藤酒

【原料】青风藤15克，白酒500毫升。

【制作及用法】将青风藤捣碎，浸入白酒内，密封，每日摇荡1次，7日后去渣即成。每次服15～20毫升，每日2次。

【功效】祛风湿、通经络。适用于脚气湿肿、风湿痹痛、麻木瘙痒等。

11 葱头萝卜子汤

【原料】葱头100克，萝卜子50克。

【制作及用法】将葱头洗净，切碎，与萝卜子加水煎煮1小时，取原汤1碗。顿服，每日1次。

【功效】适用于脚气肿痛。

12 吴茱萸木瓜粥

【原料】吴茱萸5克，木瓜10克，生姜2克，大枣4枚，粳米100克。

【制作及用法】将吴茱萸、木瓜、生姜研为细末。再与大枣、粳米同煮作粥空腹食用。

【功效】温经散寒、舒筋活络。适用于脾肾阳虚寒盛所致脚气。

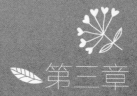

第三章

男女疾病小偏方，
祛除隐疾身健康

◎ 阳痿 ◎ 早泄 ◎ 遗精 ◎ 膀胱炎 ◎ 不育
◎ 月经不调 ◎ 痛经 ◎ 闭经 ◎ 妊娠呕吐 ◎ 妊娠水肿
◎ 产后缺乳 ◎ 乳腺增生 ◎ 阴道炎 ◎ 盆腔炎
◎ 带下病 ◎ 附件炎 ◎ 不孕 ◎ 流产 ◎ 更年期综合征

Folk prescription

第一节

阳痿

阳痿通常是指在性交时，男性阴茎不能勃起或勃起的硬度与时间不足，以致无法进行或完成正常的性交。阳痿属于男性性功能障碍疾病的一种，根据不同的起因，阳痿被分为多个种类，如心理性阳痿、器质性阳痿、原发性阳痿、继发性阳痿等。由于精神心理因素导致勃起无能的称为心理性阳痿；全身代谢或局部病变引起的阳痿称为器质性阳痿；性生活从未获得满意，不能勃起和无正常性交者称为原发性阳痿；曾经有过正常的性生活，之后发生的阳痿称为继发性阳痿。

阳痿在治疗上有一定难度，需要根据不同的原因对症施治。

1 龙眼莲子大枣粥

【原料】龙眼肉、莲子肉各15克，大枣5枚，粳米100克。

【制作及用法】按常法煮粥服食。每日1剂。

【功效】补脾益肾，养心安神。适用于惊恐伤肾所致的阳痿。惊恐伤肾所致的阳痿表现为精神萎顿，胆怯不宁，阳事不举等。

2 玫瑰花茶

【原料】玫瑰花10克，绿茶15克，白糖20克。

【制作及用法】混合后共同放入杯中，用沸水冲泡，即成。代茶饮用。每日1剂。

【功效】疏肝理气，和胃止痛。适用于肝郁不舒型阳痿。

3 薏苡仁茅根粥

【原料】薏苡仁30克，白茅根15克，粳米150克，冰糖适量。

【制作及用法】将白茅根水煎取汁，兑入薏苡仁、粳米粥内，加入冰糖，再煮二三沸即成。每日1剂，2次分服，连服5～7日。

【功效】清热利湿、补脾益肾，适用于湿热下注型阳痿。湿热下注型阳痿表现为，患者常兼有遗精现象，阴囊潮湿、瘙痒、坠胀，甚或肿痛，小腹及阴茎根部胀痛，小便赤热灼痛，腰膝酸痛，口干苦等。

4 苁蓉强身粥

【原料】肉苁蓉30克，精羊肉100克，粳米100克，葱、姜、盐各少许。

【制作及用法】将肉苁蓉煮熟后切成薄片，将羊肉细切，诸味相和煮粥。空腹食。每日早、晚各1次，连服数日。

【功效】用治肾阳虚弱型阳痿。

5 韭菜粥

【原料】鲜韭菜50克，韭菜籽10克（研细末），粳米100克，细盐少许。

【制作及用法】先把粳米洗净，入锅加水煮为粥，待粥快熟时加入洗净切段的韭菜和韭菜籽末、细盐，稍煮片刻即成。日常食用。

【功效】补肾壮阳，固精止遗，健脾暖胃。用治阳痿。

6 虫草虾仁汤

【原料】冬虫夏草9～12克，虾仁15～30克，生姜少许。

【制作及用法】加水煎至水沸3分钟后即成。取汤温服。每日1次，连服1个月。

【功效】用治肾气不足型阳痿。

7 苦瓜子方

【原料】苦瓜子、黄酒各适量。

【制作及用法】取苦瓜子炒熟研末，备用。每次服9克，每日2～3次，黄酒送下。

【功效】益气壮阳。适用于治疗肾阳不足型阳痿。

8 韭菜籽煎螵蛸

【原料】韭菜籽10克，桑螵蛸10克，煅龙骨10克。

【制作及用法】将韭菜籽、桑螵蛸、煅龙骨洗净，放入砂锅内加清水适量，文火煎煮1小时即可食用。阴虚火旺、膀胱有热而尿频数者忌用桑螵蛸。

【功效】益肾固精、强腰膝、补肝肾。用于阳痿、遗精辅助治疗。

9 海马补肾酒

【原料】海马1对，白酒500毫升。

【制作及用法】将海马洗净，放入净瓶中，倾入白酒，密封浸泡15日即成。每次服1小杯，每日3次。

【功效】补肾助阳。适用于阳痿不举、腰膝酸软等。

10 芝麻核桃酒

【原料】黑芝麻25克，核桃仁25克，白酒500毫升。

【制作及用法】将黑芝麻、核桃仁洗净，放入酒坛内，再倒入白酒拌匀，加盖密封，置阴凉处，浸泡15日即成。每日2次，每次15～20毫升。

【功效】补肾、纳气、平喘。适用于肾虚咳嗽、腰痛脚弱、阳痿、遗精、大便干燥等症。

11　千两金酒

【原料】淫羊藿300克，米酒或高粱酒3000毫升。

【制作及用法】药、酒装入大口瓶中，密封贮存2个月。每次服1～2小杯。阴虚火旺、遗精不止者禁用。

【功效】温肾壮阳、添精种子。适用于阳痿、不育。

12　韭子三物汤

【原料】韭菜籽30克，生地黄30克，干姜15克。

【制作及用法】上药加水500毫升浸泡30分钟，放火上煎30分钟，滤渣取汁，二煎加水量，煎20分钟，滤液混合。早、晚各温服1次，每日1剂。

【功效】滋阴补肾。适用于阳痿。

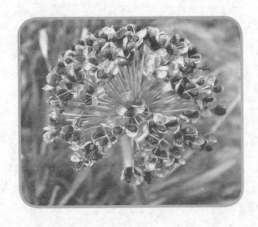

13　香橼膏

【原料】鲜香橼2个，麦芽糖适量。

【制作及用法】将香橼洗净，去皮切碎，放入带盖的碗中，加入等量的麦芽糖，上笼蒸烂为膏即成。每次服1匙，每日早、晚各1次。

【功效】舒肝解郁。适用于肝郁不舒型阳痿。肝郁不舒型阳痿多因长期情志不遂，忧思郁怒，或长期夫妻感情不和，或性生活不和谐，使肝失疏泄之职，导致宗筋所聚无解而疾。患者常表现为性情急躁，心烦易怒，胁肋不舒或胀痛，睡眠多梦，食欲不振，便溏不爽等。

14　泥鳅大枣汤

【原料】泥鳅400克，大枣6枚（去核），生姜2片。

【制作及用法】泥鳅开膛洗净，加水与枣、姜共煮，以1碗水煎煮至剩一半即成。每日2次，连服多日。

【功效】补中益气，滋养强身。用治阳痿、遗精。

15　焙狗阴茎

【原料】狗阴茎3件，黄酒适量。

【制作及用法】将狗阴茎用瓦焙干，研为细末。每次服3～4克，用黄酒送下。

【功效】补精髓，壮肾阳。用治阳痿久治不愈。

16 韭菜籽鸡内金

【原料】韭菜籽 60 克，鸡内金 30 克。

【制作及用法】共研末，每次服 2～3 克，每日 1～2 次。

【功致】治阳痿。

17 牛尾当归汤

【原料】牛尾 1 条，当归 30 克，食盐适量。

【制作及用法】将牛尾洗净切块，与当归一同入锅，加水炖熟，入盐调味，吃牛尾饮汤。每日 1 剂。

【功致】温补肾气。用于治疗肾气亏损型阳痿。表现为阳事不举，精薄清冷，头晕耳鸣，精神萎靡，腰膝酸软，畏寒肢冷等。

18 小茴炮姜外用方

【原料】小茴香、炮姜各 5 克，食盐少许。

【制作及用法】上药共研细末，用少许人乳调和（也可用蜂蜜或鸡血代替）敷于肚脐，外加胶布贴紧，一般 5～7 日后去除敷料。

【功致】用治阳痿。

第二节

早泄

　　所谓早泄，是指在男方还没有和女方性交，或者刚刚开始性交即阴茎刚插入阴道之时和刚插入之后，立即出现射精现象，致使阴茎立即软缩，性生活不能继续进行下去，而导致的性功能障碍。如果在性交时，由于男方不能控制足够长的时间而射精，以致使其具有性高潮能力的女性得不到满足，或者不能随意地控制射精反射，也可归属于早泄范畴，但这是从性和谐角度讲的。根据发病原因，早泄可分为器质性和功能性两大类。真正由于器质性病变引起的早泄极为少见，绝大多数属于功能性早泄。由于长期不能从容地从事性生活（环境不良），或过多地为在性生活中的"表现"而焦虑（怕不能满足女方），致使"精关不固"，这样就形成了提早射精的习惯。如果早泄发生在首次性交时，称为原发；如果在发生早泄之前，曾有过一个时期满意的性生活，则称为继发。早泄如长期得不到彻底的治疗，可导致中枢性功能衰弱，出现阳痿。

1 杞枣煮鸡蛋

【原料】枸杞子20克，南枣8枚，鸡蛋2只。

【制作及用法】将3味药洗净，共置锅内，加水同煮，鸡蛋熟后，去壳再入锅煮15～20分钟即成。常法食用，每日1剂。

【功效】滋阴补肾，益气养心。适用于阴虚火旺型早泄。阴虚火旺型早泄表现为遗精，腰膝酸软，头晕耳鸣，五心躁热或潮热盗汗，虚烦不寐。小便色黄等。

2 龙眼枣仁芡实茶

【原料】龙眼、炒枣仁各10克，芡实12克。

【制作及用法】将3味药加水适量，按常法煎煮后取汁即成。代茶饮用。每日1剂，连服5～7日。

【功效】益气健脾，补心安神。适用于心脾两虚型早泄。心脾两虚型早泄表现为身乏困倦，心悸怔忡，多梦健忘，入房即泄，形体消瘦，面色不华，便溏，舌质淡、边有齿痕、苔白。

3 苦瓜散

【原料】苦瓜1个，灯芯草15克。

【制作及用法】将苦瓜洗净，剖开去瓤，晒干，焙干研末，备用。灯芯草加水按常法煎汤，备用。每次服5克，

每日2～3次，用灯芯草汤送下。

【功效】清热利湿。适用于湿热下注型早泄。湿热下注型早泄表现为性欲亢进，头晕目眩，烦躁易怒，胁痛纳呆，阴痒尿痛，小便黄赤或淋沥等。

4 鸡骨黑豆汤

【原料】鸡骨100克，黑豆30克，五味子6克。

【制作及用法】三者混合后，加适量水，按常法煎汤。每日1～2次。

【功效】用治早泄。

5 莲子山药粥

【原料】莲子（去心）20克，山药100克，糯米60克。

【制作及用法】按常法煮粥。日常食用，每日1剂。

【功效】健脾益气，固肾止泻。适用于肾气不固型早泄。

【专家提示】肾气不固型早泄表现为，患者常伴有遗精，精液清冷质稀，性欲减退，腰膝酸软，下肢无力，精神萎靡不振，背寒肢冷，小便清长频数，夜尿频多，余沥不尽等。

6 蒸公鸡糯米酒

【原料】公鸡1只，糯米酒500毫升。

【制作及用法】公鸡去毛和肠杂，切块，加油和少量盐放锅中炒熟，盛大

碗内加入糯米酒，隔水蒸熟服之。日常食用。

【功效】用治肾阳虚型早泄。肾阳虚型早泄表现为腰酸，少腹拘急，小便频数，入房即泄，手足不温，舌质淡，苔白。

7　金樱子酒

【原料】金樱子500克，党参、续断、淫羊藿、蛇床子各50克，白酒2500毫升。

【制作及用法】将所有药物置于白酒中浸泡半个月即成。早、晚各服25毫升。

【功效】用治肾阳虚型早泄。

8　粳米莲子饭

【原料】粳米500克，莲子50克，芡实50克。

【制作及用法】粳米淘洗净，莲子温水泡发，去心、去皮，芡实用温水泡发。粳米、莲子、芡实同入铝锅内，搅匀，加适量水，如焖米饭样焖熟，食时将饭搅开。日常食用。

【功效】用治早泄。

9　蜂白散

【原料】露蜂房、白芷各10克，醋适量。

【制作及用法】将2味药烘干发脆，共研细末，醋调成面糊状，备用。临睡前敷肚脐（神阙穴）上，外用纱布盖上，橡皮膏固定，每日敷1次，或隔天1次，连续3～5次。

【功效】用治早泄。

10　芡实茯苓粥

【原料】芡实15克，茯苓10克，粳米适量。

【制作及用法】将芡实、茯苓捣碎，加水适量，煎至软烂时再加入淘净的粳米、继续煮烂成粥。1日分顿食用，连吃数日。

【功效】补脾益气。适用于小便不利、尿液混浊、阳痿、早泄。

11　腐皮白果粥

【原料】白果9～12克，腐皮45～80克，粳米适量。

【制作及用法】将白果去壳和芯，与腐皮、粳米置锅中加水适量，煮粥。每日1次，当早点吃。

【功效】补肾益肺。适用于早泄、遗尿、小便频数、白带过多、肺虚咳喘等。

12　荠菜米粥

【原料】荠菜、粳米各50克，清水500毫升。

【制作及用法】荠菜洗净，切细，置锅中，加粳米和清水，用武火煮开3分钟，改文火煮30分钟至粥成。趁热食用。

【功效】清热利湿。适合肝经湿热型早泄。

第三节

遗精

所谓遗精，是指在无性交活动状况下发生射精的现象。遗精是进入青春期发育后的男性常见的正常生理现象。一般而言，性功能正常的成年男性每月有 1～2 次或 2～3 次遗精属正常范围，大约 80% 的男性都有遗精的现象。但如果 1 周数次或 1 夜数次遗精，或一有性冲动精液就流出来，或已婚男子在正常性生活的情况下，仍然出现遗精，而且伴有头昏眼花、精神萎靡不振、失眠健忘、腰痛腿软等症状，则为病理状态，属于性功能障碍的一种表现。因为频繁遗精常常使大脑皮质处于兴奋性增强的状态，常会引起早泄，进而由于过分的兴奋而变为抑制，又会产生阳痿。

1 白果鸡蛋羹

【原料】白果仁 2 枚，鸡蛋 1 只，精盐少许。

【制作及用法】将白果仁研为细末，放入碗内，打入鸡蛋，加盐及清水少许，调匀后上笼蒸熟食用。每日早、晚各 1 次。

【功效】滋阴补肾，涩精。适用于阴虚火旺型遗精。阴虚火旺型遗精表现为情欲亢进、梦中遗精，甚则动情即遗、腰腿酸软、头晕耳鸣、烦热盗汗等。

2 龙眼枸杞蒸鸽蛋

【原料】龙眼肉、枸杞子、五味子各

15 克，鸽蛋 2 只，白糖适量。

【制作及用法】将鸽蛋煮熟后去壳，与龙眼肉、枸杞子、五味子共置碗内，上笼蒸熟，加糖调服。每日 1 剂。

【功效】补心肾，益气血。适用于心肾不交型遗精。心肾不交型遗精表现为心神不宁、虚烦少眠、健忘、头晕耳鸣、精神不振、口干舌燥、多梦遗精，潮热盗汗等。

3 黑豆青蒿汤

【原料】黑豆、青蒿各 30 克。

【制作及用法】将上述材料加水按常法煎汤。每日 1 剂，2 次分服。

【功效】清热利湿，滋补肝肾。适用

于湿热下注型遗精。湿热下注型遗精表现为梦遗。有时伴有热刺痛。小便赤涩不爽，或见混浊，口干口苦等。

日为1个疗程。

【功效】用于治疗肾气不固型遗精。肾气不固型遗精表现为大肠寒滑，小便精出，委靡不振，面色苍白，不思饮食。

4 麦冬莲子粥

【原料】麦冬、莲子各10克，鲜竹叶心20～30根，粳米100克。

【制作及用法】将麦冬、竹叶心洗净，加水煎沸15～20分钟，去渣，加入洗净的莲子、粳米煮粥食用。每日1剂。

【功效】滋阴降火，固精止遗。适用于阴虚火旺型遗精。

7 韭菜籽核桃仁煎

【原料】韭菜籽9克，核桃仁3个。

【制作及用法】先将韭菜籽炒黄，加核桃仁用水煎，最后加少许白酒煮沸数次，即成。按常法温服。

【功效】用治肾气不固型遗精。

5 双子核桃薏苡仁粥

【原料】车前子15克，韭菜籽10克，核桃仁3个，薏苡仁50克。

【制作及用法】将车前子、韭菜籽炒熟，核桃仁洗净研碎，薏苡仁洗净，然后共同入锅，加水按常法煮粥。每日1剂，连服10～15日。

【功效】清热利湿，固肾止遗。适用于湿热下注型遗精。

8 干姜石脂丸

【原料】干姜、赤石脂各30克，胡椒15克，醋适量。

【制作及用法】3药混合共研为末，加适量醋调成糊状，做成如梧桐子大小的药丸。每次服5～7丸，用米汤送下。

【功效】用于治疗肾气不固型遗精。

6 四味固肾丸

【原料】小茴香50克，生虾仁50克，生地黄20克，山药20克。

【制作及用法】将小茴香、生地黄、山药焙干研末，将虾仁捣烂，四者和为丸，放蒸锅内蒸熟，即可。每日1剂，以黄酒送服，分2次服完。10～15

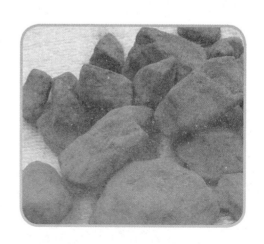

9 五倍子茯苓丸

【原料】五倍子 120 克，茯苓 30 克，龙骨 15 克。

【制作及用法】将所有药混合后共研为末，用面糊调为绿豆大小的药丸。开水送服，每次服 40 丸。日服 3 次。

【功效】用治肾气不固型遗精。

10 核桃仁蒸蚕蛹

【原料】核桃仁、蚕蛹各 50 克。

【制作及用法】将核桃仁捣碎，蚕蛹洗净，共置碗内，加水少许，上笼蒸熟食用。每日 1 剂。

【功效】补气益血，滋肾涩精。适用于阳虚不固型遗精。阳虚不固型遗精表现为患者经常滑精，精液清冷，阴茎寒凉，腰腿酸软，背寒肢冷，精神委靡，面色苍白，夜尿频繁，余沥不尽，大便溏薄等。

11 莲子心茶

【原料】莲子心 6 克。

【制作及用法】将莲子心放入茶杯中，用沸水冲泡。代茶饮用，每日 1～2 剂。

【功效】清心泻火，涩精。适用于心肾不交型遗精。

12 荔枝树根猪肚汤

【原料】荔枝树根 60 克，猪小肚 1 个。

【制作及用法】将荔枝树根和猪小肚切段洗净，加适量水煎汤。食猪肚饮汤，每日 1 剂。

【功效】用治脾肾两虚型遗精。脾肾两虚型遗精表现为滑精、精冷、四肢乏力、小便清长。

13 固精加味粳米饭

【原料】饭豆 50 克，莲子 20 克，芡实 20 克，粳米 500 克。

【制作及用法】饭豆、莲子、芡实泡发后，入粳米加适量水，隔水蒸成米饭。晚餐服食。

【功效】用治肾气不固型遗精。

14 赤小豆乌梅饮

【原料】赤小豆 20 克，竹叶 10 克，乌梅 10 克。

【制作及用法】赤小豆、竹叶洗净，置锅中，加乌梅，加清水 500 毫升，武火煮开 5 分钟，改文火煮 30 分钟，滤渣取汁。分次饮用。

【功效】清热利湿固精。适合湿热下注型遗精、阴部湿痒、口舌生疮，恶心欲吐者。

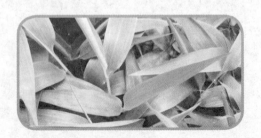

第四节

膀胱炎

膀胱炎是泌尿系统常见的疾病之一，以女性的发病率最高。在大多数情况下，膀胱炎并不是作为一种独立的疾病出现，而是作为泌尿系统感染的一部分或是泌尿系统其他疾病的继发感染。膀胱炎可分为急性慢性两种，两者又可互相转化。

急性膀胱炎的特点是发病急、反应重、病变部位"浅"，常见的症状有尿频、尿急、尿痛、脓尿甚至血尿，病程一般持续 1～2 周后自行消退或治疗后消退。慢性膀胱炎症状与急性膀胱炎相似，但程度较轻，其特点是发病慢、反应轻、病变部位"深"，病程持续时间长。

1 海带凤尾草汤

【原料】凤尾草、海带各 30 克，精盐适量。

【制作及用法】凤尾草加水 500 毫升，煎至 300 毫升，去渣留汁于锅中，再将海带洗净切丝放入，加热煮熟，下精盐，调匀。分 1～2 次食海带喝汤。

【功效】适用于膀胱炎，尿路感染，小便不利，鼻衄，咽喉肿痛。

2 青金竹叶汤

【原料】青金竹叶 15 克，生石膏 30 克。

【制作及用法】用鲜青金竹叶、生石膏研碎，水煎服。每日 1 剂，分 3 次服。

【功效】治急、慢性膀胱炎。对减轻症状、消炎、止痛、利尿效果佳。

3 旋车汤

【原料】旋花茄、车前草各 15 克。

【制作及用法】以上 2 味药切碎，水煎服，每日 1 剂，分 3 次温服。

【功效】清热利湿，解毒消炎。治膀胱炎、尿道炎引起的尿急、尿频、尿痛，以及体内热盛引起的小便热痛，小便出血等症。

4 马木汤

【原料】马鞭草 20 克，木贼 10 克。

【制作及用法】水煎服，每日 1 剂，分 2 次服。

【功效】具有清热解毒，利湿通淋的功能。治急性膀胱炎。

5 鲜地肤汤

【原料】鲜地肤全草1把，或地肤子50克，海金砂15克，甘草10克。

【制作及用法】以鲜地肤全草，捣烂绞汁，约1杯。也可以用地肤子、海金砂、甘草，加水按常法煎煮取汁。每日1剂，分2次服。

【功效】用治膀胱炎。

6 桐花汤

【原料】泡桐树花30枚。

【制作及用法】取带蒂泡桐树花洗净加适量水煎汤，去渣即可。顿服，每日1～2剂。

【功效】用治急性膀胱炎。

7 金针菜饮

【原料】金针菜、砂糖各60克。

【制作及用法】将上述诸药混合后加3杯水同煮，熬至剩2杯水时即成。常法服用。

【功效】利尿抗炎、镇静祛湿。可用于治疗膀胱炎及因尿道炎、膀胱炎引起的失眠。

8 莲藕甘蔗汁

【原料】莲藕、甘蔗各适量。

【制作及用法】将上述材料捣碎绞汁。取两种汁各一小杯，混合即可。代茶饮，每日1剂，可分3次喝完。

【功效】清热消炎。可用于治疗膀胱炎和尿道炎。

9 桃仁车前膏

【原料】桃仁10克，鲜车前草30克，食盐少许。

【制作及用法】将桃仁、车前草捣烂成泥，加入食盐拌匀，敷于关元穴（脐下3寸处），外用纱布固定。每日1剂，连用3～5剂。

【功效】活血化瘀，利尿消肿。用治瘀血阻滞型尿路感染，症见病程日久，反复发作，尿频急痛，小腹胀满，夜尿频数，咽干口苦，舌暗或有瘀斑，苔白或中根兼黄，脉细弦。

10 鸭跖草治膀胱炎

【原料】鸭跖草60克，车前草50克，天胡荽15克。

【制作及用法】水煎2次，去渣，分2次服，服时加少量白糖。

【功效】治疗膀胱炎、水肿。

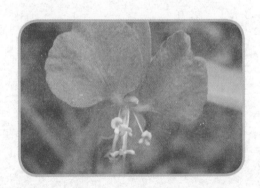

第五节

不育

不育是指处在生育年龄的男子，在没有采用任何避孕措施及女方身体状况正常的情况下，婚后超过两年却没有生育者。中医学称该病为"无嗣"。根据临床表现的不同，男性不育症可分为绝对不育和相对不育两种。前者是指生育能力完全丧失，已经没有可能生育的患者；后者指有一定生育能力，但低于怀孕所需要的临界值，这种情况通过一定的治疗还可能恢复生育能力。

1 鱼骨鸡蛋方

【原料】醋炒鱼骨 50 克，胎盘粉 7 克，炒鸡蛋壳 18 克，白糖 25 克。

【制作及用法】各药混合后共研细末，备用。每次口服 0.5 克，每日 3 次。

【功效】用治不育症。

2 莲子山药粥

【原料】莲子肉、山药各 30 克，粳米 100 克。

【制作及用法】按常法煮粥食用。每日 1 剂。

【功效】益精补脾。适用于脾虚精亏型不射精症。脾虚精亏型不射精症表现为，性交射精不能，面色无华，食少纳差，倦怠乏力，大便稀溏，失眠多梦，头晕耳鸣，腰膝酸软，记忆力减退等。

3 枸杞狗肉汤

【原料】枸杞子 30 克，狗肉 250 克，怀山药 30 克，生姜 12 克，调料适量。

【制作及用法】各药混合后，加水适量，按常法煮汤。日常服食，每日 1 剂。

【功效】滋补肝肾、助阳益精，适用于肾精亏损型不射精症。肾精亏损型不射精症表现为，阴茎尚能勃起但不坚硬，性交而不射精，腰酸腿软，失眠多梦，头晕目眩，毛发不荣，记忆力减退，形容憔悴等。

4 羊肉生姜粥

【原料】精羊肉 150～200 克，生姜 10～15 克，粳米 150 克，调料适量。

【制作及用法】将其混合后按常法煮粥。日常服食，每日 1 剂。

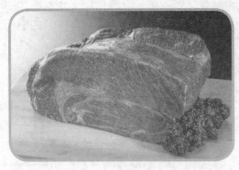

【功效】滋养气血，补肾填精。适用于肾精亏损型不射精症。

5　枸杞莲子汤

【原料】莲子肉 100 克，枸杞子 30 克，白糖适量。

【制作及用法】加水适量，按常法煎汤。每日 1 剂。

【功效】补益脾肾。适用于脾虚精亏型不射精症。

6　枸杞紫河车

【原料】枸杞子、菟丝子、肉苁蓉、紫河车、黄精各 20 克，何首乌 15 克。

【制作及用法】水煎服。或倍量研末炼蜜为丸，每丸 10 克，每日 3 次，每次 1 丸，淡盐开水送服。

【功效】补益肝肾，养血填精，益气助阳。主治少精症。

7　虾仁炒韭菜

【原料】鲜虾仁 250 克，韭菜 150 克，生姜 10 克，调料适量。

【制作及用法】按常法炒制食用。每日 1 剂。

【功效】温阳补肾。主治少精症。

8　田鸡粥

【原料】青蛙肉 100 克，粳米 150 克，生姜 9 克，大蒜 6 克，猪油、精盐各适量。

【制作及用法】按常法煮粥食用。每日 1 剂。

【功效】益肾填精，补虚健体。主治精液不液化证属肾阳虚衰者。症见阴部冰凉，形寒肢冷，腰膝酸软，阳事不举或举而不坚等。

9　牛膝枸杞温肾益精汤

【原料】炮天雄 6～9 克，熟地黄、菟丝子、怀牛膝、枸杞子各 20 克，炙甘草 6 克，仙灵脾 10 克。

【制作及用法】水煎服，每日 1 剂。

【功效】温肾益精。适用于肾虚精绝异常之不育。

10　平火散

【原料】熟地黄 30 克，玄参 15 克，麦冬、生地黄、丹皮、山药、石斛、沙参各 9 克。

【制作及用法】水煎服，每日 1 剂，日服 2 次。

【功效】滋阴清热。适用于肾阳虚不育者。

第六节

月经不调

　　月经不调是一种常见的妇科疾病，也称月经失调，一般表现为月经周期或出血量的异常，或是月经前、经期时的腹痛及全身症状。

　　月经不调的病因可能是器质性病变或是功能失常，如血液病、高血压病、肝病、内分泌病、流产、宫外孕、葡萄胎、生殖道感染、肿瘤（如卵巢肿瘤、子宫肌瘤）等，均可引起月经失调。

1 归芪茯苓乌鸡汤

【原料】乌骨鸡 1 只，当归、黄芪、茯苓各 9 克。

【制作及用法】将鸡洗净，把药放入鸡腹内用线缝合，放砂锅内煮烂熟，去药渣，调味后即成。食肉喝汤。于月经前，每日 1 剂，连服 3～5 日。

【功效】用治血虚型月经先期，表现为月经先期量少色红。

2 月季调经酒

【原料】月季花 12 朵，当归 15 克，丹皮 15 克，白酒适量。

【制作及用法】将各药混合后，浸于白酒中 1 周以上，备用。当月经来潮时适量饮酒。

【功效】用治肝郁型月经先期，表现为小腹疼痛者。

3 归参酒

【原料】当归 30 克，党参 20 克，甜酒 500 毫升。

【制作及用法】各药混合后浸入甜酒中 1 周以上，备用。于月经后饮用，每日 2 次，每次 30 毫升，连服 6～7 日。

【功效】用治气血两虚型月经后期，表现为经期延后，色暗量少，小腹冷痛，得热则减。

4 黑豆苏木汤

【原料】黑豆 50 克，苏木 20 克，红糖少许。

【制作及用法】将黑豆炒熟后研末，再与苏木加水按常法共煎取汁，最后加入红糖调服。每日 1 剂。

【功效】行血祛瘀，利水消肿。用治月经不调。

5 紫苏梗红花月季调经散

【原料】紫苏梗 12 克，红花 10 克，月季花 10 克，何首乌 10 克，红枣 15 克，蜂蜜适量。

【制作及用法】将各药混合后研成细末，调拌蜂蜜即成。开水冲服，每日 3 次，连服 7 日。

【功效】用治气滞型月经后期，表现为经期延后，量少色黯有块，小腹胀甚而痛。

6 鸡血藤膏

【原料】鸡血藤 1500 克。

【制作及用法】将鸡血藤加水适量，煎 1 日 1 夜出锅，将药汁澄清过滤收膏。每次服用 15 克，开水化服，每日 2 次。

【功效】用治血虚型月经后期，表现为经期延后，量少色淡，质清稀，头晕眼花或心悸少寐，面色苍白或萎黄。

7 加味羊肉汤

【原料】羊肉 500 克，黄芪、党参、当归各 25 克，生姜 50 克。

【制作及用法】将羊肉、生姜洗干净切块，药物用布包好，同放砂锅内加水适量，武火煮沸后改文火煮 2 小时，去药渣，调味服食。于月经过后食用，每日 1 次，连服 3～5 日。

【功效】用治气虚型月经后期，表现为经期延后，色暗量少，小腹冷痛，得热则减。

8 鸡蛋红糖

【原料】鸡蛋 2 个，红糖 100 克。

【制作及用法】红糖加水少许，水开后打入鸡蛋至半熟即成。于月经干净后服用，连用 2 或 3 次，每日 1 次。

【功效】滋阴养血，调经止痛。用治妇女月经不调、血虚。

9 月季蒲黄酒

【原料】月季花 50 克，蒲黄 9 克，米酒适量。

【制作及用法】把各药加入水、米酒各一半煎服。每日 1 次，月经前连服数日。

【功效】用治肝郁型月经不调。

10 肉桂山楂煎

【原料】肉桂 6 克，山楂肉 10 克，红糖 30 克。

【制作及用法】各药混合后，加水适量，常法煎服。于月经前几日服用，每日 1 次，连服 5～10 日。

【功效】用治虚寒型月经后期。

11 黄芪大枣粥

【原料】黄芪 20 克，当归 10 克，大枣5枚，粳米50～100克。

【制作及用法】将大枣洗干净，去核，与黄芪、当归水煎取汁；粳米洗干净煮粥，将熟时调入药汁，再煮片刻即可。温热服食，每日1剂。于月经前10天开始服用。

【功效】用治血虚型月经不调。

12　皮冻红糖酒

【原料】猪皮1000克，红糖250克，黄酒250毫升。

【制作及用法】将猪皮去毛，洗净，切成小块，加水炖至肉皮烂透，待汤汁稠黏时，注入黄酒、红糖，调匀后即可离火，倒入盆中，候冷，冷藏备用。随意食用。

【功效】滋阴清热、养血止血。用治血热型月经量多，症见经血过多、色深红或紫红、质稠有小血块、尿黄便秘等。

13　当归补血粥

【原料】黄芪30克，当归10克，粳米或糯米100克，红糖适量。

【制作及用法】将黄芪切片，与当归共煎，取汁去渣，再与洗净的粳米同入砂锅，加水适量，共煮为粥，加红糖调味。分2次，温热服。

【功效】益气补血。适用于气血不足月经先期、量多色淡、质地清稀、神疲倦怠、面色不华、气短心悸、小腹

有空坠感、舌质淡、苔薄而润、脉沉虚无力。

14　桃叶茜根饮

【原料】鲜桃叶7片，茜根30克，红糖15克。

【制作及用法】将鲜桃叶、茜根放入砂锅内，加水两碗煎至一碗，去渣，放入红糖，溶解后即可。每晚温服，7日为1个疗程。

【功效】疏肝解郁、凉血止血。适用于月经不调、崩漏。桃叶活血解郁，茜根凉血止血。对气滞血瘀引起的月经先期、量多色淡、行经不畅、乳房及胸腹胀痛者疗效较好。

15　艾叶母鸡汤

【原料】艾叶20克，母鸡1只，白酒150克。

【制作及用法】先将鸡开膛去肠杂，斩块，锅内加水2碗，下鸡、艾叶和酒共炖，烧开后改用文火煨熟。食肉饮汤，日用2次。

【功效】补中益气，温经散寒，止痛止血。用治月经来时点滴不断，日久身体虚弱。

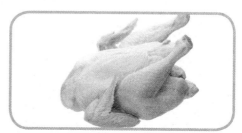

第七节

痛经

痛经是指妇女在经期前后或是在行经期间出现的一系列身体不适的症状，其中常以腹痛为主要表现。

痛经也称经期疼痛，是常见的妇科病之一。痛经可分为原发性痛经和继发性痛经两种。原发性痛经是周期性月经期痛但没有器质性疾病，而继发性痛经常见于子宫内膜异位症、肌瘤、盆腔炎症性疾病、子宫腺肌病、子宫内膜息肉和月经流出道梗阻等各类疾病。

1 桂浆粥

【原料】肉桂 2～3 克，粳米 50～100 克，红糖适量。

【制作及用法】将肉桂煎取浓汁，去渣；粳米加水适量，煮沸后，调入桂汁及红糖，同煮为粥。或用肉桂末 1～2 克调入粥内同煮。每日 2 次。一般以 3～5 天为 1 个疗程。

【功效】温中补阳、散寒止痛。适用于虚寒性痛经以及脾阳不振、脘腹冷痛、饮食减少、消化不良、大便稀薄等。

2 姜艾薏苡仁粥

【原料】干姜、艾叶各 10 克，薏苡仁 30 克。

【制作及用法】先将干姜、艾叶煎水取汁，然后加入洗净的薏苡仁煮粥。

每日 2 次，温热食。

【功效】温经化瘀、散寒除湿。适用于寒湿凝滞型痛经，症见经前或行经期小腹冷痛、得热痛减、经行量少、色暗有块、恶寒肢冷、大便溏泻、苔白腻、脉沉紧。

3 红糖姜汤

【原料】鲜姜 15 克，红糖 15 克。

【制作及用法】二药加水适量，按常法煎汤。每日 1 剂，温服。

【功效】用治寒湿凝滞型或气血虚弱型痛经。寒湿凝滞型痛经表现为经前或经期小腹冷痛，喜暖，色黯有块，畏寒便溏；气血虚弱型痛经表现为经期或经后小腹隐痛，或小腹及阴部空坠感，喜按，经量少，色淡。

4 理气活血汤

【原料】杜鹃花根20克，月月红根12克，土鳖虫6个，香附12克，蜂蜜适量。

【制作及用法】将各药混合后研为细末，调拌蜂蜜冲服。每日3次。

【功效】用治气血虚弱型痛经。气血虚弱型痛经表现为经期或经后小腹隐痛，或小腹及阴部空坠感，喜按，经量少，色淡。

5 川芎调经茶

【原料】川芎3克，茶叶6克。

【制作及用法】将2药加水1盅（300～400毫升），煎至五分汤汁（150～200毫升），即可。每日1～2剂，于饭前热服。

【功效】用治痛经，月经不调，闭经，产后腹痛，以及风热头痛、胸痹心痛。

6 荔枝核香附酒

【原料】荔枝核、香附、黄酒各30克。

【制作及用法】将荔枝核、香附研成细末，混合装入瓷瓶密封保存。每到痛经发生之前1天开始服用，每次服6克，以黄酒适量调服，1日3次。

【功效】行气通经。适用于以气滞为主的实症痛经。

7 玫瑰月季调经茶

【原料】玫瑰花9克，月季花9克（鲜品均用18克），红茶3克。

【制作及用法】将3味药混合后制成粗末，以沸水冲泡焖10分钟，即可。每日1剂，不拘时温服。连服数天，在经行前几天服为宜。

【功效】用治气滞血瘀型痛经。

8 海马肉桂

【原料】海马、肉桂各3克，红糖适量。

【制作及用法】将海马、肉桂共研细末，红糖用开水溶化。每次取药粉3克，每日2次，用红糖水冲服。3～5日为1个疗程。

【功效】温经补阳，散寒止痛。治疗虚寒性痛经。

9 双花外用方

【原料】红花50克，桂花5克。

【制作及用法】将2味药混匀后装入小布袋内，备用。另取食盐加热，装入另一布袋中备用。将药袋平放于脐腹部，将盐袋置药袋上热熨。每日1次。

【功效】活血通经，散瘀止痛。适用于血瘀所致的痛经。

10 桂皮山楂汤

【原料】桂皮6克，山楂肉9克，红

糖 30 克。

【制作及用法】将各药混合后，加水适量，按常法煎汁。每日1剂，2次分服，于月经来潮前温服。

【功效】活血化瘀，散寒止痛，适用于寒湿凝滞型痛经。

11　艾叶调经方

【原料】生姜 15 克，艾叶 10 克，鸡蛋 2 个。

【制作及用法】将上3味放入锅内，加入2大碗清水煮至蛋熟，去蛋壳用文火煮至药液大半碗，即成。食蛋喝汤，每日1剂。

【功效】用治寒湿凝滞型痛经。

12　盐姜葱

【原料】食盐 500 克，生姜 120 克，葱头 1 握。

【制作及用法】取食盐研细备用；生姜切碎备用；葱头洗净备用。三药混合后，炒热。趁热熨痛处。

【功效】散寒通经、止痛。用治疗痛经。

13　肝肾滋补汤

【原料】金樱子 20 克，菟丝子 20 克，夏枯草 12 克，钩藤 10 克，夜交藤 14 克。

【制作及用法】将各药混合后，加水适量，按常法煎汤。每日1剂，2次分服。

【功效】用治肝肾亏损型痛经。肝

肾亏损型痛经表现为经后小腹绵绵作痛，腰部酸胀，经色黯淡，量少，质稀，耳鸣。

14　橘饼茶

【原料】橘饼 30～50 克。

【制作及用法】将橘饼切碎，放入杯中，用沸水冲泡，即可。代茶饮用，每日 1～2 剂。

【功效】理气和胃，润肺生津。适用于气滞血瘀、偏于气滞型痛经。

15　山楂葵花子汤

【原料】山楂、葵花子仁各 50 克，红糖 100 克。

【制作及用法】将各药混合后，加适量水，按常法煎汤。每日1剂，2次分服，于经前 3 日开始服用。

【功效】活血化瘀，通滞。适用于气滞血瘀、偏于血瘀型痛经。

16　酒洗苁蓉粥

【原料】鲜肉苁蓉 50 克，粳米、羊肉、白酒各适量。

【制作及用法】选用肉苁蓉嫩者，刮去鳞，用酒洗，煮熟后切薄片，与粳米、羊肉同煮成粥，加入调味品。每日 1～2 次，温热食。

【功效】温补下元。适用于妇女虚寒性痛经。

第八节

闭经

凡女性年龄超过 18 岁而未行经者，称为原发性闭经；月经初潮之后，正常绝经之前的任何时期，月经 3 个月不来潮者，称为继发性闭经。而妊娠期、哺乳期不在此列，此乃生理现象。病理性闭经又可分为假性闭经和真性闭经，假性闭经像处女膜、阴道、宫颈等有先天性粘连或闭锁，致使月经不能流出，形成假性闭经。真性闭经的原因很复杂，如全身性疾病——结核病、第二性征发育不良等。尚有子宫性闭经、卵巢性闭经、垂体性闭经、下丘脑性闭经等。所以在诊治时必须周密考虑，仔细检查，对症下药，方不致误病。

1 调经茶

【原料】绿茶 25 克，白砂糖 100 克。

【制作及用法】用沸水将上 2 味浸泡 1 夜，次日饮服。每日 1 剂，温热顿服。

【功效】清热利湿，下气散结。用治湿热型闭经。湿热型闭经为月经来临时，忽然受到湿热邪气侵袭所致，表现为月经骤停，伴有腰痛，腹胀痛。

2 苏铁叶散

【原料】苏铁（又名铁树、凤尾蕉、铁树、凤尾松）叶适量。

【制作及用法】将苏铁叶晒干，烧存性，研末备用。每次服 6 克，以红酒送下，每日 2 次。

【功效】理气，活血。适用于治疗气滞血瘀型闭经。气滞血瘀型闭经表现为月经数月不行，胸胁胀满，烦躁易怒，情志抑郁，小腹刺痛或胀痛，腹部拒按，舌质黯或有瘀斑瘀点等，脉沉弦。

3 炖乌鸡

【原料】乌鸡肉 150 克，丝瓜 100 克，鸡内金 15 克，盐少许。

【制作及用法】将各味药洗净后切块，加水按常法煎煮至烂。日常食用。

【功效】用治气血虚弱型闭经。气血虚弱型闭经表现为月经渐少，以至停止，面色萎黄，唇舌色淡，肌肉消瘦，头昏目眩，心悸气短，皮肤干燥，舌质淡紫，苔薄白，脉沉细。

4 当归阿胶养血汤

【原料】当归身 500 克，阿胶 250 克，黄酒适量。

【制作及用法】先将阿胶研成细末，用适量黄酒浸 12 小时，滤去黄酒。当归切碎，加清水浸泡 12 小时，再煎煮 3 次，每次 2 小时，分次过滤取汁。将 3 次所得的当归汤合并后，再用文火煎熬，加入阿胶，煎煮片刻（加入适量冰糖溶化）即成。常法服用。

【功效】用治气血虚弱型闭经。

5 楂姜茴香汤

【原料】山楂 50 克，生姜 10 克，小茴香 6 克，红糖 30 克。

【制作及用法】将前 3 味水煎取汁，调入红糖即成。每日 1 剂，2 次分服。

【功效】活血通经，散寒止痛。适用于寒湿阻滞型闭经。寒湿阻滞型闭经表现为神疲倦怠，形体渐肥，胸脘满闷，食少痰多，带下量多，色白质稠等。

6 双子红花茶

【原料】枸杞子 30 克，女贞子 24 克，红花 10 克。

【制作及用法】将 3 味药放入茶壶中，用沸水冲泡，即成。代茶饮用，每日 1 剂。

【功效】补肾益肝，活血通经。适用于肝肾阴亏型闭经。肝肾阴亏型闭经表现为头晕目涩，腰膝酸软，心烦潮热，四肢麻木，带下量少，阴部干涩，夜寐梦多，甚则形体消瘦，面色萎黄，毛发脱落，性欲淡漠等。

7 柏子仁饮

【原料】柏子仁 12 克，薏苡仁根 12 克，野菊花 20 克，丝瓜络 20 克。

【制作及用法】将各药混合后，加水适量，按常法煎汁。每日 1 剂，3 次分服。

【功效】用治闭经。

8 益母草乌豆水

【原料】益母草 30 克，乌豆 60 克，红糖、黄酒各适量。

【制作及用法】将益母草与乌豆加水 3 碗，煎至 1 碗。加糖调服，并加黄酒 2 汤匙冲饮。每日 1 次，连服 7 日。

【功效】活血，祛瘀，调经。用治闭经。

9 生姜艾叶煮鸡蛋

【原料】生姜 15 克，艾叶 10 克，鸡蛋 2 只。

【制作及用法】将 3 味药洗净，共置锅内，加水适量同煮，待鸡蛋熟后去壳再入锅煮 5 分钟，即成。吃蛋喝汤。每日 1 剂。

【功效】温中散寒，祛湿通经。适用于寒湿阻滞型闭经。

10 人参熟地黄枸杞粥

【原料】人参6克，熟地黄20克，枸杞子20克，粳米100克。

【制作及用法】将前3味药加水适量，按常法煎煮后取汁。再将粳米洗净后加适量水煮粥，待熟时调入药汁即可。日常食用，每日1剂。

【功效】用治气血虚弱型闭经。表现为月经量少色淡，或点滴即净，小腹空痛，头晕眼花，心悸。

11 猪肝红枣汤

【原料】猪肝200克，红枣20枚，番木瓜1个。

【制作及用法】将猪肝洗净切块，红枣去核、番木瓜去皮，三者加水适量，按常法煮汤。日常食用，每日1剂。

【功效】用治闭经。

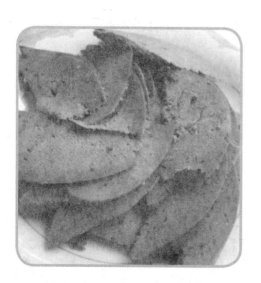

12 灵脂蒲黄贴脐方

【原料】五灵脂、生蒲黄各30克，桃仁、大黄、生乳香、生没药各15克，麝香少许。

【制作及用法】除麝香外，将其他各药共研细末，贮瓶备用。麝香先放脐内，用面粉加适量水调匀，围脐一周填满药物，上置生姜或槐树白皮1块，用艾炷灸之，1～3日1次。

【功效】用治气滞血瘀型闭经。

13 核桃仁栗子散

【原料】核桃仁50克，栗子60克，白糖适量。

【制作及用法】将栗子炒熟，去壳及皮，与核桃仁一同捣碎研末，加入白糖，即成。用开水冲服。每日1剂。

【功效】滋补肝肾，益气填精。适用于肝肾阴亏型闭经。

14 桃仁墨鱼汤

【原料】墨鱼（乌贼）1条（约200～300克），桃仁6克。

【制作及用法】将墨鱼治净切块，同桃仁共煮后连汤食用。每日1次，每月连服5～6日。

【功效】用治气血虚弱型闭经。

第九节

妊娠呕吐

妊娠呕吐是指孕妇在早孕期间经常出现择食，食欲不振、轻度恶心呕吐、头晕，倦怠，称为早孕反应，一般于停经 40 天左右开始，孕 12 周以内反应消退，对生活、工作影响不大，不需特殊处理。而少数孕妇出现频繁呕吐，不能进食，导致体重下降，脱水，酸、碱平衡失调，以及水，电解质代谢紊乱，严重者危及生命。发病率为 0.1% ～ 2%，且多见于初孕妇，早孕时多见，极少数症状严重，可持续到中、晚期妊娠，预后多不良，恶性呕吐是指极为严重的妊娠剧吐，患者可因酸中毒、电解质紊乱，肝肾功能衰竭而死亡。

1　苏姜陈皮茶

【原料】苏梗 6 克，陈皮 3 克，生姜 2 片，红茶 1 克。

【制作及用法】将前 3 味剪碎与红茶共以沸水冲泡焖 10 分钟，或加水煎 10 分钟，即可。每日 1 剂，可冲泡 2 ～ 3 次，代茶不拘时，温服。

【功效】理气和胃，降逆安胎。用治脾胃虚弱型妊娠呕吐。脾胃虚弱型妊娠呕吐表现为妊娠恶心呕吐，头晕，厌食，或呕吐清涎、食入即吐等。

2　白糖米醋蛋

【原料】鸡蛋 1 个，白糖 30 克，米醋 60 毫升。

【制作及用法】先将米醋煮沸，加入白糖使之溶解，打入鸡蛋，待蛋半熟后，即成。全部食之，每日 2 次，连服数日。

【功效】用治脾胃虚弱型妊娠呕吐。

3　姜柚止呕汤

【原料】鲜姜 15 克，萝卜子 15 克，柚皮 15 克。

【制作及用法】各药混合后加水 1 碗，煮成半碗后即可。日常服用。

【功效】温中止呕。用治各型妊娠呕吐。

4　生姜甘蔗汁

【原料】生姜汁 1 匙，甘蔗汁 1 杯。

【制作及用法】将上2味混匀，备用。加热后温服，每日2剂。

【功致】清热和胃，降逆止呕。适用于脾胃蕴热所致的妊娠呕吐。

5　藿香甘草散

【原料】藿香20克，甘草20克，盐少许。

【制作及用法】各药混合后共研为末，备用。每次服5克。沸水入盐少许送服。

【功致】用治湿盛型妊娠呕吐。湿盛型妊娠呕吐表现为妊娠以后，恶心呕吐不食，或呕吐清涎，苔腻。

6　黄连苏叶茶

【原料】黄连1.5克，苏叶3克。

【制作及用法】将2味药混合后放入杯中，用沸水冲泡，即可。代茶饮用。每日2剂。

【功致】清热躁湿，理气止呕。适用于妊娠呕吐。

7　妊娠止吐方

【原料】竹茹10克，黄芩6克，白术10克。

【制作及用法】各药混合后，加水适量，按常法煎煮取汁。常法服用。

【功致】用治肝胃不和型妊娠呕吐。肝胃不和型妊娠呕吐表现为怀孕初期

呕吐苦水、酸水，兼见烦热不安、喜食冷食等症。

8　芦根生姜汤

【原料】鲜芦根60克，生姜20克，白糖适量。

【制作及用法】将前2味药加水适量，按常法煎煮取汁，最后调入白糖服用。每日2剂，连服3日。

【功致】清热，降逆，止呕。适用于脾胃蕴热型妊娠呕吐。脾胃蕴热型妊娠呕吐表现为呕吐食物及酸苦水，面色潮红，烦躁不安，喜冷饮，大便干结，小便黄赤等。

9　茯苓半夏汁

【原料】生姜12克，茯苓12克，半夏6克。

【制作及用法】将各药加水适量，按常法煎煮取汁。每日1剂。

【功致】用治各型妊娠呕吐。

10　生姜乌梅饮

【原料】乌梅肉、生姜各10克，红糖适量。

【制作及用法】各药混合后加水200毫升，按常法煎汤。每次服100毫升，每日2次，连服数日。

【功致】用治肝胃不和型妊娠呕吐。

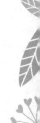

11 三味葡萄茶

【原料】葡萄嫩藤30克,葡萄果朵(蒂把)15克,葡萄须10克。

【制作及用法】将3味药洗净后,加水适量,按常法煎煮取汁。代茶饮用。每日1剂。

【功效】清热和胃,降逆止呕。适用于肝胃不和所致的妊娠呕吐。

12 姜汁粥

【原料】生姜、粳米各50克。

【制作及用法】将生姜洗净切碎,捣烂取汁备用。再将粳米洗净加水,按常法煮粥。粥熟时将姜汁兑入粳米粥内,再煮沸即成。日常食用,每日1剂。

【功效】温中和胃,降逆止呕。适用于脾胃虚寒所敛的妊娠呕吐。

13 生姜贴脐方

【原料】生姜6克。

【制作及用法】将生姜洗净后烘干,研为细末,过筛,以水调为糊状,备用。取适量药糊,涂敷脐部,外用伤湿止痛膏固定。

【功效】用治各型妊娠呕吐。

14 白扁豆黄连散

【原料】生白扁豆100克,川黄连粉10克,粳米适量。

【制作及用法】将前2味药混合拌匀,备用。粳米加水按常法煮汤备用。每次服10克,以粳米汤送下。每日2～3次,连服数日。

【功效】用治心脾两虚型妊娠呕吐。心脾两虚型妊娠呕吐表现为妊娠以后,恶心呕吐不食,胸闷气短。

15 沙参粥

【原料】北沙参30克,粳米100克,冰糖适量。

【制作及用法】先煎沙参,去渣取汁,加入粳米共煮,至米熟后加入冰糖,再稍煮片刻即可。每天1剂,早、晚温服。

【功效】适用于治疗恶心、呕吐黏涎、不思饮食等症。

16 冰糖芦根饮

【原料】鲜芦根120克,竹茹20克,冰糖40克。

【制作及用法】将鲜芦根、竹茹洗净,与冰糖同放入炖盅内,加清水适量,隔水中火炖1小时,去渣,代茶饮。

【功效】清热生津、润肺和胃、除烦止呕。用于胃热口臭、烦渴、呃逆、妊娠呕吐。

第十节

妊娠水肿

妊娠水肿多发生于妊娠的第 6～7 月间，尤其在夏天更多见。水肿部位在足踝部表现较明显，白天重于晚上，早上起床后自然消失。一般情况下无需治疗，若水肿达到膝盖以上者为中度水肿，水肿涉及下腹部者为重症水肿，涉及全身者则为危急性水肿，此时应去医院就医。

妊娠水肿妇女常伴有心悸气短、口淡无味、食欲不振、身倦懒言、腹胀而喘和四肢发冷等症状。中医认为，妊娠水肿是由于脾肾阴气不足及水湿内停所致，主张以冬瓜、玉米须、赤小豆、鲜鲤鱼等利水之物作原料。搭配做成各种菜肴汤羹，以利消肿。

1 薏苡仁山药粥

【原料】怀山药 30 克，大枣 20 枚，肉桂 0.5 克，薏苡仁 30 克。

【制作及用法】各药洗净后混合，加水适量，按常法煮粥。日常食用，每日 1 剂，连服 4 到 5 剂。

【功效】适用于脾肾气虚所致妊娠水肿。脾肾气虚所致妊娠水肿表现为，孕后数月，面浮肢肿，下肢尤甚，按之没指。

2 冬瓜大枣汤

【原料】冬瓜 500 克，大枣 20 枚。

【制作及用法】各药洗净后混合，加水适量，按常法煮汤。日常食用，每日 1 剂，可常食。

【功效】适用于肾气虚型妊娠水肿。肾气虚型妊娠水肿表现为，面目水肿，或下肢水肿，小便短少，气短心悸，腰膝酸软。

3 黄芪三皮饮

【原料】冬瓜皮、茯苓皮、黄芪各 30 克，生姜皮 10 克，大枣 5 枚，白糖适量。

【制作及用法】加水 500 毫升，煮取300 毫升，去渣，加白糖调服。分 2 次服，1 日内服完，连服 7～10 日。

【功效】用治脾气虚型妊娠水肿。脾气虚型妊娠水肿表现为妊娠数月，面目四肢水肿，或遍及全身，口淡无味，食欲不振。

4　田螺贴脐方

【原料】大田螺4个（去壳），大蒜瓣5个（去皮），车前子10克。

【制作及用法】先将车前子碾碎为极细粉末，加入田螺、大蒜共捣融如泥，捏成古铜钱大圆形药饼备用。取药饼1个烘热，敷贴于孕妇脐孔上，以纱布盖之，胶布贴紧。每日换药1次，通常敷1～2次后，小便增多，水肿逐渐消失。

【功效】适用于肾气虚型妊娠水肿。

5　四味消肿方

【原料】熟附子12克，冬瓜皮60克，玉米须30克，水灯草15克。

【制作及用法】各药混合后，加水适量，按常法煎汁。每日1剂，连服数剂。

【功效】用治肾虚型妊娠水肿。

6　花生陈皮煎

【原料】花生仁、饭豆各150克，陈皮5克，红枣10枚。

【制作及用法】各药洗净加水共煮熟，即成。温热食，每日1～2次。

【功效】用治气滞型妊娠水肿。

7　消肿散

【原料】葶苈子10克，白术15克，茯苓20克，桑白皮10克，郁李仁10克。

【制作及用法】各药混合后共研为末。每次服6克，温开水冲服，每日2次。

【功效】用治脾气虚型妊娠水肿。

8　山药枣桂粥

【原料】山药30克，大枣20枚，肉桂0.5克，薏苡仁30克。

【制作及用法】各药混合后加水适量，按常法同煮为粥。日常食用，每日1次，连服4～5日。

【功效】用治脾阳虚型妊娠水肿。

9　肉桂茯苓饼

【原料】干姜、肉桂各3克，茯苓30克，面粉、白糖各适量。

【制作及用法】先将茯苓去皮备用。再把干姜、肉桂、茯苓分别研为细末，和匀，加面粉、白糖，与水调和后做饼，入笼蒸熟食用。每次服15～20克。

【功效】适用于肾虚妊娠水肿。

10　赤豆花生鲤鱼汤

【原料】红鲤鱼1条，赤小豆200克，花生仁15克，大蒜25克，红辣椒1枚。

【制作及用法】先将鲤鱼治净，与各味共放砂锅内，加水适量，混合煲熟，即成。空腹温服。每剂分2次服完，连服3～5日。

【功效】用治脾气虚型妊娠水肿。

11　消肿饮

【原料】桂枝、生姜各 10 克，茯苓、杜仲、白芍、白术各 15 克。

【制作及用法】将各药混合后，加水适量，按常法煎煮取汁。每日 1 剂，2 次分服。

【功效】用治脾肾两虚型妊娠水肿。

12　麦芽陈皮糯米饭

【原料】糯米糖、小麦芽、陈皮各适量。

【制作及用法】将 3 味药磨成细粉，加水做成饭团，入锅蒸熟食用。每日吃 3～5 个，10 日为 1 个疗程。

【功效】用治脾虚型妊娠水肿。

13　双豆红糖汤

【原料】白扁豆皮 15 克，秋豆角 10 克，红糖适量。

【制作及用法】前 2 味加水适量，按常法煎汤取汁，调入红糖，即成。每日 1 剂，分 2 次服。

【功效】适用于脾虚所致妊娠水肿。

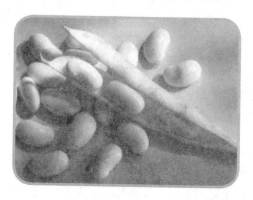

14　白术茯苓饮

【原料】白术、茯苓皮各 15 克，大腹皮、陈皮各 10 克，生姜皮、砂仁各 5 克。

【制作及用法】各药混合后加水适量，按常法煎汤取汁。每日 1 剂，2 次分服。

【功效】用治脾气虚型妊娠水肿。

15　黑豆赤豆粥

【原料】黑豆、赤小豆各 30～50 克，粳米 50 克，白糖适量。

【制作及用法】用砂锅煮洗净的黑豆、赤小豆、粳米，待将煮成烂粥时，放入白糖调匀。每日随意服食。

【功效】健脾胃、利小便。适用于妊娠水肿、慢性肾炎水肿、小便不利。

16　三味消肿汤

【原料】熟附子 12 克，冬瓜皮 60 克，玉米须 30 克。

【制作及用法】将上 3 味加水 1000 毫升，煎煮取汁 300 毫升，每日 1 剂，分 2 次服，连服 5 日。

【功效】温肾化气、行水消肿。适用于肾虚之妊娠水肿。

17　南瓜蒂散

【原料】南瓜蒂适量。

【制作及用法】将南瓜蒂烧存性，研为细末，每次服 1～1.5 克，每日 3 次，用温开水送服。

【功效】利水，排痰。用治妊娠水肿。

18 冬瓜鲤鱼头粥

【原料】鲤鱼头1个，新鲜连皮冬瓜100克，粳米适量。

【制作及用法】先将鲤鱼头洗净去鳃，冬瓜皮洗净，切成小块，然后一同煮水，取汁去渣，与洗净的粳米煮为稀粥，放入调味品即可。每日1次，5～7日为1个疗程，经常食用效果较好。

【功效】利小便，消水肿，清热毒，止烦渴。适用于水肿胀满、小便不利，包括妊娠水肿、急慢性肾炎、肝硬化腹水、肥胖症、肺热咳嗽、痰喘。

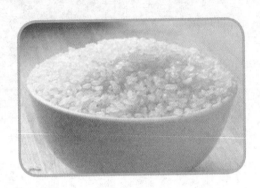

第十一节

产后缺乳

　　产后乳汁少或完全无乳，称为缺乳。乳汁的分泌与乳母的精神、情绪、营养状况、休息和劳动都有关系。任何精神上的刺激如忧虑、惊恐、烦恼、悲伤，都会减少乳汁分泌。乳汁过少可能是由乳腺发育较差，产后出血过多或情绪欠佳等因素引起，感染、腹泻、便溏等也可使乳汁缺少，或因乳汁不能畅流所致。对前者西医尚无特殊处理方法，对后者可用催产素肌内注射，以促使乳汁流出；或用吸奶器等方法辅助。

　　中医认为本病有虚实之分。虚者多为气血虚弱，乳汁化源不足所致，一般以乳房柔软而无胀痛为辨证要点。实者则因肝气郁结，或气滞血凝，乳汁不行所致，一般以乳房胀硬或痛，或伴身热为辨证要点。临床需结合全身症状全面观察，以辨虚实，不可单以乳房有无胀痛一症确定。缺乳的治疗大法，虚者宜补而行之，实者宜疏而通之。

1 双花公英王不留行汤

【原料】金银花、蒲公英、王不留行各 15 克，适量黄酒。

【制作及用法】将各药混合后加水适量，按常法煎 3 次后合并药液，分 3 次服，并以黄酒少量为引。每日 1 剂。

【功效】用治肝郁气滞型产后缺乳。肝郁气滞型产后缺乳表现为产后乳汁分泌少，甚或全无，胸胁胀闷，情志抑郁不乐，或有微热，饮食不振，舌正常，苔薄黄，脉弦细或数。

2 赤小豆汤

【原料】赤小豆 500 克。

【制作及用法】洗净后加水适量，按常法煎汤，去豆留汤即可。每日 1 剂，早、晚分服，连服 3～5 天。

【功效】用治气血虚弱型产后缺乳。气血虚弱型产后缺乳表现为产后乳少，甚或全无，乳汁清稀，乳房柔软，无胀感，面色少华，神疲食少，舌淡少苔，脉虚。

3 麦芽鲤鱼汤

【原料】生麦芽 50 克，鲤鱼 1 尾。

【制作及用法】将鲤鱼去鳃与内脏，不刮鳞，洗净切块备用。加水 500 毫升，大火烧开后，加入生麦芽、姜片和精盐，转用小火炖至酥烂。下味精，淋麻油。每日 1 剂，分 2 次趁热食鱼喝汤。

【功效】用治气血虚弱型产后缺乳。

4 黑芝麻僵蚕茶

【原料】僵蚕 6 克，黑芝麻、红糖各 30 克。

【制作及用法】将僵蚕研细，芝麻捣碎，加入红糖后拌匀。将药放入茶杯内，倒入沸开水，加盖后待 10 分钟左右，即成。每日 1 剂，1 次空腹顿服。

【功效】用治气血虚弱型产后缺乳。

5 盐炒黑芝麻

【原料】黑芝麻 50 克，盐末少许。

【制作及用法】将锅烧热后以文火将黑芝麻、盐共炒，至芝麻呈溢香味即成。每日 1 剂，2 次分食，连食数日。

【功效】养血通乳。用治妇女产后缺乳。

6 酒酿菊花叶

【原料】酒酿 1 杯，菊花叶适量。

【制作及用法】将酒酿炖熟，菊花叶洗净、捣烂，绞取半杯汁液，备用。将菊花叶汁冲入酒酿服之。并以上 2 味之余渣搅和匀，敷于乳房处，每日 2 次。

【功效】散结通乳，用治产妇乳腺阻塞胀痛、乳汁不通。

7 豌豆红糖饮

【原料】干豌豆50克，红糖适量。

【制作及用法】将豌豆加水400毫升，大火烧开，小火炖至酥烂。下红糖，至糖溶。每日1剂，分1～2次，食豆喝汤。

【功效】适用于妇女产后缺乳。

8 橙汁米酒

【原料】鲜橙汁半碗，米酒1～2汤匙。

【制作及用法】将米酒冲入鲜橙汁内，备用。日服2次。

【功效】适用于妇女哺乳期乳汁排出不畅、乳房红肿、结硬疼痛等症。

9 荞麦花汤

【原料】荞麦花50克，鸡蛋1个。

【制作及用法】将荞麦花煎煮成浓汁，打入鸡蛋再煮。吃蛋饮汤，每日1次。

【功效】养血通乳。用治妇女产后乳水不足。

10 芝麻鸡蛋

【原料】芝麻30克，鸡蛋3只，盐少许。

【制作及用法】将芝麻炒香，研细末，加少许盐；另将鸡蛋煮熟后，去外壳沾芝麻末食用，以能消化为度。每日1剂。

【功效】益气，补血，生乳。用治妇女产后缺乳。

11 黑芝麻猪蹄汤

【原料】黑芝麻250克，猪蹄汤适量。

【制作及用法】将黑芝麻炒后研成细末，备用。每次取15～20克黑芝麻末，用熬好的猪蹄汤冲服。

【功效】补血生乳。用于治疗产后缺乳。

12 黄酒炖虾

【原料】干虾米（大海米）150克，黄酒适量。

【制作及用法】用黄酒将虾米炖烂，然后兑入自己熬好的猪蹄汤服食。每日1剂。

【功效】益气增乳。用治产妇乳少。

13 麦芽红糖饮

【原料】生麦芽100克，红糖适量。

【制作及用法】将生麦芽水煎2次，每次用水300毫升，煎30分钟，两次混合，去渣留汁，加入红糖，熬溶。分2次服，连服3日。

【功效】和中下气。适用于产妇肝郁气滞，气血运行不畅致缺乳。

14 催乳酒

【原料】猪蹄（熟炙切细）2只，通草（洗净切碎）30克，米酒500毫升。

【制作及用法】将猪蹄、通草浸入

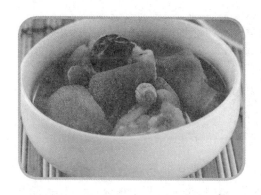

米酒内，密封 3～5 日即成。每次服 30～50 毫升，每日 2～3 次，喝酒吃猪蹄。

【功效】催乳。适用于产后无乳。

15 木通灯心草煮花生

【原料】花生仁 60 克，木通 12 克，灯心草 8 克，桑皮 6 克。

【制作及用法】将木通、灯心草、桑皮洗净，放入砂锅，加清水适量，武火烧沸，文火煎煮取药汁。将花生仁洗净，用药汁浸泡 1 小时，文火煮熟即可食花生饮汤。每日 2 次分食。不宜与毛蟹、黄瓜、铁剂同食。

【功效】补血、通乳。适用于体质虚弱、产后失血过多而致缺乳者食用。

16 鲫鱼汤

【原料】鲫鱼 250 克，白豆蔻末 3 克，生姜 5 片，盐 3 克，味精 2 克。

【制作及用法】鲫鱼剖腹去肠杂、洗净，白豆蔻末放入鱼腹中，加开水适量，加生姜，加盐，煮熟至汤白如奶，

加味精即可饮汤吃鱼。

【功效】健脾温胃、止呕消肿。用于食少脾胃虚寒之呕吐、呃逆、产后体虚、乳汁少、水肿尿少等症。

17 萝卜叶煮鸡蛋

【原料】霜后白萝卜叶适量，红皮鸡蛋 3 个。

【制作及用法】上 2 味加水共煮，蛋熟后去壳再煮，食蛋饮汤。每日 1 剂。

【功效】补气下乳。适用于气血虚弱型产后缺乳。

18 催乳汤

【原料】猪蹄 250 克，党参 15 克，北黄芪 12 克，当归 20 克，大枣、王不留行各 10 克。

【制作及用法】将上药加猪蹄 250 克，同煎成汤，每日 1 剂，分 2 次温服。

【功效】补气养血，通经下乳。适用于产妇乳汁充盈时间迟缓或乳汁稀少。

19 雄鸡睾丸

【原料】雄鸡睾丸 2～4 个，甜酒适量。

【制作及用法】将雄鸡睾丸去掉外膜捣碎。用甜酒适量加水约 300 毫升，煮开后冲入捣碎的鸡睾丸即可。也可用开水冲服。

【功效】治乳汁不下，无乳。

第十二节

乳腺增生

乳腺增生是女性最常见的乳房疾病，其发病率占乳腺疾病的首位。乳腺增生症是正常乳腺小叶生理性增生与复旧不全，乳腺正常结构出现紊乱，属于病理性增生，它是既非炎症又非肿瘤的一类病。多发于 30 ~ 50 岁女性，发病高峰为 35 ~ 40 岁。

目前，乳腺增生的真正发病原因还不明确，多认为与内分泌失调及精神、不良生活习惯、饮食结构不合理、环境因素等有关。临床表现为乳房胀痛或刺痛、乳房肿块、乳头溢液。

1 海带鳖甲猪肉汤

【原料】海带 65 克，鳖甲 65 克，猪瘦肉 65 克。

【制作及用法】取海带用清水洗去杂质后，泡涨切块备用。再取鳖甲打碎备用。猪瘦肉洗净切块备用。三者混合后加水适量，按常法煮汤。汤成后加入适量盐、麻油调味即可。每日 1 剂，吃海带喝汤，分 2 次温服。

【功效】用治乳腺增生。

2 橘饼饮

【原料】金橘饼 50 克。

【制作及用法】取金橘饼洗净，沥水后切碎，放入砂锅，加适量水，用中火煎煮 15 分钟即成。每日 1 剂，早、晚分服，饮用煎汁的同时，嚼食金橘饼。

【功效】用治乳腺增生。

3 山楂桔饼茶

【原料】生山楂 10 克，橘饼 7 枚。

【制作及用法】二者洗净后混合，用沸水冲泡，并加适量蜂蜜调味即成。代茶饮，每日 1 剂。

【功效】用治乳腺增生。

4 天合红枣茶

【原料】天门冬 15 克，合欢花 8 克，红枣 5 枚。

【制作及用法】各药混合后，用沸水

泡茶，并加适量蜂蜜调味即可。代茶饮，每日 1 剂。

【功效】用治乳腺增生。

5　紫菜蟹肉粥

【原料】紫菜 30 克，蟹肉 70 克，粳米 70 克，生姜丝 10 克。

【制作及用法】各药处理干净后，加水适量，按常法煮粥。作为早餐食用，可隔天 1 次，连服 30 剂。

【功效】用治乳腺增生。

6　海带绿豆薏苡仁汤

【原料】海带 70 克（洗净），生薏苡仁 65 克，绿豆 70 克，冰糖 70 克。

【制作及用法】各药洗净处理后混合，加适量水，按常法煲成饮料（或煮好后候凉放入电冰箱内制成冷饮亦可）。每日 1 剂，可于整个夏季饮用。

【功效】用治乳腺增生。

7　柴胡枳壳水

【原料】醋柴胡、枳壳、香附、橘叶各 10 克，白芍 15 克，甘草 6 克。

【制作及用法】水煎服。

【功效】疏肝理气散结。治疗肝郁气滞型乳腺增生。表现为乳房刺痛或胀痛，乳房肿块受情志影响，经前或月经期疼痛加重，伴心烦善怒，胸胁胀满等。

8　天门冬枯草膏

【原料】天门冬（去心）3000 克，夏枯草、浙贝母（打碎块）、鹿角片（打碎）各 1000 克。

【制作及用法】上药放入大陶罐内加冷水浸泡 2 ～ 3 小时，煎沸 60 分钟，过滤；药渣再加冷水煎沸 30 ～ 40 分钟，过滤。2 次药汁混合入砂锅内，先武火煎至 3500 毫升，加入冰糖（白糖亦可）500 克，再煎数沸使糖全部溶化，待凉装瓶密封备用。每次 1 汤匙（约 15 毫升），饭后 1 小时开水冲服，每日 3 次，1 个月为 1 个疗程。

【功效】疏肝理气，解郁化痰，消瘀散结。主治乳腺增生病。

9　白芍癖消汤

【原料】柴胡、当归、白芍、香附各 10 克，穿山甲 20 克，荔核、丹皮各 15 克。

【制作及用法】每日 1 剂，水煎分 3 次服。20 日为 1 个疗程。

【功效】疏肝理气，活络散结。主治乳腺增生病。

10　海参乌鸡汤

【原料】发海参 96 克，乌骨鸡半只，龙眼肉 35 克，生姜 2 片，冬菇 5 枚，盐适量。

【制作及用法】各药混合后，加水适量，按常法煲汤。每日1剂，2次温服。

【功效】补益气血。用治乳腺增生。

11 海带响螺汤

【原料】响螺肉70克（用其他食用海螺肉代替亦可），海带50克（洗净切块），瘦猪肉70克。

【制作及用法】三药处理干净后，混合加水，按常法煮汤食用。每日1剂。

【功效】用治乳腺增生。如在冬季严寒时，可加胡椒10粒，生姜5片。

第十三节

阴道炎

阴道炎是妇科临床的常见病、多发病。常见的有滴虫性阴道炎、霉菌性阴道炎及老年性阴道炎。本病主要属于中医的"带下""阴痒"的范畴，是阴道黏膜及黏膜下结缔组织的炎症。正常健康妇女，由于解剖学及生物化学特点，阴道对病原体的侵入有自然防御功能。当阴道的自然防御功能遭到破坏，则病原体易于侵入，导致阴道炎症。幼女及绝经后妇女由于雌激素缺乏，阴道上皮菲薄，细胞内糖原含量减少，阴道pH高达7左右，故阴道抵抗力低下，比青春期及育龄妇女易受感染。阴道炎临床上以白带的性状发生改变以及外阴瘙痒灼痛为主要临床特点，性交痛也常见，感染累及尿道时，可有尿痛、尿急等症状。

1 车前子苦参汤

【原料】车前子15克，苦参6克，黄柏6克。

【制作及用法】各药混合后，加适量水，按常法煎煮取汁。每日1剂，1日2次。也可用其冲洗阴道。

【功效】用治阴道炎。

2 儿茶内金散

【原料】儿茶5克，内金5克，轻粉2克，冰片2克。

【制作及用法】各药混合后研为细末备用。外抹患处。

【功效】用治阴道炎。

3 丹参丹皮茴香粥

【原料】丹参 12 克，丹皮 10 克，茴香 15 克，粳米适量。

【制作及用法】先将前 3 味水煎取汁，再将粳米洗干净煮粥，待粥熟时调入药汁即可。日常食用。

【功效】用治阴道炎。

4 蛇床子白矾液

【原料】蛇床子 30 克，白矾 5 克。

【制作及用法】各药混合后，加适量水，按常法煎煮取汁。冲洗阴道。

【功效】用治阴道炎。

5 马齿苋益母败酱液

【原料】马齿苋、益母草、败酱草各 30 克，大青叶 20 克，紫草 15 克，食醋 20 毫升。

【制作及用法】各药加水适量，按常法煎煮后，趁热兑入食醋即成。先熏后洗阴部。

【功效】用治老年性阴道炎。

6 萝卜汁醋

【原料】白萝卜汁、醋各适量。

【制作及用法】取上述材料备用。先

用醋冲洗阴道，再用白萝卜汁擦洗及填塞阴道。一般 10 次为 1 个疗程。

【功效】清热解毒，杀虫。适用于滴虫性阴道炎。

7 芒硝苦参液

【原料】芒硝、苦参、蛇床子、黄柏、川椒各 15 克。

【制作及用法】各药加水 1500 毫升，煎至 1000 毫升，去渣，倒入干净的盆内备用。至温热适度时，坐浴 20 分钟。每日 1～2 次，一般 3～6 次即愈。

【功效】用治阴道炎。

8 蛇床子地肤子

【原料】蛇床子 15 克，地肤子 30 克，百部 15 克，白芷 9 克。

【制作及用法】各药混合后，加水适量，按常法煎汤。洗阴道，分 2 次洗。

【功效】治疗阴道炎。

9 鸦胆子

【原料】鸦胆子 20 个。

【制作及用法】取鸦胆子去皮，用水 1 杯半，煎至半茶杯，将药汁倒入消毒碗内，备用。用消过毒的大注射器将药液注入阴道，每次注 20～40 毫升。轻症者 1 次，重症者 2～3 次。

【功效】杀虫祛湿。用治疗滴虫性阴道炎。

10　紫花地丁浴

【原料】紫花地丁、蒲公英各20克，蝉蜕12克。

【制作及用法】将各药加水煎煮，滤出药汁，倒入盆内备用。趁热先熏，温热坐浴外洗阴部。每日1次，每次30分钟。

【功效】用治阴道炎。

11　矾蛇汤

【原料】白矾9克，蛇床子30克，鹤虱、黄柏各9克。

【制作及用法】将各药加水适量，按常法煎煮取汁。趁温热熏洗，每日早、晚各1次。

【功效】用治阴道炎。

12　金银花五倍子浴

【原料】金银花、红花、五倍子、蒲公英、鱼腥草各30克，黄柏、黄连各15克。

【制作及用法】将各药混合后研碎，加适量清水，浸泡煎煮，滤去药渣倒入盆内备用。趁热先熏，温热后坐浴浸洗外阴。每日2次，每次20分钟。

【功效】用治阴道炎。

13　槐花冬瓜仁粥

【原料】槐花9克，薏苡仁30克，

冬瓜仁20克，粳米60克。

【制作及用法】先把槐花、冬瓜仁加水煎汤，去渣后再放入薏苡仁、粳米同煮成粥。每日作早餐或夜宵。

【功效】利湿去菌。适用于滴虫性阴道炎。

14　花生仁冰片泥

【原料】花生仁120克，冰片1克。

【制作及用法】将花生仁与冰片共捣似泥状。于早晨空腹服，开水送服，2日服完。

【功效】清热化浊凉血。适用于滴虫性阴道炎。

15　椿根饮

【原料】椿根白皮30克（鲜品60克），白糖或蜂蜜30克。

【制作及用法】将椿根白皮加水300毫升，煎成150毫升，去渣，加白糖或蜂蜜饮服。每次服30毫升，每日2～3次。

【功效】清热燥湿、杀菌止带。适用于真菌性阴道炎。

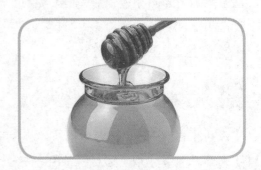

16　黄精鸡膏

【原料】黄精50克，老雄鸡1只，冰糖100～150克。

【制作及用法】将老雄鸡去毛及内脏，洗净切块，与黄精、冰糖用5倍的水煮开后，以文火炖煮7～8小时，最后滤出透明液体，放置3～4小时，即成鸡膏。随意食，2～3天服完。

【功效】滋阴养血、补肝益肾。适用于老年性阴道炎，症见阴道分泌物增多、外阴瘙痒、白带色黄或黄赤、伴头晕腰酸等。

 17　黄柏枯矾散

【原料】黄柏15克，枯矾、雄黄各10克，轻粉、冰片各5克。

【制作及用法】将原料研为细末，用凡士林60克调成软膏，备用。先用鲜大青叶100克、蛇床子、地骨皮、五灵脂各50克。煎水冲洗阴道后（每天早、晚各1次），再取此膏涂敷患处。每日1次。

【功效】解毒，燥湿，杀虫。用治阴道炎。

 18　芦荟煎

【原料】芦荟6克，蛇床子、黄柏各15克。

【制作及用法】以上3味煎水。用时先用棉花洗净阴部，后用线扎棉球蘸药水塞入阴道内，病人仰卧，连用3晚，每晚1次。

【功效】消炎、杀菌、杀虫。治疗滴虫性阴道炎。

第十四节

盆腔炎

　　盆腔炎是指女性盆腔内脏器与组织（包括子宫、输卵管、盆腔腹膜、盆腔结缔组织）的某一部分或几部分同时发生的炎性病变。这些炎性病变包括子宫内膜炎、输卵管炎、卵巢炎及附件炎等。盆腔炎多见于已婚妇女，常因经期盆浴或不禁房事，处理分娩、流产、阴道手术时消毒不严，以及阑尾炎的蔓延等原因所造成。

盆腔炎主要症状是恶寒发热，下腹部疼痛及腰骶部酸痛，带下量多，色黄白。在祖国医学中，盆腔炎相当于"热疝""症瘕""带下"等病症范畴。本病如发生在产后、流产后，以发热为主症者，属"产后发热"范畴。如形成盆腔炎症包块者，则属"症瘕"范畴。

1 油菜子肉桂丸

【原料】油菜子、肉桂各60克，醋、黄酒、面粉各适量。

【制作及用法】将油菜了炒香与肉桂共研细末，用醋煮面粉，待煮到稠糊状，晾凉为丸，如龙眼核大。每次1丸，温黄酒送下，每天2次，连服数天。

【功效】适用于慢性盆腔炎的辅助治疗。

2 茯苓车前子粥

【原料】茯苓粉、车前子各30克，粳米60克，白糖适量。

【制作及用法】将车前子（纱布包）加水300毫升，水煎30分钟取出，加粳米、茯苓粉共煮粥，粥熟加白糖调味。每日服2次。

【功效】健脾利湿，补肾固涩。适用于湿热下注型宫颈炎，症见带下色黄质地黏稠、有气味、阴部作痒，或灼热刺痛、小便黄赤。

3 荔枝核蜜饮

【原料】荔枝核30克，蜂蜜20克。

【制作及用法】荔枝核敲碎后放入砂锅，加水浸泡片刻，煎煮30分钟，去渣取汁，趁温热调入蜂蜜，拌和均匀即可。早、晚2次分服。

【功效】理气、利湿、止痛。适合各类慢性盆腔炎。

4 泽泻粥

【原料】泽泻10克，粳米60克。

【制作及用法】将泽泻研为细末，调入煮熟的粳米粥内，再煮数沸即成。每日1剂，2次分服。

【功效】健脾渗湿，利水止带。用治盆腔炎。

5 白果豆浆饮

【原料】白果10枚，豆浆300毫升，白糖适量。

【制作及用法】将白果去壳、心，捣烂，加入豆浆内，煮沸后调入白糖即成。每日1剂，连服10～15日。

【功效】清热利湿，凉血解毒。用治盆腔炎。

6 山萸肉粥

【原料】山萸肉 20 克，粳米 100 克，白糖 30 克。

【制作及用法】按常法煮粥服食。每日 1 剂。

【功效】补益肝肾，收敛止带。用治盆腔炎。

7 淡菜韭菜汤

【原料】淡菜 60 克，韭菜 120 克，调料适量。

【制作及用法】将淡菜与韭菜洗净后，按常法煮汤食用。每日 1 剂。

【功效】温阳补肾，益精治带。适用于治疗盆腔炎。

8 银耳冰糖羹

【原料】银耳 15 克，冰糖 30 克。

【制作及用法】将银耳用清水泡发，去杂洗净，撕成小片，与冰糖一同放入碗内，上笼蒸 10 分钟即成。日常食用，每日 1 剂。

【功效】滋阴益肾，清热止带。适用于治疗盆腔炎。

9 白果鸡蛋羹

【原料】白果 2 枚，鸡蛋 1 只，精盐少许。

【制作及用法】将白果去壳，研为细末，放入碗内，打入鸡蛋，加入精盐及清水适量，上笼蒸熟备用。日常食用，每日 2 剂。

【功效】补脾益气，固涩止带。适用于治疗盆腔炎。

10 绿豆芽茶

【原料】绿豆芽 500 克，白糖 30～50 克。

【制作及用法】将绿豆芽洗净切碎，捣烂取汁，兑入白糖调匀即成。代茶饮用，每日 1 剂。

【功效】清热解毒，利尿消肿。适用于治疗盆腔炎。

11 地黄粥

【原料】熟地黄 30 克，粳米 50 克，陈皮末少许。

【制作及用法】将地黄切片，加水煎取浓汁，兑入煮熟的粳米粥内，加入陈皮末，再煮二三沸即成。每日 1 剂，连服 10 日为 1 个疗程。

【功效】滋肾养肝，补血益精。适用于治疗盆腔炎。

12 马齿苋蛋清饮

【原料】鲜马齿苋 100 克，鸡蛋清 2 只。

【制作及用法】将马齿苋洗净切碎，捣烂取汁，加入鸡蛋清调匀，蒸熟后备用。1 次服下，每日 1～2 剂。

【功效】清热解毒，利湿止带。适用于治疗盆腔炎。

13 腐皮白果粥

【原料】豆腐皮90克，白果仁9克，粳米60克。

【制作及用法】按常法煮粥服食。每日1剂。

【功效】清热解毒，利湿止带。适用于治疗盆腔炎。

14 山药莲子薏苡仁粥

【原料】山药、莲子、薏苡仁各30克。

【制作及用法】按常法煮粥服食。每日1剂。

【功效】补脾益肾，除湿止带。适用于治疗盆腔炎。

15 金樱子粥

【原料】金樱子15克，粳米100克。

【制作及用法】将金樱子加水煎取浓汁，兑入煮熟的粳米粥内，再煮沸即成。每日1剂，2次分服。

【功效】补肾，固精，止带。用治肾阳虚型盆腔炎。

16 蛇牛汤

【原料】白花蛇舌草50克，入地金牛10克，穿破石15克。

【制作及用法】将各将混合后，加水适量，按常法煎煮取汁。每日1剂，服药至盆腔炎症消失。

【功效】用于治疗盆腔炎。本方对盆腔脏器的炎性肿块并伴有感染病灶者，疗效也较显著。

17 皂刺大枣汤

【原料】皂刺30克，大枣10枚。

【制作及用法】同煎30分钟以上，弃渣取汤300～400毫升，再加粳米30克煮成粥状。每日1剂，分2次服。

【功效】主治亚急性盆腔炎。

18 车前草马齿苋饮

【原料】马齿苋60克，车前草15克。

【制作及用法】将马齿苋、车前草洗净，一并加水煎汤。代茶饮，每日1剂，连服5～7日。

【功效】适用于急性盆腔炎的辅助治疗。

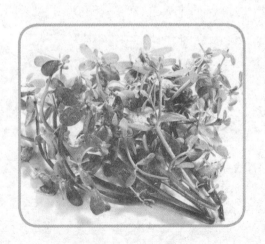

第十五节

带下病

　　带下病是指妇女白带量明显增多，或以白带颜色、质地、气味发生异常为主要表现的妇科常见病。临床上以白带、黄带、赤白带为多见，常伴有全身或局部症状。

　　造成带下病的原因有很多，如各类阴道炎、宫颈糜烂、宫颈息肉、子宫内膜炎、宫颈癌等。临床表现常以白带增多、绵绵不断、腰痛、神疲等，或见赤白相兼，或五色杂下，或脓浊样，有臭气等。一旦发生白带腐臭难闻时，应当警惕是否发生癌变。

1　石榴皮散

【原料】石榴果皮、红糖各适量。

【制作及用法】取石榴果皮烧存性，研为细末，备用。每次服 3～6 克，每日 2～3 次，空腹以红糖水送下。

【功效】收敛，止带。适用于带下不止。

2　马齿苋汁鸡蛋清

【原料】鲜马齿苋适量，鸡蛋清 2 只。

【制作及用法】将马齿苋洗净捣烂，取汁半杯，和入鸡蛋清搅匀。以开水冲服，每日 1 剂。

【功效】清热解毒，散瘀消肿。适用于赤白带下。

3　芡实桑螵蛸脐贴

【原料】芡实 30 克，桑螵蛸 30 克，白芷 20 克，米醋适量。

【制作及用法】各药混合后共研为细末，用米醋调成糊状，备用。取药糊适量敷于脐部，外覆纱布，胶布固定，每日更换 1 次，连用 5～7 日。

【功效】适用于治疗带下症。

4　扶桑花酒

【原料】扶桑花 100 克，白酒 500 毫升。

【制作及用法】做米饭时，将扶桑花放到饭上蒸熟，取出晒干，放入白酒内密闭浸泡，7 日后即成。每次服 10

毫升，每日 2 次，温开水调服。

【功效】清肺化痰，凉血解毒。适用于湿毒所致的带下症。

5 苍术草果熏

【原料】苍术 30 克，草果 15 克。

【制作及用法】两药混合后，加水适量，煎 10 分钟即成。趁热熏洗阴部，待温再浸洗阴部，每次 30 分钟，每日 2 次。经期不用药。

【功效】用治带下病。

6 金樱子膏

【原料】金樱子（俗称糖罐子、山石榴）1500 克，蜂蜜适量。

【制作及用法】将金樱子捣碎，加水煎煮 3 次，去渣，滤取 3 次煎液，合并混匀，再用文火浓缩，加入蜂蜜，收膏即成。每晚睡前服 1 匙，用开水冲服。

【功效】固精止带。适用于赤白带下，遗精，早泄。

7 莲子红枣糯米粥

【原料】莲子 50 克，红枣 10 枚，糯米 50 克。

【制作及用法】洗净后加水适量，按常法煮粥。每日 1 剂，早、晚餐分食，直至带下愈止。

【功效】用治带下病。

8 绿豆木耳散

【原料】绿豆 500 克，黑木耳 100 克。

【制作及用法】将绿豆、黑木耳洗净晒干，用文火炒焦，捣碎，研为细末，混匀，装瓶备用。每次服 15 克，每日 2 次，米汤送下。

【功效】清热解毒，利湿止带。适用于湿毒带下。

9 马料豆白果汤

【原料】马料豆（黑豆之紧小者）50 克，白果仁 7 粒，黄酒适量。

【制作及用法】先将马料豆、白果洗净，用文火炒熟，然后加入黄酒及清水适量，煎沸 7～10 分钟即成。每日 1 剂，2 次分服。

【功效】温中祛湿，收敛止带。适用于孕妇白带如崩、腰膝酸痛等。

10 川椒茴香敷

【原料】川椒、大茴香、乳香、没药、降香末各 10 克。

【制作及用法】各药混合后共研细末，以面粉、白酒少许调糊，摊铺于纱布上。敷于痛处，上以热水袋热熨，每日 2 次。

【功效】用治带下病，慢性盆腔炎，腹中包块疼痛。

11 碎米荠茶

【原料】鲜碎米荠 16 克。

【制作及用法】鲜碎米荠（俗称野荠菜）洗净，加水适量，按常法煎汤。代茶饮用，每日 1～2 剂。

【功效】收敛止带，止痢止血。适用于赤白带下。

12 马兰根红枣茶

【原料】马兰根 20 克，红枣 10 克。

【制作及用法】将马兰根洗干净切碎，与红枣（剪碎）混合后，加水适量，按常法煎汤。代茶温饮，每日 1 剂，不拘时。

【功效】清热利湿，凉血解毒，用治带下病。

13 冰糖冬瓜子汤

【原料】冰糖、冬瓜子各 30 克。

【制作及用法】将冬瓜子洗净捣碎末，加冰糖，冲开水 1 碗放在陶瓷罐里，用文火隔水炖。饮服。每日 2 次，连服 5～7 日。

【功效】补中益气、清热利湿。适用于湿毒型带下病。

14 鸡冠花白果粥

【原料】鸡冠花 30 克，白果肉 9 克，粳米 50 克。

【制作及用法】将鸡冠花、白果肉、粳米洗净，同放入锅内，加清水适量，中火煮为粥。

【功效】止血、止带、收敛。适应妇女由湿热引起的白带过多、月经量过多、盆腔炎辅助治疗。

【注意】白带色赤者用红鸡冠花，白带色黄兼白色者选用白鸡冠花。

15 水陆二仙酒

【原料】金樱子、芡实各 120 克，米酒 2500 毫升。

【制作及用法】将金樱子、芡实洗净，晒干，捣碎，用纱布袋包好，放入酒坛内，加入米酒，密封坛口，隔水炖沸 1 小时，候冷，置阴凉处贮存，每日摇荡 1 次，7 日后即成。每次服 50 毫升，每日 2 次。阴虚火旺、湿热内蕴者忌服。

【功效】益气补元。适用于白浊带下。

16 龟胶酒

【原料】龟板胶 10 克，黄酒 50 毫升。

【制作及用法】用黄酒将龟板煮化即成。每日 1 次，每日清晨空腹服 1 剂，连服 5～7 天为 1 个疗程。脾胃虚寒、腹胀便溏者忌服。

【功效】滋阴补血、止血止带。适用于妇女赤白带下淋沥不止。

17 地骨皮酒

【原料】地骨皮 90 克，萆薢、杜仲各 50 克，好白酒 1000 毫升。

【制作及用法】分别将萆薢、杜仲炙后，将上 3 味药捣细，用好酒于净器中浸之，密封，隔水煮 1 时许，取出待冷，收贮备用。不拘时饮之，常令微醉。

【功效】利尿祛湿、补肝益肾。适用于妇女带下、风湿腰痛、小便频数、混浊。

18 石榴皮粥

【原料】石榴皮 30 克，粳米 100 克，白糖适量。

【制作及用法】先将石榴皮洗净放入砂锅，加水适量煎煮，取汁去渣，再入粳米煮粥，待粥将熟时，加入白糖稍煮即可。每日 1 ~ 2 次，3 ~ 5 日为 1 个疗程。发热期间及小便淋涩、湿热带下者均不宜服用。

【功效】温肾止带。适用于脾肾虚弱、带下绵绵、腰酸腹痛。

19 荞麦蛋清汤

【原料】荞麦米 50 克，炒焦，鸡蛋清 2 个。

【制作及用法】注入清水 200 毫升，烧开后，打入鸡蛋清 2 只，煮熟。趁热服，每日服 2 次。

【功效】适用于妇女带下，白带黄浊。

20 胡椒鸡蛋

【原料】胡椒 7 粒，鸡蛋 1 个。

【制作及用法】先将胡椒炒焦，研成末。再将鸡蛋捅一小孔，把胡椒末填入蛋内，用厚纸将孔封固，置于火上煨熟。去壳吃，每日 2 次。

【功效】温中散寒，化湿止带。用治寒性白带，症见色清如水、面色苍白、口淡无味。

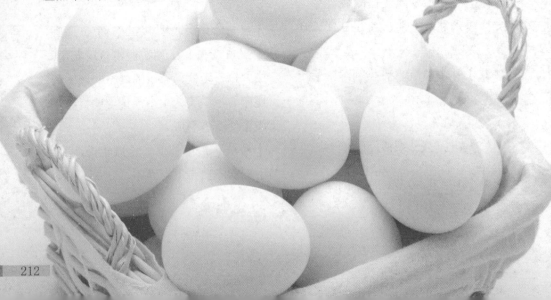

第十六节

附件炎

　　附件炎是指女性输卵管和卵巢的炎症，因它们都属于子宫附件，因此得名。但输卵管、卵巢炎症常常合并有子宫附近的结缔组织炎、盆腔腹膜炎，且在诊断时也不易区分，所以，盆腔腹膜炎、宫旁结缔组织炎，也被划入了附件炎的范围。

　　附件炎是一种很常见的妇科炎症，分急性和慢性两种，其中又以输卵管炎最为多见。在临床上，附件炎的患者会出现下腹部双侧剧痛，有时一侧下腹比另一侧疼痛更重。慢性附件炎患者可伴有白带增多、月经量增多或经期延伸，以及阴道不规则出血等症状，并伴有腹胀、腹泻等肛肠症状，还有的出现尿频、尿急等症状。

1　银花连翘汤

【原料】银花、连翘、公英、薏苡仁各20克，滑石、丹皮、苍术、茯苓、车前子（包）、盐黄柏、甘草各15克，胆草10克。

【制作及用法】每日1剂，水煎服。

【功效】主治附件炎。症见小腹疼痛，经期不调，或淋漓不断，或黄白带下，味腥臭等。

2　当归丹参汤

【原料】当归、丹参、橘核、炮甲珠各12克，海藻15克，茯苓、银花、青皮、元胡各9克，连翘10克，薏苡仁30克，川芎6克。

【制作及用法】各药混合后，加适量

水，按常法煎汁。每日1剂。

【功效】利湿，活血。主治慢性附件炎。

3　鹿角霜锁阳水

【原料】鹿角霜、补骨脂、桑螵蛸、锁阳、龙骨各9克，砂仁末3克，熟地黄20克，茯神、山萸肉、菟丝子各9克，炒白芍6克，煅牡蛎30克。

【制作及用法】先将龙骨、牡蛎加水煎煮30分钟后，再入余药水煎服，即成。每日1剂，日服2次。连服15日后可隔日1剂。

【功效】用治慢性附件炎。

4　解毒化症汤

【原料】土茯苓、败酱草各30克，

蒲公英20～30克，制乳没各6～12克，丹参20克，当归12克，橘核9克。

【制作及用法】各药混合后，加适量水，共煎汁。每日1剂，2次分服。

【功效】解毒利湿，化瘀散结。用治慢性附件炎。

第十七节

不孕

不孕是指已婚女性有正常的性生活、配偶生殖功能正常，没有采取任何避孕措施，婚后久未妊娠者。不孕分原发性与继发性两种。前者指育龄夫妇婚后同居3年以上，未避孕而不受孕者；后者指曾经生育，或流产后无避孕而又3年以上不受孕者。

女性不孕的原因有生殖道堵塞、生殖道炎症、卵巢机能不全和免疫因素等。此外，严重的生殖系统发育不全或畸形、全身性疾病、营养缺乏、内分泌紊乱、肥胖病、神经系统功能失调等，也会导致不孕。

1 紫河车调经汤

【原料】紫河车1具，熟地黄25克，龟板20克，山萸肉、当归、白芍各15克。

【制作及用法】各药混合后，加水适量，按常法煎汁。每日1剂，2次分服。

【功效】用治不孕。

2 三味炖鸡

【原料】茶叶根、凌霄花根、小茴香各15克，老母鸡1只，黄酒、红糖适量。

【制作及用法】于月经来时，将前2味药同适量黄酒隔水炖2～3小时，去渣加红糖服用。月经净后第二天，将后1味药炖老母鸡，加少许米酒和食盐服食。每月1次，连服3个月。

【功效】用治痰湿型不孕症。痰湿型不孕症表现为婚后久不受孕，形体肥胖，痛经，经行延后，甚或闭经，带下量多。

3 益母草补虚汤

【原料】益母草60克，鹅儿肠20克，

牛膝 12 克，月月红 12 克。

【制作及用法】各药混合后，加水适量，按常法煎煮取汁。每日 1 剂，1日 3 次。连服多日。

【功效】用治不孕。

4 丹参茯苓汤

【原料】丹参 20 克，茯苓 15 克，柴胡、枳实、赤芍、葛根各 10 克，生甘草 3 克。

【制作及用法】各药混合后，加水适量，按常法煎煮取汁。每日 1 剂。

【功效】用治气滞血瘀型不孕症。气滞血瘀型不孕症大多是因流产刮宫而导致的继发性不孕。

5 丹参当归牛肚汤

【原料】丹参 20 克，当归 20 克，牛肚 250 克，甘草 3 克。

【制作及用法】先将牛肚洗干净，切小块；丹参、当归、甘草洗干净。再把全部用料一齐放入锅内，加清水适量，武火煮沸后，文火煮 4 小时，调味即可。日常食用。

【功效】用治不孕。

6 当归远志酒

【原料】全当归 150 克，远志 150 克，好甜酒 750 毫升。

【制作及用法】将全当归切碎后与远志和匀，以白布袋贮，置净器中，用酒浸泡，密封。7 日后可开取，去渣备用。每晚温服，随量饮之，不可间断。如果酒用尽，可依法再制。

【功效】用治肝郁型不孕症。肝郁型不孕症表现为多年不孕，经水不调，经期先后不定，经来腹痛，行而不畅。

7 橘皮粥

【原料】鲜橘皮 30 克，粳米 50 克，白糖适量。

【制作及用法】将橘皮洗净，加水煎汤，去渣，加入洗净的粳米煮为稀粥，调入白糖即可服食。每日 1 剂，分 2次服。

【功效】燥湿化痰，理气调经。用治痰湿型女子不孕。

8 狗头散

【原料】全狗头骨 1 个。

【制作及用法】将狗头骨砸成碎块，焙干或用砂炒干焦，研成细末。服药前测基础体温，有排卵的体温曲线呈双相型，即月经后 3～7 天开始服药。每晚临睡时服狗头散 10 克，黄酒红糖为引，连服 4 天为 1 个疗程。未成孕者，下次月经过后再服。连用 3 个疗程而无效者，改用他法治疗。

【功效】主治不孕症。

9 乌梅党参煎

【原料】乌梅、党参各 30 克，远志、五味子各9克。

【制作及用法】每日1剂,水煎服。

【功效】治女子不孕。

10 丹参茯苓汤

【原料】丹参20克,茯苓15克,柴胡、枳实、赤芍、葛根各10克,生甘草3克。

【制作及用法】加水煎服,每日1剂。

【功效】治气滞血瘀型不孕症。气滞血瘀型,多因流产刮宫致继发不孕。

11 当归千年健酒

【原料】当归、千年健各17.5克,牛膝200克,正虎骨、广木香各10克,天麻、追地风、防风各15克,川芎5克。

【制作及用法】将上药以好高粱酒1500克,浸泡10日,即可服用,每次1盅。

【功效】适用于不孕,数月即能受孕。

12 调冲任补肝肾方

【原料】当归、熟地黄、仙灵脾、桑寄生各10克,白芍、桑椹子、女贞子、阳起石各15克,蛇床子5克。

【制作及用法】水煎,每日1剂,分2次服。

【功效】适用于不孕症。

13 虫草山药羊肉汤

【原料】羊肉750克,冬虫夏草20克,怀山药30克,枸杞子15克,生姜4片,蜜枣4个。

【制作及用法】先将羊肉洗干净,切块,用开水焯去膻味。再将冬虫夏草、怀山药、枸杞子、姜片、蜜枣(去核)洗干净,与羊肉一齐放入锅内,加清水适量,武火煮沸后,文火煲3小时,调味供用。日常食用。

【功效】用治不孕症。

第十八节

流产

流产是指妊娠在28周前终止,胎儿体重在1000克以下者流产发生在妊娠12周以前称早期流产,发生在12～28周的为晚期流产。根据患者就诊时的情况,可分为先兆流产、难免流产、不全流产、完全流产、过期流产、习惯性流产及感染性流产。

其中，先兆流产指阴道内有少量血或血性分泌物，子宫颈口未开，宫体大小符合停经月份。难免流产指阴道内有新鲜血流出且多于月经量，子宫颈口已开大，有时窥见胚胎组织块堵塞子宫颈口或羊膜囊膨出，若羊膜破裂即有羊水流出。习惯性流产系指屡次妊娠（3次以上）皆归于流产者。

1 大枣红薯汤

【原料】大枣 10 枚，红薯肉丁 30 克，饴糖 1 匙。

【制作及用法】将各药混合后，加水适量，按常法煮汤服食。每日 1 剂。

【功效】补中益气，养血安胎。适用于气血虚弱型先兆流产。

2 黄酒蛋黄羹

【原料】鸡蛋黄 5 个，黄酒 50 毫升，食盐少许。

【制作及用法】将两药混合后，加少许水调匀，加食盐少许，入锅蒸 30 分钟，即成。每日食 1～2 次，连服 20 日。

【功效】用治气血虚弱引起的习惯性流产。

3 核桃栗子糊

【原料】核桃仁 50 克，栗子 100 克，白糖适量。

【制作及用法】先将栗子炒熟，剥取其肉，与核桃仁共捣碎研末，加入白糖，即成。用开水冲服。每日 1 剂。

【功效】固肾安胎。适用于肾虚型先兆流产。

4 人参核桃汤

【原料】人参 3 克，核桃仁 3 枚，白糖适量。

【制作及用法】将人参、核桃仁捣碎研末，加水煎沸 2～3 分钟，调入白糖饮服。每日 1 剂。

【功效】益气养血，补肾安胎。适用于气血虚弱型先兆流产。气血虚弱型先兆流产表现为孕后阴道出血量少，色淡质稀，小腹坠胀，头晕乏力，心慌气短等。

5 香油蜜膏

【原料】芝麻香油 100 克，新鲜蜂蜜 200 毫升。

【制作及用法】二者混合后，用文火加温调匀，即成。每次服 10 毫升，每日 2 次，连服数日。

【功效】用治先兆流产。

6 山楂黄芩茶

【原料】山楂 5 克，黄芩 2～3 克。

【制作及用法】将 2 味药同放入杯中，用沸水冲泡。代茶饮用，每日 2 剂。

【功效】清热，安胎。适用于血热型

先兆流产。血热型先兆流产表现为孕后阴道少量出血，色鲜红，质稠，心烦口干，便秘尿赤等。

7　参芪保胎膏

【原料】人参 15 克，黄芪 30 克，生地黄 20 克，阿胶 30 克。

【制作及用法】先将人参、黄芪、生地黄加水 500 毫升煎 2 次，取汁浓缩至 300 毫升；阿胶加水 100 毫升隔水蒸化，合并以上汁液，加白蜜 100 毫升收膏即成。每次服 20 毫升，每日 3 次，30 日为 1 个疗程。

【功效】用治气血虚弱型先兆流产。

8　莲子芋肉糯米粥

【原料】莲子肉 60 克，芋头肉 45 克，糯米 50 克。

【制作及用法】各药洗净后，加水适量，按常法煮粥服食。每日 1 剂。

【功效】健脾益肾，安胎。适用于肾虚型先兆流产。

9　莲子芡实葡萄汤

【原料】莲子 50 克，芡实 30 克，葡萄干 20 克。

【制作及用法】各药混合后，加水适量，按常法煮汤服食。每日 1 剂。

【功效】健脾固肾，养血安胎。适用于肾虚型先兆流产。

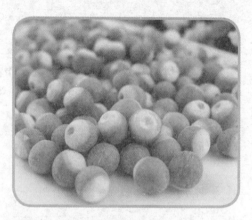

10　鲤鱼安胎粥

【原料】鲤鱼 1 条（重约 500 克），粳米 100 克，苎麻根 10 ～ 15 克。

【制作及用法】先将鲤鱼去鳞及内脏，洗干净切块煮汤，再煎苎麻根，取汁去渣后，入鱼汤下粳米煮粥。每日 1 剂，分 2 次热服。

【功效】用治脾肾两虚型习惯性流产。脾肾两虚型习惯性流产表现为屡孕屡坠，或坠后难于受孕，头晕耳鸣，腰膝酸软，神疲肢倦。

11　莲子桂圆山药糯米饭

【原料】莲子肉、桂圆肉、山药各 50 克，糯米 300 克。

【制作及用法】将莲子肉、桂圆肉、山药洗净后，与泡过的糯米置盆中，加适量水，上笼屉蒸成米饭。每日 1 ～ 2 次，连用 2 周。

【功效】用治脾肾两虚型习惯性流产。

12 荸荠豆浆饮

【原料】荸荠5个，豆浆250毫升，白糖适量。

【制作及用法】将荸荠洗净，去皮切碎，与豆浆共置锅内，煮沸后调入白糖即可。日常食用，每日1剂。

【功效】滋阴清热，养血安胎。适用于血热型先兆流产。

13 米酒煮黑豆

【原料】黑豆90克，米酒60毫升，白糖适量。

【制作及用法】将黑豆用水洗干净，加米酒及水浇开，改用微火煮至豆烂，撒白糖食之。每日1次，连服数日。

【功效】用治肾虚型胎动不安，症见妊娠期阴道少量出血，色黯淡，腰酸腹坠痛，或伴头痛、耳鸣。

14 山药杜仲汤

【原料】鲜山药90克，杜仲6克（或续断），苎麻根15克，糯米80克。

【制作及用法】杜仲和苎麻根用纱布包好，糯米洗净，共煮成粥服用。

【功效】健脾补肾，止血安胎。适用于先兆性流产。

15 陈艾叶方

【原料】陈艾叶6克，新鲜鸡蛋2个。

【制作及用法】适量水煎陈艾叶，沸后，入荷包鸡蛋2个，待蛋熟，食其蛋，饮其汤。

【功效】止漏安胎，暖宫止血。主治先兆流产。

16 枸杞补肾汤

【原料】党参、枸杞子各15克，熟地黄、鹿角霜、菟丝子、巴戟天各20克，续断、杜仲各10克。

【制作及用法】每日1剂，煎服。

【功效】主治习惯性流产。

17 鸡米粥

【原料】老母鸡（4年以上）1只，红壳小黄米250克。

【制作及用法】将鸡宰杀去毛及内脏，洗净煮汤，用鸡汤同小黄米煮粥。可连续服用。

【功效】益气养血，安胎定志。用治习惯性流产。

18 猪肚杜仲汤

【原料】杜仲50克，猪肚250克，食盐适量。

【制作及用法】将杜仲、猪肚洗净，切块，加水适量煲汤，用食盐调味。每日1次，饮汤吃猪肚。

【功效】补肾安胎。适用于习惯性流产。

第十九节

更年期综合征

更年期是指妇女从生育期向老年期过渡的一段时期，也是卵巢功能逐渐衰退的时期。更年期始于40岁，历时10～20年，以绝经为重要标志。在此期间，妇女因性激素分泌量减少而出现了以自主神经功能失调为主的一系列症状，总称为更年期综合征。

中医称之为绝经前后诸症，因妇女从此逐渐进入老年，肾气日衰，因肾阴失调而导致脏腑功能失常。临床表现以眩晕耳鸣、烘热汗出、烦躁易怒、面目下肢浮肿，或月经紊乱、情志不宁等一系列异常反应。

1 合欢花粳米粥

【原料】合欢花30克（鲜品50克），粳米50克，红糖少许。

【制作及用法】将3味共入砂锅中，按常法煮粥。每晚睡前空腹食用1剂。

【功效】解郁安神。适合精神忧郁、心烦易惊、心悸、失眠、多梦。

2 枸杞子百合羹

【原料】枸杞子30克，百合100克，鸡蛋2只，冰糖15克。

【制作及用法】鸡蛋打成糊。枸杞子、百合同放入砂锅，加水适量，煮至百合酥烂，边搅拌边调入鸡蛋糊，煨煮成羹，加冰糖溶化即成。早、晚2次分服。

【功效】滋养肝肾。适合月经不调、头晕耳鸣、腰膝酸痛、五心烦热、烦躁易怒、盗汗、舌红苔少、脉细弦数。

3 合欢花莲肉粥

【原料】合欢花10克，莲子15克，大枣20克，粳米50克。

【制作及用法】先将莲子磨为细末，与大枣、粳米同煮稀粥；合欢花另煎水取汁，兑入粥中略煮。临睡前服。

【功效】补益脾胃、安神解郁。适用于更年期综合征，症见绝经前后出现心悸怔忡、心烦不宁、失眠多梦、健忘等症。

4 杭菊红枣饮

【原料】杭菊9克，红枣6枚。

【制作及用法】上2味水煎。当茶饮，每日1剂。

【功效】清利头目、补血益气。适用头晕头痛、耳鸣眼花、月经不调、心悸失眠、五心烦热、潮热盗汗、舌红少苔。

5 双耳炝黄瓜

【原料】银耳、木耳各15克，黄瓜100克。

【制作及用法】将银耳、木耳泡软，黄瓜洗净切片，共入沸水中烫透捞出，用凉开水过滤后装盘，再放上葱、姜丝，浇上麻油或炸好的花椒油，稍焖片刻，然后加食盐、味精，拌匀佐餐。

【功效】益肺肾、补虚损。用于更年期综合征。

6 竹丝鸡百合汤

【原料】竹丝鸡1只，百合60克，小麦90克，大枣12枚，桂圆肉15克。

【制作及用法】鸡去毛及内脏洗净，红枣去核，小麦装入纱布袋中和百合、桂圆肉等一起放入砂锅中，加水文火炖煮2小时，调味后饮汤吃肉。

【功效】清心安神、养肝缓急。用于更年期综合征。

7 羊肉栗子汤

【原料】精羊肉150克，栗子肉30克，枸杞子20克，精盐适量。

【制作及用法】各药洗净处理后，加水适量，按常法煮汤。日常食用，每日1剂，连服5～7日。

【功效】补肝益肾，益气养血。适用于肝肾不足型更年期综合征。肝肾不足型更年期综合征表现为眩晕心悸，腰膝酸软，失眠健忘等。

8 五味莲子散

【原料】莲子、百合各500克，山药400克，丹皮300克，附子150克，黄酒适量。

【制作及用法】将各药分别炒焦，共研细末，混匀，装瓶备用。每次服9克，每日2次，用黄酒送服。

【功效】温补脾肾，益气安神。适用于脾肾不足型更年期综合征。脾肾不足型更年期综合征表现为月经周期先后不定，量忽多忽少，或淋沥不断，或数月不行，头晕目眩，腰痛肢寒，纳少乏力，口淡便溏，夜尿量多等。

9 桑椹冰糖膏

【原料】鲜桑椹500克，冰糖200克。

【制作及用法】将桑椹去杂，洗净捣烂，与冰糖共置锅内，加水煮沸后改用文火熬炼成膏，候冷，装瓶备用。

每次服 1 汤匙，每日 2 次，用温开水冲服。

【功效】滋阴养血，补益肝肾。适用于更年期综合征之头晕头痛、心烦急躁、多梦少寐、口干、手足心热、耳鸣、心悸、潮热汗出，甚则血压升高等。

10 浮小麦甘草饮

【原料】浮小麦 30 克，甘草 10 克，大枣 5 枚。

【制作及用法】各药混合后，加水适量，按常法煎汁。每日 1 剂，1 日 2 次。

【功效】用治更年期综合征，或经期、妊娠期、产后、更年期癔病。症见心悸、怔忡不安、悲伤欲哭，自汗。

11 银耳大枣汤

【原料】银耳 20 克，大枣 15 枚，白糖适量。

【制作及用法】将银耳洗净撕碎，大枣洗净去核后，加水适量，按常法煮汤。汤成后加入白糖适量调味即可。日常食用，每日 1 剂，连服 10 ～ 15 日。

【功效】滋阴润躁，养血安神。适用于更年期综合征之阴虚火旺、心烦内躁、潮热盗汗、心悸失眠等。

12 芝麻粳米粥

【原料】芝麻 15 克，粳米 100 克。

【制作及用法】将芝麻用水淘净，轻微炒黄后研成泥状，加粳米煮粥。每

日 1 次，可常服。

【功效】用治肾阴虚型更年期综合征。肾阴虚型更年期综合征表现为头目眩晕、耳鸣，面部烘热汗出，五心烦热，腰膝疫痛，月经规律紊乱。

13 牛奶鹌鹑汤

【原料】鹌鹑蛋 2 个，鲜牛奶 200 克，白糖适量。

【制作及用法】将牛奶放入锅内，加少量水用文火煮沸，鹌鹑蛋打开，加入牛奶中，用文火煮至刚熟，加入白糖适量，即可食用。每日 1 剂，温服。

【功效】用治心脾气虚型更年期综合征。心脾气虚型更年期综合征表现为头晕眼花，面色苍白，气短懒言，怔忡健忘，失眠梦多，无故忧思等。

14 蚝豉发菜瘦肉汤

【原料】蚝豉 100 克，发菜 25 克，猪瘦肉 100 克，食盐适量。

【制作及用法】先将蚝豉用清水浸软，洗干净；发菜用清水浸软，洗干净；猪瘦肉洗干净，切小块。再把全部用料一起放入锅内，加清水适量，武火煮沸后，文火煮 2 小时，调味即可。日常食用，可常服。

【功效】用治肾阴不足型更年期综合征。肾阴不足型更年期综合征表现为烘热汗出，头晕耳鸣，惊恐不安，心悸失眠或头目眩晕，咽干口燥等。

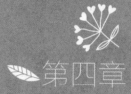

第四章

筋骨有疾心莫慌，
化瘀偏方来帮忙

◎ 骨质疏松 ◎ 骨质增生 ◎ 颈椎病 ◎ 腰腿疼 ◎ 肩周炎
◎ 腰椎间盘突出 ◎ 骨折 ◎ 落枕 ◎ 挫伤 ◎ 扭伤

Folk prescription

第一节

骨质疏松

骨质疏松是以人体单位体积内骨组织量减少为特点的一种代谢性骨病变，发病大多比较缓慢，以骨骼疼痛、易于骨折为特征，生化检查则显示基本正常。本病分为原发性和继发性两种。导致骨质疏松的原因有很多，而钙的缺乏被公认为主要因素。但近年的研究表明，人体的酸性环境，才是导致骨质疏松的主要原因。因此，调整饮食结构，多食用碱性食物，避免酸性食物摄入过量，从而保持人体的弱碱性环境，应该是防止骨质疏松的最有效的做法。

1　双仁杞枣汤

【原料】核桃仁、薏苡仁各15克，枸杞子10克，大枣5枚，白糖适量。

【制作及用法】将核桃仁、薏苡仁、枸杞子、大枣洗净，共置锅内，加水煮熟，调入白糖服食。每日1剂，分2次服，连服30日。

【功效】温补脾肾。用治脾肾阳虚型骨质疏松。

2　红糖芝麻核桃糊

【原料】取红糖、黑白芝麻、核桃仁粉各25克，藕粉100克。

【制作及用法】先将黑白芝麻炒熟后，再加核桃仁粉、藕粉，用沸水冲匀后再放入红糖搅匀即可。日常食用，每

日可多次冲饮。

【功效】补钙，预防骨质疏松，适用于中老年缺钙者。

3　芝麻核桃仁

【原料】黑芝麻250克，核桃仁250克，白砂糖50克。

【制作及用法】将黑芝麻拣去杂质，晒干，炒熟，与核桃仁同研为细末，加入白糖，拌匀后装瓶备用。每日2次，每次25克，温开水调服。

【功效】能滋补肾阴，抵抗骨质疏松。

4　桃酥豆泥

【原料】扁豆150克，黑芝麻25克，核桃仁5克，白糖适量。

【制作及用法】将扁豆入沸水煮30分钟后去外皮，再将豆仁蒸烂熟，捣成泥。炒香芝麻，研末待用。油热后将扁豆泥翻炒至水分将尽，放入白糖炒匀，再放入芝麻、核桃仁溶化炒匀即可。日常食用，每次30克。

【功效】健脾益肾。抗骨质疏松。

5 鸡脚枣参汤

【原料】鸡脚10只，红枣7个，高丽参7片。

【制作及用法】先将鸡脚洗净，将鸡脚于开水中烫过后，在砧板上用刀背拍破骨头，连同红枣与高丽参一起放入海碗或不锈钢锅中，加水没过所有材料，然后放在电饭锅中慢慢炖，炖至鸡脚烂熟为止。将浮油撇去，趁热吃肉喝汤，一剂可分2天吃。刚开始每周至少吃三剂，一个月后，每周吃一剂即可。

【功效】治骨质疏松、软骨磨损疗效神速，症见骨质疏松、双脚无力、软骨磨损不利于行者。

6 鲤鱼汤

【原料】活鲤鱼1条，葱末、姜末、料酒、盐各适量。

【制作及用法】活鲤鱼去鳞、内脏洗净，加葱末、姜末、料酒和盐，稍腌片刻，加水煮至汤白鱼烂，分次食用。日常食用。

【功效】适用于老年骨质疏松、糖尿病等。

7 虾皮豆腐汤

【原料】虾皮50克，嫩豆腐200克，调料适量。

【制作及用法】将虾皮洗净后泡发；嫩豆腐切成小方块；加葱花、姜末及料酒各适量。所有原料放入油锅内煸香，加水适量煮汤即可。喝汤。

【功效】适用于治疗骨质疏松。

8 桑椹牛骨汤

【原料】桑椹25克，牛骨250～500克，酒、糖、葱、姜各适量。

【制作及用法】将桑椹洗净，加酒、糖少许蒸制；另将牛骨置锅中用水煮，开锅后撇去浮沫，加姜、葱再煮，见牛骨汤发白时，捞出牛骨，加入已蒸制的桑椹，开锅后再撇去浮沫，调味后即可食用。每日1次，每次100毫升，每周1剂。

【功效】滋阴补血，益肾强筋。适用于治疗骨质疏松。

9 黑豆猪骨汤

【原料】黑豆20～30克，猪骨200～300克，调料适量。

【制作及用法】将黑豆洗净、泡软，与猪骨同置锅中，加水适量，武火煮沸后改用文火慢熬至熟烂，加调料适量即可。每日1次，每次200毫升。日常可经常食用。

【功致】补肾，活血，祛风，利湿。尤其适用于老年骨质疏松症患者。

10 猪骨头炖海带

【原料】猪骨头1000克，海带150克，姜、葱、胡椒粉、味精、盐各适量。

【制作及用法】高压锅内加入2000毫升水，将猪骨头连同海带、生姜一同入内，旺火烧开，小火炖烂，加调料出锅即可。日常食用。

【功致】常吃能有效防止骨质疏松。

11 黄豆芽炖排骨

【原料】黄豆芽、排骨各500克，生姜2片，黄酒15克，食盐、味精、胡椒粉各适量。

【制作及用法】将上述材料以高压锅炖排骨汤备用，黄豆芽去根洗净切两段，大火翻炒豆芽至进油，倒入砂锅，入汤、黄酒，小火炖30分钟，放入盐、味精、胡椒粉，出锅即可。日常食用。

【功致】适用于治疗骨质疏松症。

12 豆腐猪骨汤

【原料】猪骨汤1000克，豆腐2块，鸡蛋1个，虾皮25克，葱、姜、蒜、生油、盐、味精各适量。

【制作及用法】将鸡蛋打入小碗，用筷子打匀后加入少量水和盐，蒸熟备用。将豆腐切小块。油锅烧热放入蒜爆香，倒入少许以煸后加猪骨汤、虾皮。沸后将蒸蛋以大匙分次舀入汤中，再加进豆腐煮沸，放葱、盐、味精出锅。按常法食用。

【功致】对骨质疏松有一定疗效。

第二节

骨质增生

　　骨质增生又称为增生性骨关节炎、骨性关节炎（OA）、退变性关节病、老年性关节炎、肥大性关节炎，俗称骨刺，是由于构成关节的软骨、椎间盘、韧带等软组织变性、退化，关节边缘形成骨刺，滑膜肥厚等变化，而出现骨破坏，引起继发性的骨质增生，导致关节变形，当受到异常载荷时，引起关节疼痛，活动受限等症状的一种疾病。骨质增生是中老年人的常见病、多发病之一，属于中医的"痹证"范畴，也称为"骨痹"。中医认为，本病与外伤、劳损、瘀血阻络、感受风寒湿邪、痰湿内阻、肝肾亏虚等有关。

骨质增生好发于负重大、活动多的关节，如颈、腰、胸椎、膝、手指、脚跟等处。骨质增生一般没有什么症状，无需治疗，可一旦出现症状，就已经转化到了病理状态，严重时可能致畸或致瘫。

1 萝卜敷

【原料】鲜萝卜适量，生姜少许。

【制作及用法】取鲜萝卜（根据病情而定，约1～3斤即可），切成细丝。再取少许生姜切末，与萝卜丝一同放入锅里，加1～3碗水煮开。如果是手、脚部骨质增生，可直接放盆里烫洗患处。如果是其他部位，则将熬过的萝卜丝、姜末滤水，趁热装入布袋（水不可太烫，袋子不滴水为宜），热敷患处。每日1～2次，每次30分钟，用料每日换1次。手脚部骨质增生30天可治好，其他部位时间稍长

【功效】用于治疗骨质增生。

2 白芍木甘汁

【原料】白芍30克，木瓜、甘草各12克，鸡血藤、威灵仙各15克。

【制作及用法】将上述材料加水适量，按常法煎煮取汁即成。每日1剂，可常服。

【功效】用于治疗骨刺。

3 川芎陈醋膏

【原料】川芎末6～9克，山西老陈醋适量，药用凡士林少许。

【制作及用法】将川芎末加山西老陈醋调成糊状，然后混入少许药用凡士林调匀，即成。将配好的药膏涂抹在患者增生部位，涂好后盖上1层塑料纸再贴上纱布，用宽胶布将纱布四周固封。2日换药1次，10次为1个疗程。

【功效】用于治疗骨质增生。

4 红花米醋方

【原料】红花50克，米醋500毫升。

【制作及用法】取红花（中药店有售）浸泡在米醋中，1周即成。用此醋涂擦患部，使其软化、消除、痊愈。如果骨质增生严重者，多制作几次使用，效果更佳。

【功效】用于治疗骨质增生。

5 狗骨外用方

【原料】狗骨头150克，白酒500毫升，

生姜适量。

【制作及用法】取狗骨头砸碎炒黄，用50度以上的白酒浸泡3日，即成。用生姜蘸该药酒擦患处，1日3次（最好同时喝此酒1盏），约半月可治愈。

【功效】用于治疗骨质增生。

6　莲栗糯米糕

【原料】糯米粉500克，莲子60克，栗子（鲜）60克，核桃60克，糖桂花15克，白砂糖50克。

【制作及用法】先将核桃肉、莲子、栗子煮熟去皮，压烂成泥为糕粉。再把糯米粉加沸水调和均匀，将糕粉、糯米细粉与白糖拌匀。最后撒入糖桂花，放入碗内，上笼蒸1～2小时至熟透，取出即成。按常法食用。

【功效】可用于治疗骨质增生。

7　归红酒

【原料】当归80克，红花50克，制首乌50克，小血藤80克，白酒3000克。

【制作及用法】将药材饮片加白酒按

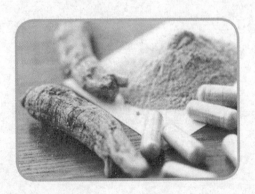

冷浸法浸渍10日或11日即得。每日2次，每次饮1小杯。

【功效】适用于骨质增生症的治疗。

8　羊肉莲子粥

【原料】精羊肉150克，莲子肉25克，粳米150克，生姜适量。

【制作及用法】按常法煮粥服食。每日1剂。

【功效】温补脾肾。用治脾肾两虚型骨质增生，症见纳呆，食少，腰酸膝软，肢体麻木，或有疼痛，腹胀，便溏，月经紊乱等。

9　枸杞桑椹粥

【原料】枸杞子、桑椹各25克，粳米100克。

【制作及用法】按常法煮粥服食。每日1剂，分2次服，连服15日。

【功效】滋补肾阴。用治肾阴虚型骨质增生，症见头晕，耳鸣，口干咽躁，五心烦热，腰酸背痛，肢体麻木，活动受限，尿黄，便秘等。

10　高粱根煮鸭蛋

【原料】高粱根7个，鸭蛋2只，白糖少许。

【制作及用法】将高粱根、鸭蛋洗净，共置锅内，加水同煮，鸭蛋熟后去壳再入锅煮7～10分钟，去渣，调入白糖，吃蛋喝汤。每日1剂。

【功致】滋阴清热，消肿止痛。适用于足跟痛、膝痛。

11 桑椹大枣汤

【原料】桑椹50克，大枣10枚，蜂蜜适量。

【制作及用法】将桑椹、大枣洗净，加水煎汤。服前加入蜂蜜即成。每日1剂，2次分服，连服15日。

【功致】滋肝补肾，养血润燥。用治肝肾两虚型骨质增生，症见头晕目眩，眼花耳鸣，烦躁易怒，腰酸肢麻，小便短少，大便秘结，舌红少津，脉弦细。

第三节

颈椎病

颈椎病是指因颈椎间盘退行性变及其继发病理改变（包括器质性改变和动力性改变）刺激或压迫邻近的神经根、脊髓、椎动脉等组织，并引起各种症状和体征的疾病。本病发病以男性为主。目前一般将颈椎病分为颈型、神经根型、脊髓型、椎动脉型等类型。

颈椎病属中医学的"痹证"范畴，属于人到中年，气血渐亏，阳气渐衰，血脉空虚，阳气不足，卫外不固，风寒湿邪趁虚而入，阻滞经脉；或因跌打损伤，经络受损，瘀血内停；或因积劳成疾，肝肾亏损，督阳不运，痰凝血瘀，导致颈椎病。颈椎病的预防保健，应重视保持颈部良好的姿势，防止颈部外伤，避免颈部过度疲劳，并防止颈背部受凉。

1 吴茱萸散

【原料】吴茱萸150～300克，黄酒适量。

【制作及用法】将吴茱萸研为细末，过筛。用时取药末适量加黄酒拌匀，放锅内炒热，搅成糊状。取药糊趁热摊于数块清洁布上，分别贴于大椎、大杼、肩髃、肩井、后溪穴上，冷后再换，再贴之（大椎穴在人体后中线上，第七颈椎棘突下凹陷中；大杼穴在背部第一胸椎棘突下旁开1.5寸处；肩髃穴在肩部，当臂外展时，手肩峰后下方呈凹陷处；肩井穴为大椎与肩峰端连线的中点处；后溪穴在手掌尺侧，微握拳，当第五掌指关节后的远侧掌横纹头赤白肉际处）。

【功效】用于治疗风寒湿型颈椎病。风寒湿型颈椎病表现为串痛麻木，恶寒畏风。

2 生草乌细辛散

【原料】生草乌、细辛各10克，洋金花6克，冰片16克，50%酒精200毫升。

【制作及用法】将前3味药混合后研末，用50%酒精300毫升浸泡。再取冰片用50%酒精浸泡。两种药液每日分别搅拌1次，约1周后全部溶化，滤净去渣，将二药液和匀，用有色玻璃瓶贮藏。用棉球蘸药液少许涂痛处或放痛处片刻，痛止取下。每日2～3次。

【功效】祛风散寒，通络止痛。用治颈椎、腰椎及足跟骨质增生，老年骨关节炎疼痛等。

3 川芎人参胶囊

【原料】川芎30克，人参、白芍、葛根各25克。

【制作及用法】将这些药物采用一步制粒法制成胶囊，每粒胶囊相当生药3克。每日3次，每次5粒。1个月为1个疗程。

【功效】益气活血，舒筋通络。主治颈椎病之气虚血瘀症。

4 桑椹芝麻蜜膏

【原料】桑椹、黑芝麻各500克，蜂蜜200克。

【制作及用法】以上3味加水适量，小火煎熬成膏。每日早、晚各2匙，温开水冲服。

【功效】颈椎病属精血不足者。

5 生姜丁香糖

【原料】丁香粉5克，生姜末30克，白糖50克。

【制作及用法】将白糖放入砂锅内，文火煮沸，再加丁香粉、生姜末调匀，继续煮至挑起不粘手为度。放一瓷盘，涂以香油，将糖浆倾入摊平，稍凉后趁软切成小块，经常食用。

【功效】降逆化痰。适用于颈椎病。

6 天麻炖鳙鱼头

【原料】天麻10克，鲜鳙鱼头1个，生姜3片。

【制作及用法】将天麻、鳙鱼头（洗净）、生姜放炖锅内，加清水适量，炖熟，调味后服。隔天 1 次，可常服。

【功效】适用于椎动脉型颈椎病。症见头晕目眩，甚或步态不稳，复视，面部麻木等。

7 老桑枝煲鸡

【原料】老桑枝 60 克，母鸡 1 只，食盐少许。

【制作及用法】将老母鸡去毛及内脏，洗净并切成小块，与老桑枝同放锅内，加适量水煲汤，食盐调味即可。饮汤食鸡肉。

【功效】适用于神经根型的颈椎病，症见双上肢麻木、痹痛等。

8 川芎白芷炖鱼头

【原料】川芎、白芷各 15 克，鳙鱼头 1 个，生姜、葱、盐、料酒各适量。

【制作及用法】将川芎、白芷切片，鳙鱼头去鳃洗净。把药、鱼头放入锅内，加生姜、葱、盐、料酒、水适量。将锅置武火上烧沸，用文火炖熟后，加味精即成。每日 1 次，可供佐餐食用。

【功效】适用于颈椎病。症见颈项酸痛，头晕目眩等。

9 丹参山楂粥

【原料】生山楂 50 克，丹参 30 克，粳米 100 克，冰糖屑适量。

【制作及用法】将生山楂、丹参洗净，

再将丹参入锅，加水适量，用小火煎煮 40 分钟，除渣取汁。放山楂片与淘净的粳米，加水适量，先用大火煮沸，再用小火熬煮成粥，后加冰糖调匀即成。早、晚 2 次分食。

【功效】活血化瘀，通经止痛。主治气滞血瘀型颈椎病。

10 桃仁红花川芎蜜饮

【原料】桃仁 10 克，红花 6 克，川芎 10 克，白蜜适量。

【制作及用法】将桃仁、红花、川芎同入锅中，加水适量，用小火煎煮 40 分钟，取汁，待温后加入白蜜调服。早、晚 2 次分饮。

【功效】活血通络，行气通络。主治气滞血瘀型颈椎病。

11 葛根煲猪脊骨

【原料】葛根 30 克，猪脊骨 500 克。

【制作及用法】葛根去皮切片，猪脊骨切段，共放锅内加清水适量煲汤。饮汤食肉，常服有效。

【功效】益气养阴，舒筋活络。适用于神经根型颈椎病。

12 杞子猪骨汤

【原料】枸杞子 50 克，猪骨（最好用猪尾骨）300 克，清水 1200 毫升。

【制作及用法】加入适量花生油、盐

和配料，慢火炖至 250 毫升汤汁。

【功致】补肾益精，强筋健骨。适用于颈椎骨质增生、骨质疏松、颈肌韧带钙化属气血虚弱，肝肾不足型者。

13　葛根五加粥

【原料】葛根、薏苡仁、粳米各 50 克，刺五加 15 克。

【制作及用法】原料洗净，葛根切碎，刺五加先煎取汁，与余料同放锅中，加水适量。武火煮沸，文火熬成粥。可加冰糖适量。

【功致】祛风除湿止痛。主治风寒湿痹阻型颈椎病，颈项强痛。

14　山丹桃仁粥

【原料】山楂 30 克，丹参 15 克，桃仁（去皮）6 克，粳米 50 克。

【制作及用法】原料洗净，丹参先煎，去渣取汁，再放山楂、桃仁及粳米，加水适量，武火煮沸，文火熬成粥。

【功致】活血化瘀，通络止痛。主治气滞血瘀型颈椎病。

15　芎归蚕蛹粥

【原料】川芎 10 克，当归、蚕蛹各 15 克，粳米 50 克。

【制作及用法】原料洗净，加水适量，先煎川芎、当归，去渣取汁，再加蚕蛹、粳米，武火熬成粥。每日 1 ～ 2 次。

【功致】养血活血。适用于气滞血瘀型颈椎病，体质虚弱者。

16　姜葱羊肉汤

【原料】羊肉 100 克，大葱 30 克，生姜 15 克，大枣 5 枚，红醋 30 毫升。

【制作及用法】加水适量，做汤 1 碗，每天食 1 次。

【功致】益气，散寒及通络。适用于颈椎病经络痹阻型。

17　天麻猪脑汤

【原料】天麻 10 克，猪脑 1 个。

【制作及用法】原料洗净，天麻切碎，与猪脑一并放入炖盅内，加水、盐适量，隔水炖熟。每日吃 1 次，连服 3 ～ 4 次。

【功致】平肝养脑。适用于颈椎病导致头痛眩晕、肢体麻木不仁者。

18　茴香煨猪腰

【原料】茴香 15 克，猪腰 1 个。

【制作及用法】将猪腰对半切开，剔去筋膜，然后与茴香共置锅内加水煨熟。佐餐，趁热吃猪腰，用黄酒送服。

【功致】温肾祛寒。主治颈椎病。

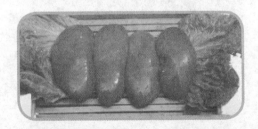

第四节

腰腿疼

腰腿疼是一种由急性或慢性软组织损伤所引起的局部疼痛性病症。由于腰部是脊柱运动范围较大的部位，人体负荷较重，所以，腰腿疼的原因比较复杂，除了外伤（如扭伤、撞击等）之外，肾虚、寒湿等，都可能引起腰腿疼痛。

1 山萸饮

【原料】生山萸肉 50～100 克。

【制作及用法】取生山萸肉加适量水，按常法煎汤，即成。每日 1 剂，早、晚分服。一般 5 日见效，10 日为 1 个疗程，20 日可治好。

【功致】祛湿止痛。用于治疗腰腿疼。本方对老年人两腿无力效果更好。

2 千年健九节茶

【原料】千年健 20 克，九节茶 15 克。

【制作及用法】用原方药量 6 倍，共研细末备用。每此用 15～20 克，置保温瓶中，冲入沸水适量，盖焖 20 分钟，即成。代茶饮用。每日 1～2 剂。

【功致】祛风湿，壮筋骨，止痹痛。可用于治疗腰腿疼。

3 干姜茯苓汤

【原料】干姜、茯苓各 6 克，甘草、白术各 3 克。

【制作及用法】将各药混合后，加水按常法煎汤。每日 1 剂，2 次分服。

【功致】祛寒止痛。适用于慢性腰腿疼。

4 伸筋草茶

【原料】伸筋草 20 克，鸡血藤 15 克。

【制作及用法】将 2 味药混合后，加入适量水，按常法煎煮成汤。代茶饮，每日 1 剂。

【功致】祛风散寒，除湿消肿，舒筋活血。可用于治疗腰腿疼。

5 枸杞山药汤

【原料】山药 30～60 克，枸杞子 20～30 克。

【制作及用法】将上述材料加水煎汤。每日 1 剂，可常服。

【功致】补益肝肾，固精明目。用治肾虚腰痛。

6 干姜茯苓粥

【原料】干姜5克，茯苓10～15克，粳米100克，红枣5枚，红糖适量。

【制作及用法】先煎干姜、茯苓、红枣，取汁去渣，与粳米同煮为粥，调入红糖，即成。每日1剂，分2次服用。

【功效】祛寒止痛。适用于腰腿疼。

7 骨碎补茶

【原料】骨碎补50克，桂枝15克。

【制作及用法】将2味药混合后，加水按常法煎煮成汤。代茶饮，每日1剂。

【功效】补肾活血，祛瘀止痛。适用于腰腿疼。

8 寒湿腰痛贴敷

【原料】肉桂5克，川芎10克，乳香10克，蜀椒10克，樟脑1克。

【制作及用法】将这些药物混合后研末，装瓶备用。取适量药末用白酒炒热贴敷于肾俞、命门、次髎，外用玻璃纸和胶布固定，2日换药1次。

【功效】祛寒除瘀。可用于治疗腰腿疼。寒湿、肾虚、瘀血腰痛，腰痛无热感者均可使用。

9 细沙热腰袋

【原料】细沙1000克。

【制作及用法】将细沙入锅炒热，用布包裹，分装数袋。熨于肾俞、秩边、环跳、委中、承山等穴。

【功效】祛寒止痛。适用于寒型腰疼。

10 山药枸杞汤

【原料】山药30～60克，枸杞子20～30克。

【制作及用法】水煎服。每日1剂。

【功效】补益肝肾，固精明目。用治肾虚腰痛。

11 乌七马钱散

【原料】生草乌、生川乌各10克，三七20克，马钱子12克，醋适量。

【制作及用法】将前4味药研为细末，用醋调匀，敷于患处。治疗过程中应卧床休息，不宜过分活动。

【功效】舒筋活络，止痛。适用于腰椎间盘突出症引起的腰腿痛。

12 杜仲骨脂酒

【原料】杜仲30克，补骨脂、苍术、鹿角霜各18克，白酒1000毫升。

【制作及用法】将以上诸药加工成粗粉，和白酒一同置于洁净容器中，密封，浸泡。每日振摇3～5次，10日后开封，过滤去渣，取酒液饮服。每日2次，早、晚各服20～30毫升。

【功效】强腰壮肾，温阳祛寒。主治风湿腰腿疼痛。

13 杜仲丹参酒

【原料】杜仲、丹参各 20 克，川芎 10 克，糯米酒 500 毫升。

【制作及用法】将前 3 味药研碎，装入药袋，和白酒同置于洁净容器中，密封，浸泡。3 ～ 5 日后即可过滤去渣取液。不限时，将药酒温热饮用。阴虚火旺者忌服。

【功致】活血行气，祛风止痛。主治腰腿酸痛、久痛络脉痹阻等症。

14 风湿腰疼酒

【原料】何首乌 15 克，薏苡仁 50 克，白酒 500 毫升。

【制作及用法】将何首乌切片，与薏苡仁和白酒一同置于洁净容器中，密封，浸泡。14 日后即可取上清液饮服。每日 3 次，每次 15 ～ 20 毫升。大便溏泻及有湿痰者忌服。

【功致】利湿除痹。主治风湿性腰疼、四肢麻木等症。

15 独活逐湿酒

【原料】独活、制附子各 35 克，党参 20 克，白酒 1000 毫升。

【制作及用法】将前 3 味药粗碎，和白酒一同置于洁净容器中，密封，浸泡。每日摇匀 1 ～ 2 次，7 日后即可过滤去渣取液。口服。不拘时候，随量饮服。附子有毒，须炮制。本酒不

宜多服、久服。孕妇忌服。

【功致】散寒逐湿，温中止痛。主治腰腿疼痛、身体虚弱等症。

16 牛膝活络酒

【原料】牛膝 40 克，石斛、杜仲、丹参、生地黄各 20 克，白酒 500 毫升。

【制作及用法】将前 5 味药粗碎，和白酒一同置于洁净容器中，密封，浸泡。每日摇匀 1 ～ 2 次，7 日后即可过滤去渣取液。口服，每日 3 次，每次 10 ～ 15 毫升。

【功致】痛经活络，祛风除湿。主治肾虚风痹、腰膝筋骨冷痛、关节不利等症。

17 杜仲补骨脂方

【原料】杜仲（盐水炒）、补骨脂、核桃肉各等份。

【制作及用法】研为末，炼蜜为丸，每丸重 9 克，每次服 1 丸，开水送下。

【功致】补肾壮腰。用于伴有耳鸣、发热、腰膝酸软的肾虚腰痛。

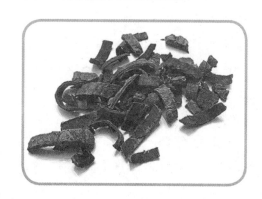

第五节

肩周炎

肩关节随着年龄的增加也会老化，出现各种各样的变化。到了四五十岁，各种老化症状就表现出来了，给肩部活动带来障碍。其中也有一些人在出现了肩周炎症状后才认识到自己已经上了年纪。因为发病年龄多在50岁左右（其他年龄也有发病的，但不多见），故亦称"五十肩"。本病与年老体衰、气血不足、筋脉失养有关。此外，本病与肩部负重过度，肩关节活动过频、过剧或过少，牵拉过强或突然扭转以及与外物直接撞击亦有密切关系。损伤后，局部瘀血肿痛，运动受限。若治疗不及时，就会形成组织粘连。有粘连的肩关节，若再做过重劳动就会重复损伤，如此恶性循环，病情逐日加重，形成广泛的粘连。若再感受风寒，就会出现感觉和运动的严重障碍。

肩周炎为慢性疾病，发病过程较长，一般在数月或1～2年，其临床症状为肩部疼痛、僵硬、沉重、困倦，严重时手臂不能活动，生活无法自理。

 1　川乌细辛散

【原料】川乌、草乌、细辛、樟脑各90克，冰片10克，老陈醋适量。

【制作及用法】将前5味药分别研为细末后，混合均匀备用。根据疼痛部位的大小，取药末适量，用老陈醋调成糊状，均匀敷在压痛点上，厚约0.5～0.7厘米，外裹纱布，然后用热水袋热敷患处20～30分钟，每日1～2次。

【功效】祛湿止痛。用于治疗肩周炎。

2　二乌膏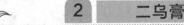

【原料】川乌、草乌、樟脑各90克。

【制作及用法】将这些药物混合后研末，装瓶备用。根据疼痛部位大小取药末适量，用老陈醋调糊状，匀敷压痛点，厚约0.5厘米，外敷纱布，然后用热水袋热敷30分钟，每日1次。

【功效】主治风寒侵袭型肩周炎。风寒侵袭型肩周炎表现为肩部疼痛，怕风畏寒。

3 川乌樟脑方

【原料】川乌、樟脑各10克，米醋适量。

【制作及用法】将前2味研为细末，备用。用米醋调成糊状，均匀地摊在纱布上，涂药层约5毫米厚，贴敷于疼痛部位，外用胶布固定，同时用热水袋热敷30分钟。每日1次，连用4～6次可见疗效。

【功效】祛风除湿，湿经止痛。用于治疗肩周炎。

4 丝瓜络钻地风散寒敷

【原料】生姜10克，葱白6克，丝瓜络20克，钻地风20克。

【制作及用法】将所有药物捣烂，即成。敷贴患处。

【功效】用于治疗寒湿偏盛型肩周炎。寒湿偏盛型肩周炎表现为肩关节疼痛剧烈，遇寒冷则加重，遇热痛缓。

5 桑独通络酒

【原料】桑枝、独活、五加皮各20克，白酒250毫升。

【制作及用法】将前3味粗碎，和白酒一同置于洁净容器中，密封，浸泡。7日后过滤去渣取液，备用。用时，取适量药酒涂擦患处，每日2～3次。

【功效】温中散寒，祛湿通络。主治肩周炎、风湿痛等症。

6 鸡血藤酒

【原料】鸡血藤、路路通、川芎各40克，白酒500毫升。

【制作及用法】将前3味粗碎，和白酒一同置于洁净容器中，密封，浸泡。每日摇匀1次，7日后即可过滤去渣取液。口服。每日1次，每次20～30毫升。

【功效】温经散寒，活血通络。主治肩周炎、坐骨神经痛等症。

7 枇杷通络酒

【原料】鲜枇杷叶、大风艾、生姜各100克，米酒1000毫升。

【制作及用法】将上药捣烂如泥，用米酒调匀，放入锅内炒热，热敷患处。外用，每日换药1～2次，每次30分钟左右。7～10日为1个疗程。

【功效】散风寒，通经络。主治肩周炎。

8 桂枝生姜汤

【原料】桂枝、炙甘草各12克，白芍15克，生姜6克，大枣5枚。

【制作及用法】水煎服，每日1剂。

【功效】益气养阴，通络止通。主治肩周炎。

9 一味生姜外用方

【原料】生姜20～30克。

【制作及用法】将生姜洗净切片，加水煎沸3分钟，去渣，用毛巾浸入姜汤中，绞干后温熨患部，每日2～3次。

【功效】温中散寒，通络止痛，适用于肩周炎。

10 韭菜籽艾叶汤

【原料】韭菜籽15克，艾叶、小茴香各10克。

【制作及用法】水煎服。每日1剂。

【功效】温经散寒，除湿止痛。适用于肩周炎。

11 薏苡仁酒

【原料】薏苡仁500克，白酒500毫升。

【制作及用法】蒋薏苡仁碾细，放入瓶中，加白酒封固，每日振摇1次，半月后即可饮用。每日3次，每次口服30毫升。

【功效】除湿散寒，温阳通痹。适用于肩周炎。

12 双枝祛湿酒

【原料】桑枝、桂枝各15克，低度白酒500毫升。

【制作及用法】将上药切片，和白酒一同置于洁净容器中，密封，浸泡。每日振摇3～5次，7日后即可过滤去渣取液，装瓶备用。口服。每日1～2次，每次10～15毫升。

【功效】祛风湿，利关节。主治肩周炎、风湿痹痛等症。

13 桑枝汤

【原料】桑枝一把。

【制作及用法】将桑枝切细，以水煎2碗。1日服尽，可连服数次。

【功效】适用于肩周炎。

14 丹参活血酒

【原料】丹参30克，白酒500毫升。

【制作及用法】将丹参切片，和白酒一同置于洁净容器内，密封，浸泡。7日后即可过滤去渣取液。每日2次，每次服15～20毫升。

【功效】活血化瘀。主治血瘀阻络型肩周炎。

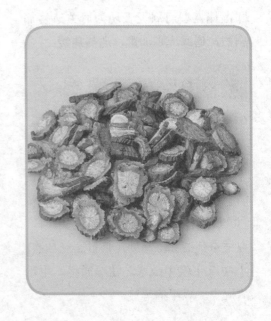

第六节

腰椎间盘突出

本病是指腰椎间盘发生退行性病变以后，因某种原因（损伤、过劳等）致纤维环部分或全部破裂，连同髓核一并向外膨出，压迫神经根或脊髓引起腰痛和一系列神经症状的病症。疼痛，特别是根性疼痛为腰椎间盘突出症的主要症状。一方面，应用常规骨科止痛药往往无效，而对于疼痛剧烈或较重的早期病例，手法治疗多难以耐受，有些甚至引起症状加重；另一方面，应用麻醉或激素类药物虽然大部分效果明显，但对其不良反应有较多禁忌。

1 银粉银底膏

【原料】银粉、银底各750克，黄丹6000克，胡麻油2500毫升。

【制作及用法】用木材火将油熬炼2小时，用慢火下黄丹、银粉、银底，用桃枝不断搅拌，熬熟，离火，以柳枝搅冷，将烟出完，倒在石板上，冷后即成。外敷肾俞、足三里穴，或贴患处。

【功效】适用于治疗腰椎间盘突出症。

2 五虎散

【原料】地龙21克，土鳖虫、全蝎、乌梢蛇、穿山甲各9克。

【制作及用法】将上药加水按常法煎汤，或焙干后研为末。急性发作期用汤剂，日服1剂，早、晚各1次。恢复期用散剂，即上药焙干研末，日服2次，每次3～4克，用黄酒冲服。疼痛剧烈、卧床不起者加川芎、乳香、生地黄、没药、丹皮；腰痛者加羌活；腿痛者加独活；偏热者加赤芍、丹皮、川柏；偏寒者加附片、桂枝、当归、川芎；久病体虚者加黄芪、白术、当归；肾阳虚者加破故纸、杜仲、菟丝子；肾阴虚者加桑寄生、枸杞子、熟地黄。

【功效】活血化瘀，舒筋通络。用于治疗腰椎间盘突出症并发坐骨神经痛。

3 归尾泽兰汤

【原料】归尾、泽兰各12克，赤芍、川楝子、延胡索各9克，制川乌6克。

【制作及用法】制川乌加水先煎，随后再与其他药物混合后，按常法煎煮取汁。每日1剂，2次分服。也可取

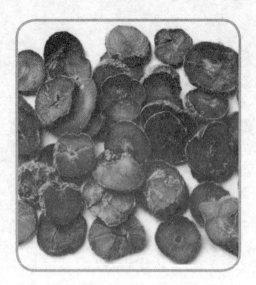

药渣以布包热熨腰部，或加水煎，以药汤洗腰部。

【**功效**】活血化瘀，理气止痛。主治腰椎间盘突出症。

4　乌梢蛇蜈蚣粉

【**原料**】乌梢蛇 12 克，蜈蚣 10 克，全蝎 5 克，细辛 6 克。

【**制作及用法**】将上药共研为极细末后，分成 8 包，首日上、下午各服 1 包，继之每日 1 包。1 周为 1 个疗程。

【**功效**】主治腰椎间盘突出症。

5　当归茯苓方

【**原料**】茯苓、牛膝各 20 克，甘草、川芎、木瓜、桃仁、红花各 10 克，杜仲、白芍、羌活、秦艽、延胡索、当归、香附各 15 克

【**制作及用法**】将所有药物混合后，加水适量，按常法煎煮取汁即可。每日 1 剂，分 3 次温服。

【**功效**】活血行气，祛风除湿，散寒通络。主治腰椎间盘突出症。

6　止痛热敷袋

【**原料**】川芎、郁金、乳香、红花、松节、川乌、白芥子、艾叶、独活、苍术、薄荷、樟脑、细辛、姜黄各适量。

【**制作及用法**】将所有药物与化学发热物质配制而成粉状物质，置于双层塑料袋中备用。用时揭去外层塑料袋，在患处揉搓即可发热。每袋使用 24 小时，5 袋为 1 个疗程。

【**功效**】除湿止痛，用于腰椎间盘突出症、腰肌劳损、习惯性腰扭伤、肩周炎等引起的腰、背、四肢疼痛等病。

7　舒筋活瘀汤

【**原料**】桂枝、赤芍、丹参、鸡血藤、伸筋草、刘寄奴、续断、桑寄生、王不留行各 15 克，元胡、当归各 10 克，川乌、草乌各 6 克。

【**制作及用法**】所有药物混合后，加水按常法煎煮取汁。每日 1 剂，温服。

【**功效**】活血舒筋、通络止痛。主治腰椎间盘突出症经牵引复位后的神经压迫症状。

第七节

骨折

骨折是指骨的完整性和连续性中断。骨折大致可分为两种，一为创伤性骨折，一为病理性骨折。大多数骨折由创伤引起，称为创伤性骨折；而由某些骨骼疾病，包括骨髓炎、骨肿瘤所致的骨骼破坏，从而使骨受到轻微外力即会发生的骨折，称为病理性骨折。在临床上，骨折以疼痛、肿胀、青紫、功能障碍、畸形及骨擦音等为主要表现。

1 降荔散

【原料】降香、荔枝核等量。

【制作及用法】将两药焙干后研成细末，过百目筛制成粉，调匀备用。伤口清洗整复缝合后，用75%酒精将药粉调成糊状，直接敷在伤口上，包扎固定，7日左右拆线，一般不需他法处理。

【功效】止血定痛，消肿生肌。用治骨折，尤其适用于治疗不完全断指。

2 鸡蛋壳

【原料】鸡蛋壳。

【制作及用法】将鸡蛋壳洗净，烘干后碾成粉。每次服15克，每日服2次。

【功效】制酸，止血，外用敛疮。用治骨折迟缓愈合。

3 生螃蟹酒

【原料】生螃蟹250克，黄酒适量。

【制作及用法】将生螃蟹洗净，捣烂。用热黄酒冲服150克，所余100克蟹渣敷于患处。

【功效】散瘀血，通经络，续筋接骨。用治骨折筋断。

4 鲜韭菜根

【原料】鲜韭菜根适量。

【制作及用法】取鲜韭菜根去泥土后洗净，捣成泥状。敷于患处。

【功效】消炎止血，镇痛接骨。用治骨折，尤其适用于断骨接骨复位。

5 鲜杨梅树皮

【原料】鲜杨梅树皮、熟糯米饭各适量。

【制作及用法】将上述 2 味共捣烂，备用。外敷于患部，日换 1 次。

【功效】消肿止痛。用治骨折。

6　茴丁酒

【原料】茴香、丁香、樟脑、红花各 15 克。

【制作及用法】取白酒 300 毫升，把药物浸于酒中，7 日后取汁使用。用棉球沾药酒涂于伤处，以红外线治疗灯照射距离 20～30 厘米，每日 1 次，每次 20 分钟，7 次为 1 个疗程。

【功效】散寒，活血，化湿。用治骨折后期局部肿胀。

7　接骨草酒

【原料】接骨草叶 500 克。

【制作及用法】取新鲜的接骨草叶洗净捣烂，加少许酒精，炒至略带黄色，然后文火煎 6～8 小时，搓挤出药汁过滤，配成 45% 酒精浓度的药酒 500 毫升（1：1 浓度）便可应用。用纱布包敷骨折部，小夹板或石膏固定，然后将接骨草酒滴入小夹板下纱布浸湿为宜，每日 2～3 次，成人每次 50 毫升，儿童酌减。

【功效】消肿，止痛，促患部末梢血管扩张，改善局部血液循环，促进骨痂生长，有助骨折愈合。

8　茴香五灵散

【原料】五灵脂 30 克，茴香 3 克，醋适量。

【制作及用法】将前 2 味研细，用醋调匀，敷于患处，以布包扎。

【功效】活血散瘀。适用于骨折。

9　桃仁续断粥

【原料】桃仁 10 克，乳香 15 克，续断 10 克，苏木 10 克，粳米 100 克。

【制作及用法】将桃仁、乳香、续断、苏木放入砂锅，加清水适量，武火煮沸，改文火煎取药汁。将粳米淘洗干净，加药汁，加清水适量，中火煮粥。水煎，每日 2 次分食。月经过多及孕妇忌用。

【功效】补肝肾、舒筋活络、消肿生肌、止血止痛。用于骨折早期辅助治疗。

10　二花冰糖饮

【原料】玫瑰花瓣 10 克，开败的月季花 5 朵，冰糖 30 克。

【制作及用法】将二花洗净，加水 2 杯，小火煎至 1 杯，加冰糖溶化。温服，每日 3 次，连服 30 日。

【功效】适于骨折初期，骨折处肿胀、疼痛，可有畸形和骨擦音。

11 蟹肉粳米粥

【原料】新鲜湖蟹2只，粳米50克。

【制作及用法】先取出蟹肉和蟹黄，另将淘洗干净的粳米入锅，加水500毫升，用旺火烧开，再转用文火熬煮，加入蟹肉和蟹黄，放入适量的生姜、醋和酱油，稍煮即成。佐餐食用。

【功效】滋养气血、接骨续筋。适用于骨折等。

12 月季花汤

【原料】开败的月季花3～5朵，冰糖30克。

【制作及用法】将月季花洗净，加水2杯，小火煎至1杯，加冰糖。候温顿服。每天1～2次，连服3～4周。

【功效】活血化瘀。适用于骨折初期患者服用。

13 红花赤小豆饮

【原料】赤小豆60克，红花10克，红糖适量。

【制作及用法】将赤小豆加水煮熟，再加红花水煎取汁，加红糖调味。分2次饮服。

【功效】活血化瘀、行气止痛。适用于骨折初期。

14 骨碎补酒配方

【原料】骨碎补60克，黄酒500毫升。

【制作及用法】将骨碎补浸入黄酒中，密封贮存，7日后即成。每次服30毫升，每日2次。

【功效】补骨、治折伤。适用于骨折，跌打损伤等。药渣晒干，研末外敷患处，可接骨续断。

15 整骨麻药酒

【原料】制草乌20克，当归、白芷各15克，白酒适量。

【制作及用法】将上药共制细末，混匀，每次2克，加白酒50毫升，隔水炖沸，候温服下。每日2～3次。

【功效】麻醉止痛、活血消肿。适用于骨折脱臼，跌打损伤，红肿疼痛等。

16 益母草煮鸡蛋

【原料】益母草30克，鸡蛋2个，红糖适量。

【制作及用法】将益母草与鸡蛋放入水中同煮，鸡蛋刚熟时去壳，加入红糖，复煮片刻。吃蛋喝汤。每日1剂，连服10～15日。

【功效】祛瘀生新。益母草辛散苦泄，祛瘀生新，用鸡蛋煮食，行而不伤，补而不滞，适用于骨折中期，肿胀减少者食用。

第八节

落枕

落枕也称"失枕"，是以颈部疼痛、颈项僵硬、转侧不便为主要表现的一种颈部软组织急性扭伤或炎症。落枕属于常见病的一种，其发病经过大多是入睡前并无任何症状，晨起后却感到项背部明显酸痛，颈部活动受限。此病好发于青壮年，以冬春季多见。

落枕的常见病因主要有两个：一是肌肉扭伤，如夜间睡眠姿势不良，或枕头不合适，从而使头颈部长时间处于过伸或过屈状态。二是受寒，如睡眠时不小心受寒，使颈背部气血凝滞，以致僵硬疼痛。

1 松香樟脑膏

【原料】松香 500 克，樟脑 350 克，黄蜡 120 克，朱砂 30 克。

【制作及用法】先将松香、樟脑、黄蜡于砂锅内化开，继用朱砂调和，另剪红布一方，摊贴布上。外敷患处。

【功致】用治落枕。

2 冰粒冷敷

【原料】毛巾、冰粒。

【制作及用法】用毛巾包裹细小冰粒敷患处，每次 15 ～ 20 分钟，每日 2 次，严重者可每小时敷 1 次。

【功致】用治落枕。

【注意】落枕后 48 小时内可用此法。

3 米醋热敷

【原料】纱布，米醋 300 ～ 500 毫升，热水袋。

【制作及用法】准备一块干净的棉纱布浸入米醋中，然后将浸湿的棉纱布平敷在颈部肌肉疼痛处，上面用一个 70 ～ 80℃的热水袋热敷，保持局部温热 20 ～ 30 分钟。热水的温度以局部皮肤感觉不烫为度，必要时可及时更换热水袋中的热水，用以保温。在热敷的同时，患者也可以配合活动颈部。通常用这些方法治疗 1 ～ 2 次，疼痛即可得以缓解。如果家中没有棉纱布，也可用纯棉毛巾代替。

【功致】活血化瘀，散寒止痛。用治落枕。

4 葛根菊花

【原料】葛根30克，菊花15克，生白芍24克，柴胡12克，生甘草9克。

【制作及用法】将各药混合后，加水适量，按常法煎煮取汁即成。每日1剂，可加入红糖30克，一次服下，一般服药2～4次即愈。

【功效】用治落枕。

5 党参黄芪

【原料】党参、黄芪各20克，蔓荆子、葛根各12克，黄柏、白芍各10克，升麻6克，炙甘草5克。

【制作及用法】将各药混合后加水适量，按常法煎煮取汁。每日1剂。

【功效】祛风活血。用治落枕，表现为颈项强直、转动失灵等，一般服1～3剂见效。

第九节

挫伤

挫伤是一种常见的外科疾病，指以直接暴力、跌扑撞击、重物挤压等外力作用于人体软组织而引起的闭合性损伤，而以外力直接作用的局部皮下或深部组织损伤为主。挫伤轻者表现为局部血肿、瘀血，重者会造成肌肉、肌腱断裂，关节错位或血管神经严重损伤，甚者伤及脏腑经脉和气血而造成内伤。

发生挫伤后，患者除进行必要的治疗外，在调养恢复的过程中，也不要忽视了中医偏方的独特作用。

1 宝塔菜干根

【原料】宝塔菜（又名甘露、地葫芦）干根10克，杜衡根末3克，黄酒适量。

【制作及用法】将二药混合后研碎备用。每日1剂，以黄酒适量1次送服。

【功效】活血，散瘀，止痛。用治挫伤及各类跌打损伤。

2 三七叶敷

【原料】白背三七鲜叶适量。

【制作及用法】将叶洗净，捣烂为泥。将叶泥敷于创面，再用大片三七鲜叶盖在上面，用绷带包扎固定。每日换药1次。

【功效】化瘀，消肿，止痛。用治急性扭挫伤。

3　榕蓖叶

【原料】榕树叶、蓖麻叶各适量，生姜3片，75%酒精少许。

【制作及用法】将树叶洗净，捣烂，加生姜再捣，然后加入少许酒精调拌。按患部面积大小，酌情增减药量。外敷患处，每日1次，3～5次即愈。

【功效】活血散瘀，消肿止痛。用治急性关节扭伤和肢体软组织挫伤。

4　酒酿鲜生地黄

【原料】酒酿（即未榨出酒之米酵）、鲜生地黄各适量。

【制作及用法】二药混合后共同捣烂，炖热备用。敷于患处，每日换药1次。

【功效】散血，消肿。用治急性扭挫伤。

5　葱白生姜大蒜

【原料】葱白100克，生姜120克，大蒜50克，白酒少许。

【制作及用法】将上述材料共捣烂，放锅内微火炒热，加白酒少许，装入布袋内。用布袋反复热敷疼痛处。

【功效】治疗关节挫伤、扭伤有显效。

6　穿山龙药酒

【原料】穿山龙600克，酒精1000毫升。

【制作及用法】取穿山龙切成片，加50度酒精1000毫升（或白酒1000毫升）浸泡15日，过滤，滤过液放置室温下，静置48小时，再过滤，得滤液分装，每瓶100～200毫升。口服，每次服10毫升，每日2次。

【功效】舒筋，活血，止痛。用于跌打损伤，扭腰岔气，风湿症等。

7　建曲酒

【原料】建曲100克，黄酒200毫升，白酒200毫升。

【制作及用法】将3药共合一处，泡2小时即成。每日1次，每次服50毫升，也可依自己酒量饮用。

【功效】用治急性腰扭伤。

8　三根酒

【原料】勒党根75克，小颗蔷薇根7.5克，山花椒根40克，白酒500升。

【制作及用法】将3味药用三花酒（50度白酒）500升浸半个月后即可用。口服，首次100毫升，以后每次50毫升，每日2次。同时适量外擦。

【功效】散风祛湿，活血止痛。用于急性挫伤、风湿性关节痛、腰部劳损。

【专家提示】用本方治疗风湿关节痛、腰部劳损，可于每晚睡前服100毫升，或每日2次，每次50毫升。20日为1个疗程，病重者可连续服1～2个疗程。若出现咽喉燥热，停药数日后，可继续服用。

9　神曲酒

【原料】神曲。

【制作及用法】陈久神曲一大块，烧通红，淬老酒，去神曲。即成。日常服用，患者服后仰卧片刻，见效再服。

【功效】治挫闪腰痛，不能转侧。

10　栀黄酒

【原料】栀子60克，大黄、乳香、没药、一支蒿各30克，樟脑饼1个（约7克），白酒适量。

【制作及用法】将各药装入瓶内，加白酒适量（以淹没药物为度）密闭浸泡2周即成。以软组织损伤的范围、疼痛面积的大小，剪相应大小的敷料块浸入药液，拧成半干，敷于患处，再盖以敷料，用胶布固定，24小时换药1次，轻症者1～2帖愈。重症者2～4次即愈，用4次以上无效者则停用。

【功效】治疗各种闭合性软组织损伤，挫伤，撞伤，无名肿毒，肋间神经痛。

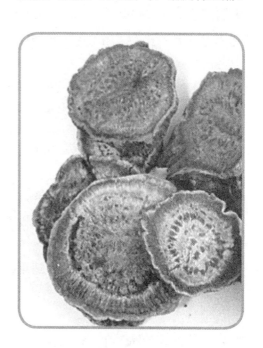

第十节

扭伤

　　扭伤是指四肢关节或躯体部的软组织（如肌肉、肌腱、韧带、血管等）损伤，而无骨折、脱臼、皮肉破损等情况。临床主要表现为损伤部位疼痛肿胀和关节活动受限，多发于腰、踝、膝、肩、腕、肘、髋等部位。扭伤在运动中较为常见。

1 糯稻秆灰

【原料】干糯稻秆、酒精各适量。

【制作及用法】将全株干糯稻秆烧灰，用75%酒精调和成泥状。敷于患处，数日即愈。

【功致】活血化瘀。用治关节扭伤后疼痛肿胀。

2 凉粉果汤

【原料】凉粉果（又称木馒头）3个，黄酒适量。

【制作及用法】将凉粉果去皮切碎，加黄酒及水适量煎汤服用。每日1剂，2次分服。

【功致】散瘀消肿，固精暖腰。适用于产后腰痛，劳伤，扭伤等。

3 朝天椒盐酒

【原料】60度白酒400毫升，尖红辣椒（又名朝天椒）50克，大盐（又名土盐或大粒盐）50克。

【制作及用法】将上述材料混合后装入容器，浸泡3～7日后备用。外抹患处，每次约抹10分钟。

【功致】消炎止疼，通经活血，疏通经络。对跌打扭伤、关节疼、风湿痛、劳损等疼痛均有效。

4 生姜花椒泥

【原料】生姜30克，陈面引子35克，生花椒25克。

【制作及用法】分别将花椒、陈面引子捣碎成粉状，再将生姜捣烂如泥，三者合成膏药状，即成。敷于患处，外盖纱布，胶布固定。每日换药1次。连用3～5日。

【功致】用治扭伤。

5 五倍栀膏散

【原料】五倍子50克，栀子30克，石膏20克，蜂蜜、醋、酒各少许。

【制作及用法】取五倍子炒黄，栀子微炒，石膏三药混合后共研为细末，加入蜂蜜、醋、酒调成糊状，即成。涂敷患处，隔天换药1次。

【功致】用治扭伤。

6 白芷防风公英敷

【原料】白芷、防风、牛膝、当归、乳香、没药、公英、地丁、大黄、木瓜各适量。

【制作及用法】将各药共研成粉，然后调成糊状备用。将药敷于患处，最后上外翻小夹板，每日更换1次，7日为1个疗程。

【功致】用治踝关节扭伤。

第五章

儿科疾病找偏方，
烦恼小病一扫光

◎ 小儿发热 ◎ 小儿感冒 ◎ 小儿百日咳 ◎ 小儿肺炎
◎ 小儿哮喘 ◎ 婴儿湿疹 ◎ 小儿疳积 ◎ 小儿厌食
◎ 新生儿黄疸 ◎ 小儿腹泻 ◎ 小儿遗尿 ◎ 鹅口疮 ◎ 小儿夜啼

Folk prescription

第一节

小儿发热

发热俗称发烧，是儿科临床最常见的症状之一。小儿肛温超过 37.8℃，舌下温度超过 37.5℃，腋下温度超过 37.4℃ 即为发热。

一般来说，小儿发热大多是因为短期内容易治愈的感染性疾病（如感冒等）所致，少数患儿发热可持续较长时间。如果持续发热达 2 周以上者，称为长期发热。

1 黄瓜叶白糖

【原料】鲜黄瓜叶 1000 克，白糖 500 克。

【制作及用法】将黄瓜叶洗净，水煎 1 小时，去渣以小火煎煮，浓缩至将要干锅时停火，冷却后拌入白糖混匀晒干，压碎装瓶备用。每次 10 克，以开水冲服，每日 3 次。

【功致】用于小儿发热。

2 吴萸明矾醋糊

【原料】吴茱萸 10 克，明矾 3 克，面粉 6 克，醋适量。

【制作及用法】将前 2 味药共研为细末，与面粉混匀，再用醋调成糊状，备用。敷于患儿两足心涌泉穴。

【功致】适用于小儿高热不退而两足厥冷者。

3 菱白子炒麦芽

【原料】菱白子、大麦芽各 15 克。

【制作及用法】将菱白子和大麦芽炒焦，水煎去渣，留汁备用。每日 1 剂，分 2～3 次服用。

【功致】适用于小儿发热。

4 鸡蛋绿豆饼外贴

【原料】绿豆 125 克，鸡蛋数个。

【制作及用法】绿豆研粉，炒热，加蛋清调和，捏成小饼备用。将小饼贴于患儿胸部，3 岁左右患儿敷 30 分钟，不满周岁的敷 15 分钟。

【功致】用于治疗小儿发热。

5 生姜萝卜汤

【原料】生姜 10 克，葱白 15 克，白萝卜 150 克，红糖 20 克。

【制作及用法】生姜切碎，葱白洗净切段，白萝卜洗净切块，三者混合后加水适量，按常法煎汤。汤成后加入红糖调味即成。日常食用，服后以微出汗为宜。

【功效】解表散寒、温中化痰。主治感冒引起的发热、畏寒及咳嗽痰多。

6　瓜皮白茅根

【原料】西瓜皮 100 克，白茅根 30 克。

【制作及用法】水煎服，每日 2～3 次。

【功效】清热凉血。用于小儿发热。

7　黄瓜豆腐汤

【原料】黄瓜 250 克，豆腐 500 克。

【制作及用法】黄瓜、豆腐切片，加水煮汤。每次饮 1 大杯，每日用 2 次。

【功效】清热，生津，润燥。用治小儿夏季发热不退、口渴饮水多、尿多。

8　柴菊汤

【原料】柴胡 12 克，野菊花 10 克。

【制作及用法】水煎服，每日 2 次。

【功效】清热解毒。用于小儿发热。

9　牛黄石膏大青叶

【原料】人工牛黄 1 克，生石膏、大青叶各 30 克。

【制作及用法】将牛黄研为细末，用生石膏、大青叶煎汤送服，每日 2～3 次分服。

【功效】清热解毒。适用于小儿感冒高热。

10　白菜根菊花茶

【原料】大白菜根 3～5 个，菊花 15 克，白糖适量。

【制作及用法】将大白菜根洗净、切片，与菊花共同水煎，加白糖趁热饮服，盖被取汗。

【功效】清暑退热。适用于夏令暑湿发热。

11　金银花大青叶

【原料】金银花 15 克，大青叶 10 克，蜂蜜 50 克。

【制作及用法】将金银花和大青叶水煎 3～5 分钟后去渣，在汤液中加入蜂蜜搅匀饮用。热重不退者 1 日可服 3～4 剂。

【功效】疏散风热。用于外感风热，发热较重者。

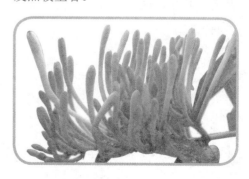

12 荆芥苏叶茶

【原料】荆芥、苏叶、生姜各 10 克，茶叶 6 克，红糖 30 克。

【制作及用法】将前 3 味切细。与茶叶一同放入容器内用开水冲泡，并密闭容器，少顷再将冲泡的药液加入红糖，置大火上煮沸。趁热饮下，盖被取汗。剩余的药当茶冲饮。

【功致】解表发汗，散寒退热。用于外感风寒发热。

13 生地黄汁

【原料】生地黄汁约 80 毫升（或用干地黄 60 克），粳米 100 克，枣仁 10 克，生姜 2 片。

【制作及用法】用粳米和生地黄汁加水煮粥，煮沸后加入地黄汁、枣仁和生姜，煮成稀粥食用。

【功致】疏阴清热。适用于阴虚发热。

第二节
小儿感冒

小儿感冒即小儿急性上呼吸道感染，是指小儿喉部以上的上呼吸道鼻咽部的急性感染。简称"上感"。小儿感冒的原因以病毒为主，还可有支原体和细菌感染。小儿感冒一年四季均可发生，其中以冬春季比较多见。临床上以发热、怕冷、鼻塞、流涕、咳嗽、头痛、身痛为主要表现。本病在幼儿期发病最多，学龄儿童逐渐减少。

小儿感冒的诱发因素很多，如营养不良、缺乏锻炼、疲劳过度、过敏体质、原发免疫缺陷疾病或者后天获得性免疫功能低下、居住环境污染等，均可引发本病。

1 姜糖茶

【原料】生姜 15 克，红糖 20 克。

【制作及用法】将生姜洗净捣烂，与红糖一同放入杯中，用沸水冲泡，即成。代茶饮用，每日 2 剂。

【功致】辛温解表。适用于小儿风寒感冒。小儿风寒感冒表现为发热恶寒，无汗，头痛，鼻塞，流涕，咳嗽，口不渴等。

2　生姜桑叶茶

【原料】生姜5克，桑叶9克，西河柳15克。

【制作及用法】将3味药共制粗末，放入杯中，用沸水冲泡，即成。代茶饮用，每日1剂。

【功效】疏风散热，适用于小儿风热感冒。小儿风热感冒表现为发热重，恶寒轻，微汗，头痛目赤，咽部干红，鼻塞脓涕，咳嗽，痰稠白或黄，舌苔微黄。

3　三根汤

【原料】大白菜根3个，大葱根7个，芦根15克，白糖适量。

【制作及用法】将大白菜根洗净切片，大葱根、芦根洗净，共置锅内，加水煎沸15分钟，去渣取汁，调入白糖即成。每日1剂，连服3～5日。

【功效】辛凉解表。适用于小儿风热感冒。

4　荞面姜汁饼

【原料】荞麦面、生姜各适量。

【制作及用法】先将生姜捣碎取汁，用姜汁和荞麦面做成薄饼片备用。将饼贴于小儿囟门上。

【功效】可治疗小儿感冒、鼻塞。

5　板蓝根饮

【原料】板蓝根、大青叶各10克，菊花5克。

【制作及用法】各药混合后，加适量水，按常法煎煮取汁。每日1剂。

【功效】用治小儿流行性感冒、病毒性感冒。

6　番茄西瓜茶

【原料】番茄（西红柿）、西瓜肉各250克。

【制作及用法】将上2味洗净，绞取汁液，混匀备用。代茶饮用，每日1剂。

【功效】清热利湿，解暑除烦。适用于小儿暑热感冒。小儿暑热感冒表现为高热无汗，头痛，鼻塞流涕，身重困倦，胸闷恶心，食欲不振或伴呕吐、腹泻等。

7　葱白豆豉汤

【原料】葱白3～4根，淡豆豉20克，白糖适量。

【制作及用法】将各药混合后，加水适量，按常法煎汁。每日1剂，连服2～3日。

【功效】通阳开窍，祛风活络，解毒止痛。适用于小儿风寒感冒初期。

8　芥末面

【原料】芥末面（即普通食用之芥末面）不拘量。

【制作及用法】用开水冲调，摊在布上，备用。将药布贴于喉部、胸上部及背部，用棉花盖好，20分钟后取去，以棉花一层盖上皮肤，再用热毛巾拧干盖在棉花上。轻症1次，重症者2次。

【功效】用于治疗小儿感冒、发热。

9　南星雄黄饼

【原料】生南星、雄黄各12克。

【制作及用法】共研末做成2个饼，备用。将饼敷在脚心，用布扎住。做药饼须用醋调，如药量少，可加面粉，冷天可将饼放在火上焙热。

【功效】用于治疗小儿感冒、发热。

10　三叶饮

【原料】金银花10克，桑叶12克，荷叶20克。

【制作及用法】各药混合后加水适量，按常法煎汁。每日数次。

【功效】用治小儿风热感冒。

11　草乌皂角贴敷膏

【原料】生葱、草乌、皂角各适量。

【制作及用法】将生葱洗净后取汁备用。将草乌和皂角研成末，再用葱汁

调成膏，即可。将膏贴敷于小儿囟门。

【功效】用于治疗新生儿风寒感冒，药量不宜过大，时间不宜过长。

12　萝卜叶汤

【原料】萝卜叶20克，绿豆15克，西瓜皮20克。

【制作及用法】各药处理干净，混合后加水适量，按常法煮汤。每日1剂。

【功效】用治小儿暑湿感冒。

13　生姜大葱白

【原料】生姜、大葱白、芫荽各10克，鸡蛋（煮熟后去黄）2个。

【制作及用法】上药混匀蒸熟，干净纱布包裹后熨擦全身，取微汗为度。

【功效】可治风寒感冒。

14　大葱香油

【原料】大葱、香油各适量。

【制作及用法】葱叶切断，取葱管中滴出之涎液，再滴入数滴香油，搅匀。用手指蘸油摩擦患儿手足心、头面及后背等处，每日多次。注意勿着凉。

【功效】降温退热，解毒凉肌。适用于风热感冒。

15　萝卜橄榄煎

【原料】生白萝卜250克，鲜橄榄3克。

【制作及用法】白萝卜洗净，切片，与橄榄共水煎，去渣。代茶饮。

【功效】清热解毒。用治小儿流行性感冒。

16 苦瓜叶茶

【原料】鲜苦瓜1个，茶叶适量。

【制作及用法】将苦瓜洗净，切断去瓤，纳入茶叶，再接合，悬挂于通风处阴干，切碎备用。每次取6～9克。以开水冲泡，代茶饮用。每日2次。

【功效】清热利湿，祛暑解表。用治小儿暑湿感冒。症见发热较高，头晕且胀，心中烦热，身倦无汗，口渴喜饮，时有呕恶，小便短黄等。

17 吴茱萸外敷

【原料】吴茱萸、明矾各7克，鸡蛋清少许。

【制作及用法】先将吴茱萸和明矾研成细末，再用鸡蛋清调匀，敷两侧手脚心。

【功效】小儿感冒发热、鼻塞、咳嗽。

18 葱头

【原料】葱头7个，姜1片，淡豆豉7粒。

【制作及用法】上药共捣烂，蒸热，摊在敷料上，待温度适宜时贴于婴儿囟门上，再用热水袋加温片刻。

【功效】治婴儿感冒发热鼻塞，贴药后便可出汗退热。

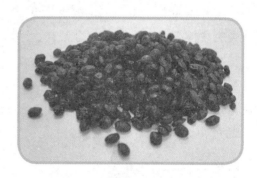

第三节 小儿百日咳

百日咳是小儿常见的急性呼吸道传染病，是由百日咳杆菌引发的。其特征为阵发性痉挛性咳嗽，咳嗽末伴有特殊的鸡鸣样吸气吼声及呕吐。该病病程较长，如果患病后没有得到及时治疗，时间可达数周甚至3个月左右，所以有百日咳之称。婴幼儿患该病时易有窒息、肺炎、脑病等并发症，病死率高。

1　马齿苋糖浆

【原料】马齿苋 200～300 克，红糖适量。

【制作及用法】马齿苋洗净切碎后，加水适量，按常法煎 2 次，浓缩为 100～150 毫升，加红糖，调匀备用。1 日 2 次，口服，5 日为 1 个疗程。

【功效】用治小儿百日咳。

2　银花川贝梨糖煎

【原料】金银花 10 克，川贝母 5 克，梨 2 个，冰糖 30 克。

【制作及用法】将川贝母碾成碎块，梨去皮挖心切成小块，与金银花、冰糖共置小锅中，加水煎煮。饮浓汁食梨。1 日 1 次，连服 4 日。

【功效】用治小儿百日咳初咳期。表现为咳嗽、喷嚏等感冒症状。

3　橄榄炖冰糖

【原料】生橄榄 20 粒，冰糖 30 克。

【制作及用法】二药混合后，加水适量，按常法炖汤。每日 1 剂，3 次分服。

【功效】清肺解毒。用治小儿百日咳痉咳期。表现为顿咳，日轻夜重，有鸡鸣声，吐后有缓解。

4　雪梨川贝猪肺汤

【原料】雪梨 2 个，川贝母 10 克，猪肺 250 克。

【制作及用法】先将雪梨洗干净，去皮、核，切小块；川贝母洗干净；猪肺用清水反复灌洗干净，切块，挤干水，再放入锅中爆干水分，取出再放入清水中漂洗干净。再把全部用料一起放入锅内，加清水适量，武火煮沸后，文火煮 2 小时，调味即可服用。日用食用。

【功效】用治小儿百日咳恢复期。表现为咳嗽少痰，身微热，手足心热。

5　鲜三根茶

【原料】新鲜芦根、白茅根、丝瓜根各 60 克。

【制作及用法】将上药切碎，置热水瓶中，冲入沸水适量，盖焖 15 分钟，即成。不拘次数，频频代茶饮服。每日 1 剂。

【功效】用治小儿百日咳痉咳期。

6　侧柏叶红枣煎

【原料】鲜侧柏叶（连枝）45 克（干品用 30 克），红枣 5 个，蜜糖 20 毫升。

【制作及用法】加水 200 毫升，煎取 80 毫升，加蜜糖 20 毫升，调匀备用。1～2 岁日服 1 次，每次 15～20 毫升；2～3 岁 1 日服 3 次，每次 20～30 毫升；3～4 岁 1 日服 3 次，每次 30～40 毫升；5 岁以上 1 日服 2 次，每次 50 毫升。

【功致】止咳，化痰，解毒。用于治疗小儿百日咳。

7 地龙膏

【原料】鲜地龙 100 条，白糖 50 克。

【制作及用法】地龙加水煎汁去渣，加白糖收膏。每次服 5～10 毫升，开水冲服，每日 2 次，连服 3～5 日。

【功致】用治小儿百日咳痉咳期及火热灼肺引起的咳嗽气喘。

8 茭白根

【原料】茭白根适量。

【制作及用法】将茭白根洗净后加适量水，按常法煎汤。代茶常服，2～3 日咳嗽减退。婴幼儿可加白糖少许。

【功致】用治小儿百日咳。

9 猪胆绿豆粉

【原料】新鲜健康猪胆汁 500 克，绿豆粉 50 克。

【制作及用法】猪胆汁入砂锅慢火浓缩，加绿豆粉搅匀，烘干研粉备用。每次服 0.5～1 克，每日 3 次，连服 5～7 次。

【功致】用治小儿百日咳痉咳期。

10 马兜铃散

【原料】生马兜铃 30 克（带皮），红糖 120 克。

【制作及用法】生马兜铃洗净切块后用瓦焙焦研末，红糖加水少许拌均，即可。每日分 3 次口服。幼儿或较大的患儿可酌量增减。

【功致】清肺降气，化痰止咳。用治小儿百日咳。

11 杏仁猪肺萝卜粥

【原料】杏仁 7 克，白萝卜 1 个，猪肺 1 个，粳米适量。

【制作及用法】白萝卜、猪肺切块、洗干净，与杏仁一同入粳米中同煮为粥即可。每日 1 剂，3 次口服。连服 1 周。

【功致】用治小儿百日咳痉咳后期。表现为阵发性、痉挛性咳嗽，伴有拖长的鸡鸣样吸气声，病势减缓。

12 鹅不食草汤

【原料】鹅不食草（全草）150 克。

【制作及用法】加水 700 毫升煎至 500 毫升，过滤后加糖服用。1 岁服 10 毫升；3 岁服 15 毫升；5 岁以上服 20 毫升，每日 4 次。如夜间咳嗽较剧，可留 1 次半夜服。

【功致】用治小儿百日咳的痉咳、阵咳。

13 蜂房汤

【原料】露蜂房 1 只，冰糖 30 克。

【制作及用法】先用开水泡 4～5 次，至无红汤为止，再用清水漂数次，然后用纱布包好，加水两碗，煎数沸后加冰糖 30 克再煎，取汁，待温顿服。或将蜂房洗净焙干，研成细粉，备用。每日冲服 3 次，每次 1～5 克。

【功效】解毒，祛风。用于治疗小儿百日咳及久咳。

14　大蒜橘饼汁

【原料】紫皮大蒜 1 头，橘饼 1 个。

【制作及用法】大蒜去皮切碎，橘饼亦切碎，共加水 1 碗，煮沸过滤去渣，可另加蜂蜜适量。每日分 2～3 次服用。

【功效】用治小儿百日咳初咳期。

15　荸荠汁蜂蜜饮

【原料】荸荠 500 克，清水 50 毫升，蜂蜜适量。

【制作及用法】荸荠洗净，捣碎绞汁，加入蜂蜜和清水，文火烧开。分 2～3 次服。

【功效】适用于百日咳痉咳期。

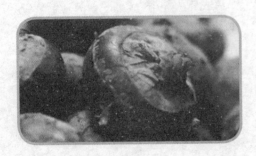

16　五味汤

【原料】生梨、生藕、荸荠各 100 克，生姜 50 克，紫苏 25 克。

【制作及用法】先将梨、藕、荸荠、生姜切碎，捣烂绞汁，再将药渣和紫苏加适量水共煎 10 分钟后取汁，然后将两汁合并煎沸。滤净装入保温瓶内待服。2～6 岁每日 1 剂，分 4～6 次服，以半饱时服为宜，2 岁以下酌减。

【功效】宣肺止咳、养阴润肺。适用于百日咳。

17　四叶百部饮

【原料】百部 6 克，贝母、前胡各 4.5 克，沙参 9 克。

【制作及用法】水煎服，每日 1 剂。

【功效】润肺止咳。适用于百日咳，属外感时邪、肺失清肃者。症见阵发性剧咳，夜间尤甚，舌红、苔薄白、脉滑数。

18　贯众汤

【原料】鲜贯众 30 克，党参、蜂蜜各 10 克。

【制作及用法】水煎，每日 1 剂，分 3 次服。3 日为 1 个疗程。

【功效】清热解毒，扶正祛邪。主治百日咳。

19　凤仙花汤

【原料】鲜凤仙花 7～15 朵，冰糖适量。

【制作及用法】将凤仙花水煎取汁，调入冰糖令溶即成。每日 1 剂。

【功效】活血祛瘀，润肺化痰。适用于百日咳之初咳期，症见初起咳嗽、喷嚏、流涕，或伴发热。2～3 日后咳嗽渐增，痰稀白量不多，或痰稠不易咯出，咳声不畅，夜间为重等。

20　栝楼粉

【原料】栝楼 1 枚。

【制作及用法】将栝楼去子、研末，以面和作饼，炙黄研粉。每日服 3 次，每次服 3 克，温水化，服下，咳即止。

【功效】适用于小儿百日咳、痰喘不愈者。

第四节

小儿肺炎

　　小儿肺炎是小儿最常见的一种呼吸道疾病，四季均易发生，3 岁以内的婴幼儿在冬、春季节患肺炎较多。小儿肺炎的诱发因素很多，其中以由细菌和病毒引起的肺炎最为多见。另外，小儿平时喜欢吃过甜、过咸、油炸等食物，致宿食积滞而生内热，痰热壅盛，偶遇风寒，也很容易引发肺炎。

　　小儿肺炎临床表现为发热、咳嗽、气促、呼吸困难和肺部细湿罗音，也有不发热而咳喘重者。

1　川贝雪梨

【原料】雪梨 2 个，川贝母 4 克，冰糖 30 克，湿豆粉 10 克。

【制作及用法】将梨洗净，削皮，去核，切成 12 瓣，川贝母洗净，梨块装入蒸碗内，再放入川贝母、冰糖，加开水 50 毫升，用湿棉纸封严碗口，上笼蒸 2 小时取出，梨块摆入盘内，原汁倒入锅中，加清水少许，用湿豆粉勾芡，淋在梨上，即成。随意服食。

【功效】用治小儿肺炎。

2　清肺祛痰敷贴

【原料】生栀子90克，桃仁、明矾各9克，食醋适量。

【制作及用法】将3味药共研细末用醋调成糊状。外敷双肺俞穴和胸部。敷药前局部用热水洗干净，再涂一层麻油，然后敷药，待局部发赤，或有烧灼感时去掉。每日1次，连敷3～4日。

【功效】用治痰热壅肺型小儿肺炎。痰热壅肺型小儿肺炎表现为咳铁锈色痰，壮热烦躁，喉间痰鸣，气促喘憋，面赤口渴，咽红，舌红，苔黄腻。

3　僵蚕散

【原料】僵蚕0.5克。

【制作及用法】取僵蚕研末备用。每日2次，温水冲服。

【功效】祛风化痰。用治风热犯肺引起的小儿肺炎。风热犯肺型小儿肺炎表现为头痛目赤，咽喉肿痛，痰黏难咳，唇燥口干，舌红少津。

4　滋阴清肺汤

【原料】银杏、地骨皮、陈皮各10克，车前子5克，青黛3克。

【制作及用法】各药混合后，加水适量，按常法煎煮取汁。每日1剂，1日3次。

【功效】用治阴虚肺热型小儿肺炎。阴虚肺热型小儿肺炎表现为病程迁延，潮热盗汗，咳嗽、呼吸急促及喘。

5　麻杏苏芥汤

【原料】麻黄、杏仁、苏子、白芥子、紫菀、款冬花、荆芥各10克，甘草5克。

【制作及用法】各药混合后，加水适量，按常法煎煮取汁。每日1剂，1日3次。

【功效】用治小儿风寒肺炎初起时，表现为恶寒发热，无汗不渴，咳嗽气急，痰稀色白，舌质淡红，苔薄白。

6　豆豉葱须汤

【原料】淡豆豉15克，葱须30克，黄酒20毫升。

【制作及用法】将豆豉加水1小碗，煮煎10分钟，再加洗净的葱须继续煎煮5分钟，最后加黄酒，出锅即成。趁热顿服。

【功效】适用于风寒闭肺引起的小儿肺炎。

7　白芥糊外敷

【原料】白芥子（炒）30克，面粉30克。

【制作及用法】将白芥子研为细末，加面粉用水调为糊状，以纱布包好备用。外敷于小儿背部第3～4胸椎处，每日1次，每次15分钟，敷后检查2次，如见皮肤发町则将药去掉。连敷3天。

【功效】用治小儿肺炎后期，痰多不净。

8　葱白防风粥

【原料】防风 10～15 克，葱白 2 茎，粳米 50～100 克。

【制作及用法】取防风、葱白煎取药汁，去渣。先用粳米煮粥，待粥将熟时加入药汁，煮成稀粥即可。日常服食。

【功致】用治风寒引起的小儿肺炎。

9　桑皮粥

【原料】桑白皮、地骨皮各 15～30 克，炙甘草 3 克，粳米 60 克。

【制作及用法】先将桑白皮、地骨皮稍加浸洗后，随即取出。再把粳米淘洗干净。把桑白皮、地骨皮、炙甘草同粳米一并放入砂锅内，加水适量（约 1000 毫升），加热煮粥。待煮沸后，再煮 5～10 分钟，撇取米粥汤。分作 2 次，温热饮用，连用 5～7 日，直至痊愈。本方清热止咳，对肺热咳喘者有效。凡外感风寒引起的咳嗽、吐白色泡沫痰者不宜选用。

【功致】清肺热、止喘咳。适用于小儿肺炎、咳嗽气喘或风热咳嗽、咳吐黄脓痰等。

10　大戟芫花散

【原料】甘遂、大戟、芫花各 5～10 克，大枣 10 枚。

【制作及用法】以醋煮沸后晾干，研成细粉，根据年龄及身体状态服用 0.5～2 克，每日服 1 次，用大枣 10 枚煎汤约 50 毫升冲服。

【功致】消肿，散结，逐饮。主治小儿肺炎。

11　西洋参麦冬水

【原料】西洋参 3～6 克（另煎），麦冬 15 克，五味子 3 克。

【制作及用法】水煎，每日 1 剂，不拘时，代茶饮。

【功致】主治重症婴幼儿肺炎多为气阴两伤之证，故以生脉散补气养阴生津，且可强心，流畅血脉，促进肺内炎症吸收。

12　萝卜杏仁汤

【原料】杏仁 5 克，生姜 2 片，白萝卜 50 克。

【制作及用法】水煎服，每日 1 剂，分 2 次服。

【功致】宣肺止咳。用治小儿肺炎，咳嗽痰多，发热无汗。

13　麻黄汤

【原料】甘草、麻黄各 3 克，杏仁 6 克，生石膏 9 克。

【制作及用法】水煎内服。分多次服，每日 1 剂，连服 2～3 日。

【功致】适用于小儿高热无汗或微汗而喘之肺炎，症见烦渴、发绀、气促、鼻翼翕动、大小便不畅、肺炎症状明显者。

第五节

小儿哮喘

哮喘是常见的小儿呼吸道变态反应性疾病。其病因多种多样，如进食牛奶、鱼、虾、鸡蛋、螃蟹等异性蛋白，吸入花粉、灰尘、兽毛，被螨虫、霉菌感染等，均可成为引起哮喘发病的不同抗原。病变多呈阵发性，夜间发病，或白天发作、夜里加重，部分患儿呈哮喘持续状态，致使病情加重，患儿可有明显缺氧、发绀、出汗、神志不清等。

本病中医诊断为"哮喘"。多因素体肺、脾、肾三脏不足，痰饮留伏，遇到外感六淫之邪、饮食、劳倦、情志因素等诱因，触动伏痰，痰邪交结，阻塞气道所致。

1　地龙散

【原料】地龙适量。

【制作及用法】将地龙烘干研面，备用。每次服 1～3 克，每日 3 次，饭前口服，连用 3 日。

【功效】用治热喘型小儿哮喘。热喘型小儿哮喘表现为咳喘哮鸣，痰黄黏稠，伴有发热头痛，恶风，微汗出。

2　二风散

【原料】海风藤、追地风各 6 克，栝楼仁、橘红各 3 克，香油适量。

【制作及用法】将药物研细末，调拌香油，备用。外敷背、胸处。

【功效】用治各型哮喘。

3　冬苋菜饭

【原料】冬苋菜 50 克，粳米 400 克。

【制作及用法】冬苋菜洗干净，切碎，倒入淘洗干净的粳米盆中，加适量水，共蒸成米饭。随意服食。

【功效】用治湿热型小儿哮喘。湿热型小儿哮喘表现为咳嗽不爽，痰黄黏稠，口渴咽痛。

4　二丑大黄贴脐膏

【原料】白丑、黑丑（各半生半炒，各取头末）15 克，大黄 31 克，槟榔 7.5 克，木香 4.5 克，轻粉 0.03 克。

【制作及用法】各药共研细末，蜜水调成饼。贴脐内，微热为度。

【功效】用治热喘型小儿哮喘。

5 麻杏石甘治喘汤

【原料】麻黄5克，杏仁10克，石膏30克，甘草5克，栝楼10克，桑白皮10克。

【制作及用法】各药混合后，加水适量，按常法煎煮取汁。每日1剂，2次分服。

【功效】用治小儿哮喘。

6 二白麻黄敷脐散

【原料】白胡椒10克，白矾3克，麻黄素片20片，克咳敏15片。

【制作及用法】各药共研末备用。每次取1克药粉，水调敷脐部，纱布覆盖，外贴胶布固定。每日换药1次，连用10次为1个疗程。

【功效】用治各型小儿哮喘。

7 芝麻秸治喘散

【原料】芝麻秸、豆腐各适量。

【制作及用法】芝麻秸切断放瓦上烧炭存性，研成末，以生豆腐蘸食，不得用其他调味品。每日2次。

【功效】用治热喘型小儿哮喘。

8 大蒜蛋黄钙丸

【原料】大蒜500克，蛋黄4个，钙粉20克。

【制作及用法】大蒜切细，放入平底锅，加少许水，边煮边搅动，待2小时后呈泥状，再加入4个蛋黄，用弱火煮，再加入钙粉，捏成丸，即成。每日吃1丸。

【功效】用治热喘型小儿哮喘。

9 柠檬大肠汤

【原料】柠檬叶30克，陈皮6克，七叶一枝花6克，猪大肠、盐、味精、酱油各适量。

【制作及用法】将鲜柠檬叶、陈皮、七叶一枝花剁碎，放入洗净的猪大肠内，扎住两端，加清水适量，炖2小时取出，除去药渣，加入调味品，吃肉喝汤。每2～3日服1剂。

【功效】润肺、止痢、止咳平喘、清热解毒。用于小儿哮喘的辅助治疗。

10 冰糖杏仁汤

【原料】杏仁15克，冰糖30克。

【制作及用法】将杏仁和冰糖一起放入砂锅内，加水煮沸，改文火煮20分钟即可。分早、晚2次服。

【功效】补肺虚、止咳喘。

11 生姜核桃杏仁汤

【原料】核桃仁25克，杏仁、生姜各10克，蜂蜜适量。

【制作及用法】生姜洗净切片，将核桃仁和杏仁捣碎，放入锅内，加水1碗，以武火煮沸后加蜂蜜，再改文火焖10分钟即可。饮服。每日1剂，分2次服完，连服数月。

【功效】补肾润肺，止咳定喘。可辅治久患哮喘、体质虚弱、气短喘促。

12 茱萸外用方

【原料】吴茱萸30克，米醋适量。

【制作及用法】将吴茱萸研为细末，调成糊状，每晚取药糊贴敷于两足心涌泉穴上，保持12小时，次日早晨洗去，每日换药1次，连用4～5日。

【功效】温中散寒，燥湿疏肝，解毒散瘀，止呕平喘。适用于小儿支气管炎哮喘、小儿呕吐。

13 鸡蛋加蜂蜜

【原料】鸡蛋1～2个，蜂蜜1～2匙。

【制作及用法】将鸡蛋去壳，在油锅内煎熟，趁热加蜂蜜，立即进食。

【功效】滋阴养血，清热润燥。适用于小儿支气管哮喘。

14 枇杷百合秋梨膏

【原料】百合30克，枇杷叶、生黄芪各60克，秋梨（切块）500克，蜂蜜100克。

【制作及用法】水煎3次，去渣取汁，混合浓缩成膏，兑入蜂蜜拌匀，冷却装瓶，早、中、晚各服1勺，用温开水送服。

【功效】养阴益气。用于小儿哮喘。

15 昙花茶

【原料】昙花、冰糖（蜂蜜）各适量。

【制作及用法】昙花煮开水，加冰糖或蜂蜜当饮料喝，不用2个月，就可见效。

【功效】婴幼儿哮痰症。

第六节 婴儿湿疹

湿疹是一种变态反应性皮肤病，也称过敏性皮肤病。多见于2～3个月的婴儿，主要分布在面部、额部眉毛、两颊、头皮以及耳郭周围，有时也可蔓延到全身，特别是大腿根部及腋下、肛门周围或外阴部等皮肤皱褶处。湿疹是由于各种内外因素引起的。内因方面有精神和神经作用、内分泌失调、代谢障碍、肠寄生虫病、消化不良、急性风湿病、糖尿病、肾病和肝病等。外因方面有机械性、物理性或化学性的刺激。湿疹初期时表现为红色的斑疹或丘疹，接着有渗液，最后结痂脱屑，反复发生，并有严重瘙痒。根据湿疹表现不同可分为三型：

渗出型，以渗出为主，发生糜烂；干型，以糠皮样脱屑为主；脂溢型，渗出物像油样，痒感不太重。也可分急性和慢性二种：急性阶段以丘疱疹为主，慢性阶段以表皮肥厚苔藓为主。湿疹一般都痒，而且多数是阵发性，尤其在晚上最厉害。

1　蜂蜜

【原料】蜂蜜适量。

【制作及用法】将蜂蜜放入一小杯水中溶化，备用。用它来涂抹患部，每日2～3次，如果是在大腿、手臂等衣服隐蔽处，可在涂抹后包扎。

【功效】用于治疗婴儿湿疹。

2　南瓜秧外用方

【原料】南瓜秧120克（炒干），枯矾30克，香油少许。

【制作及用法】将炒干的瓜秧与枯矾研为细末，以香油调和。外敷患处，忌食荤发物。

【功效】清热，祛湿，解毒。用治小儿胎毒、湿疹。

3　地榆马齿苋

【原料】生地黄榆、马齿苋各10克。

【制作及用法】加水适量，按常法煎汁，收汁200毫升，备用。用纱布取液于患部湿敷，干后再行浸药，每日敷3～6次。

【功效】用于治疗婴儿湿疹，尤其适用于渗出液多的患儿。

4　豆豉汤

【原料】豆豉500克。

【制作及用法】将豆豉装入纱布包内，加水煮成浓汤。适量服3～5日，其毒自下。

【功效】解表，除烦，宣郁，调中。用治小儿胎毒，兼助脾消食。

5　蔗皮甘草汤浴

【原料】甘蔗皮、甘草适量。

【制作及用法】将上述材料加水适量，按常法煎汤。外洗患处。

【功效】用治婴儿湿疹。

6　紫甘蔗皮

【原料】紫甘蔗皮适量，香油少许。

【制作及用法】将甘蔗皮烧存性，研

细末，用香油调匀。涂于患处，每日更换 1 次。

【功效】清热，润燥。用治小儿胎毒。

7　明矾红枣

【原料】红枣 60 克，明矾少许。

【制作及用法】将红枣洗净去核，明矾研末，将每个枣中放入少许明矾置瓦上焙干，研极细末，备用。外撒患处。

【功效】用于治疗婴儿湿疹。

8　赤豆蛋清方

【原料】赤小豆 15 克，鸡蛋清 1 只。

【制作及用法】将赤小豆焙干，研为细末，加鸡蛋清调为糊状，涂敷患处。每日 2 次，同时可服用赤小豆汤。

【功效】清热解毒，利湿消肿。用治小儿湿疹。

9　蝉蜕龙骨膏

【原料】蝉蜕、凡士林各 30 克，龙骨 15 克。

【制作及用法】将蝉蜕、龙骨研为末，用凡士林调为软膏，涂患处。

【功效】散风祛湿。治疗湿疹。

10　山楂麦牙茶

【原料】山楂、炒麦芽各 10 克，白糖适量。

【制作及用法】将上 3 味放入杯中，用沸水冲泡，代茶频饮。每日 1 剂。

【功效】健胃中和，消积行瘀。用治小儿湿疹，以及小儿诸病初愈，胃肠消化力弱者。

11　胡桃仁糊

【原料】胡桃仁适量。

【制作及用法】将胡桃仁捣碎，炒至焦黑出油为度，研成糊状。敷患处，连用可痊愈。

【功效】滋阴润燥，解毒，祛湿。用治各种湿疹。

12　地肤子枯矾汤

【原料】地肤子、蛇床子各 15 克，枯矾 9 克。

【制作及用法】水煎浓缩，每日 1 剂，分 2 次涂洗患处。

【功效】主治婴儿湿疹。

13　千里光散

【原料】千里光 15 克，七叶一枝花 12 克，金丝桃、地柏枝、冬青树叶各 9 克。

【制作及用法】将上药共研为极细末，直接撒于患处。每日换药 1 次。黄水已干，可用三磺软膏调药粉外搽。

【功效】用治小儿湿疹。

第七节

小儿疳积

疳积是小儿常见的一组比较复杂的症候群。它可包括现代医学中的消化不良、营养不良、某些维生素缺乏症、肠寄生虫症等多种疾病。

中医学认为，疳积即积滞和疳证。积滞也叫食滞和食积，指饮食失节，停滞不化，造成脾运化失常；疳证是积滞日久，耗伤正气，虚象毕露。故积滞是病的早期，是疳证的前奏，以实为主；疳证是病的后期，是积滞发展的结果，以虚为主。

1 糖苹果

【原料】苹果、饴糖、蜂蜜各适量。

【制作及用法】将苹果去皮、核，切成小块，放入锅内，加水煮熟，调入饴糖、蜂蜜即可服食。每日1剂。

【功效】健脾和胃，养心益气。适用于小儿疳积。

2 萝卜叶汤

【原料】鲜萝卜叶300克，调料适量。

【制作及用法】将萝卜叶洗净切碎后，加水按常法煮汤，最后加入调味品即可。日常服食，每日1剂。

【功效】下气，消食。适用于小儿疳积。

3 扁豆山药粥

【原料】炒扁豆30～60克，山药60

克，粳米50克。

【制作及用法】按常法煮粥服食。每日1剂。

【功效】健脾益胃。适用于小儿疳积，食欲不振等。

4 山楂核桃汤

【原料】山楂3个，核桃仁1个，冰糖适量。

【制作及用法】将山楂洗净，去核切碎，核桃仁、冰糖捣碎，共置锅内，加水煮沸3分钟即可。日常食用，每日1剂。

【功效】消食导滞，滋养强壮。适用于小儿疳积。

5 人参莲子汤

【原料】白人参10克，莲子肉10枚，

冰糖 30 克。

【制作及用法】将人参、莲子放入小碗内，加水泡发，再加冰糖，上笼蒸1 小时，吃莲子喝汤。剩余人参，次日可再加莲子 10 枚，冰糖 30 克，蒸熟服用。人参可连用 3 次，最后一并嚼食。日常食用。

【功效】益气补脾，适用于治疗小儿疳积重症，表现为小儿面部呈老人貌，形体极度消瘦，皮肤干瘪起皱，大肉已脱，皮包骨头，发稀干枯，精神委靡，哭声无力，腹部凹陷如舟，纳呆厌食，大便稀溏或便秘，时有低热，口唇干燥等。

6　大枣高粱散

【原料】大枣 30 枚，红高粱 150 克。

【制作及用法】将大枣去核炒焦，高粱炒黄，共研细末，混匀备用。2 岁小儿每次服 10 克，3 ～ 5 岁每次服 15 克，每日 2 次，温开水送服，连服 5 ～ 7 日。

【功效】温中益气，健脾固肠。适用于小儿疳积之消化不良、腹泻等。

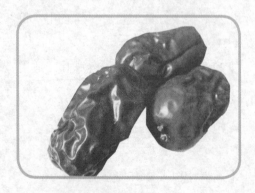

7　葫芦茶

【原料】葫芦茶 30 ～ 50 克，冰糖适量。

【制作及用法】将葫芦茶加水适量，按常法煎取汁，调入冰糖令溶即成。每日 1 剂。

【功效】健脾开胃，祛积杀虫。适用于小儿疳积。

8　石榴皮山楂茶

【原料】石榴皮 6 克，炒山楂 10 克，红糖 15 克。

【制作及用法】将前 2 味共制粉末，与红糖一同放入杯内，用沸水冲泡，代茶饮用。每日 1 剂。2 岁以下药量减半。

【功效】消食化滞，驱虫镇痛。适用于小儿虫积所致的疳积。

9　双芽鸭肫汤

【原料】谷芽、麦芽各 20 克，鸭肫 2只，调料适量。

【制作及用法】鸭肫剥开，洗净，保留内黄皮（鸭内金），切成片。同放入砂锅中，注入清水 400 毫升，烧开后，加入姜片，文火煮至鸭肫酥烂，滤去谷芽和麦芽，下精盐、味精、淋麻油。分 1 ～ 2 次趁热食鸭肫喝汤。

【功效】适用于积滞型小儿疳积，消化不良，食欲不振。

10 小儿疳积汤

【原料】猪肝100克，鲜珍珠草30（干15克）克，疳积草30（干15克）克，青皮、冰糖各3克。

【制作及用法】先将猪肝洗净，切片；珍珠草、疳积草、青皮洗净后共装入布袋，口扎紧。然后将猪肝、药袋共同入锅，加水适量，旺火煮沸后再改文火煨至肝熟软，捞出药袋，加入冰糖，继稍煮片刻至冰糖溶化即成。食肝饮汤，每日1次，连服7日为1个疗程。

【功效】具清肝热、益脾养血、渗湿利水、消积滞之效。适用于气血虚疳积者。

11 金鸡白糖饼

【原料】生鸡内金90克、白面250克，白糖适量。

【制作及用法】①将鸡内金烘干，研成极细末。②鸡内金末、白面、白糖混合，做成极薄小饼，烙至黄熟，如饼干样。当饼干给小儿食之。

【功效】健脾消疳积。脾虚腹胀大、面黄食少者可食用。

12 藿佩茶

【原料】藿香30克，佩兰3克，白豆蔻3克，薄荷5克。

【制作及用法】将藿香、佩兰、白豆蔻、薄荷共研为末，沸水冲泡，加盖焖10分钟即可。代茶频饮。

【功效】化湿消滞、醒胃。用于过食肥腻、消化不良、纳呆、口中黏腻无味、口臭、醒后口中酸臭难闻等症。

13 化积茶

【原料】山楂15克，麦芽10克，莱菔子8克，大黄2克。

【制作及用法】将上述4味药同放入茶杯中，用沸水冲泡片刻，即可饮用。每日1剂，代茶饮服。

【功效】消食化积。适用于食积不消、食欲不振等。

14 三仁除虫汤

【原料】南瓜子仁、核桃仁、花生仁各50克，冰糖适量。

【制作及用法】上述三者分别洗净，加水600毫升，用武火烧开后，加入冰糖，改用文火煮20分钟。分1～2次，吃南瓜子仁、核桃仁、花生仁，喝汤，连服5～7日。

【功效】适用于虫积型小儿疳积：平素体弱、营养不良、面色萎黄、蛔虫腹痛。

小儿厌食

厌食症是指小儿较长时间内食欲不振、厌食甚或拒食的一种病症。病程在2个月以上。多见于1～6岁小儿，城市儿童发病率较高。现已认识到体内锌的缺乏，可影响食欲和消化功能；家长过分溺爱和不正确喂食态度，致使小儿情绪变化，影响中枢神经系统功能，从而使消化功能的调节失去平衡。另一方面，胃肠道疾病或全身器质性疾病，不良的饮食习惯，如高蛋白、高糖浓缩饮食，饭前吃糖，生活无规律，气候过热，湿度过高，都会影响小儿神经调节功能及消化液的分泌，使食欲下降。中医称厌食为"纳呆""恶食"等，其病机多因喂养不当，饮食失节，而致脾胃运化不健所引起。

1 韭菜籽饼

【原料】韭菜籽9克，面粉适量。

【制作及用法】将韭菜籽研末，调入面粉和匀，制成饼，蒸熟备用。每日分3次服用，连服3～5日。

【功效】用于治疗小儿厌食。

2 糯米山药茯苓饼

【原料】糯米粉、山药粉、白糖各250克，茯苓、芡实、莲子各100克。

【制作及用法】将莲子去心，与茯苓、芡实焙干后研末，与糯米粉、山药粉和白糖拌匀，做小饼蒸熟。每日空腹食几只，连食8～10日。

【功效】用治脾胃气虚型小儿厌食症。

3 粳米南瓜

【原料】粳米500克，南瓜大半个（或1000～1500克），红糖适量。

【制作及用法】将粳米淘净，加水煮至七八成熟时，滤起；南瓜去皮，挖去瓤，切成块，用油、盐炒过后，即将过滤之粳米倒于南瓜上，慢火蒸熟。若蒸时加入适量红糖，其味更美。日常食用。

【功效】适用于脾失健运所致的小儿厌食症。

4 山楂陈皮白术敷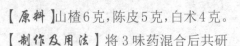

【原料】山楂6克，陈皮5克，白术4克。

【制作及用法】将3味药混合后共研

细粉，用米汤调糊，备用。敷于脐窝，上面盖上纱布，外面用胶布固定。每日换药1～2次，3～5日为1个疗程。

【功效】用于治疗小儿厌食。

5　增液粥

【原料】乌梅15克，北沙参15克，白芍10克，粳米适量。

【制作及用法】先将前3味药混合后，加水适量，按常法煎煮取汁。再将粳米洗净加水，用文火煮为稀粥。最后在粥中兑入药汁，调匀即成。每日1剂，分3次口服。

【功效】用治胃阴不足型小儿厌食症。胃阴不足型小儿厌食症表现为厌食口干、皮肤干燥、大便干结、舌红少津。

6　山药糕

【原料】鲜山药500克，豆馅150克，金糕150克，面粉60克，白糖150克，香精、青红丝各少许。

【制作及用法】将山药洗干净蒸烂、去皮、捣成泥，加入面粉搓成面团，擀开铺平，抹匀豆馅，撒上白糖和青红丝，切成条状入笼蒸熟即可食用。日常食用。

【功效】用治脾胃气虚型小儿厌食症。

7　姜韭牛奶汁

【原料】鲜韭菜50～150克，生姜

20～30克，鲜牛奶250克。

【制作及用法】将鲜韭菜、生姜捣碎，绞取汁液，加入鲜牛奶中，加热煮沸即可。频频温服或佐餐食用。

【功效】温中下气、和胃止呕。用于小儿脾胃虚寒、恶心呕吐、不思纳食、噎嗝反胃者。牛奶滋养补虚、益胃润燥，与韭菜、生姜配伍，共奏温养胃气、降逆止呕之功效。

8　砂仁粥

【原料】砂仁2～3克，粳米50～75克。

【制作及用法】先把砂仁捣碎为细末，再将粳米淘洗后，放入小锅内，加水适量，如常法煮粥，待粥将熟时，调入砂仁末，稍煮即可。每日可供早、晚餐，温热服食。

【功效】健脾胃、助消化。适用于小儿食欲不振、消化不良。

【注意】砂仁放入锅内，不宜久煮。

9　锅巴健脾散

【原料】锅巴150克（焙黄），莲肉100克，山药120克，砂仁10克，白糖适量。

【制作及用法】莲肉、山药均蒸熟焙黄，连同锅巴、砂仁共研为粉末。每日早、晚各服1次，每次3匙，用白糖调匀，滚开水冲服。

【功效】适用于郁结壅滞型小儿厌食、消化障碍、食积腹痛。

10　金橘蒸冰糖

【原料】鲜金橘10个，清水200毫升，冰糖适量。

【制作及用法】金橘剖开两半，去核，放于大瓷碗中，加入冰糖和清水，上锅隔水蒸熟。分1～2次食橘喝汤。

【功效】适用于痰湿内阻型小儿食欲减退、口吐痰涎、体倦力乏。

11　蜜饯金笋

【原料】金笋（胡萝卜）500克，蜂蜜250克。

【制作及用法】取胡萝卜500克，去掉皮，洗净后切块，入铝锅内，加水适量煮熟，待水收干时加入蜂蜜，改用小火煎煮5～10分钟，离火后，晾凉即可。饭前嚼食3～5块，可增进食欲；饭后嚼食3～5块可帮助消化。

【功效】开胃、助消化。适用于小儿不思饮食或过饱伤食、消化不良。

12　大山楂丸

【原料】山楂1000克，炒神曲150克，炒麦芽150克，蔗糖600克，蜂蜜600克。

【制作及用法】将三药粉碎为细末，过筛，混匀；蔗糖加水270毫升，再与蜂蜜混合，文火炼至比重约为1.38时，过滤；将糖液与药粉和匀，制为大蜜丸，干燥。必要时口服，1次10～18克，每日1～3次。

【功效】消食开胃。适用于饮食积滞、腹胀腹痛、四肢无力、面色不荣、呕吐臭秽者。

13　扁豆花汤

【原料】扁豆花15～30克，白糖适量。

【制作及用法】将扁豆花水煎取汁，调入白糖服用。每日1剂，2次分服。

【功效】健脾和胃，消食化湿。用治脾失健运型小儿厌食症。

14　茱萸散

【原料】吴茱萸、白胡椒、白矾各等份，陈醋适量。

【制作及用法】上药共研细末，贮瓶备用。用时取上药粉20克，用陈醋调和成软膏状，敷于两足心涌泉穴上，外用纱布包扎固定。每日换药1次。

【功效】温中散寒，清热燥湿。用治小儿厌食。

15　番茄汁

【原料】西红柿数个。

【制作及用法】洗净，用开水泡后去皮，去子，用干净纱布挤汁，每次服用50～100毫升，每日2～3次，汁中不要放糖。

【功效】健脾开胃，治小儿厌食。

16　蚕豆粉

【原料】蚕豆 500 克，红糖适量。

【制作及用法】将蚕豆用水浸泡后，去壳晒干，磨粉（或磨浆过滤后，晒干），即成。每次服 30～60 克，加红糖适量，冲入热水调匀食。

【功效】适用于脾胃不健，消化不良，饮食不下等所致的厌食症。

17　萝卜子山楂

【原料】萝卜子 90 克，山楂 360 克。

【制作及用法】将山楂炒焦，与萝卜子共研细末，混匀备用。每次服 3 克，每日 3 次，粳米汤送下。

【功效】健脾行气，消食化积。适用于小儿厌食。

18　扁豆薏苡仁粥

【原料】扁豆 20 克，怀山药 15 克，薏苡仁 10 克。

【制作及用法】将扁豆、怀山药、薏苡仁等洗净一起放入砂锅，加水煮沸，文火煮成粥。每日服一次，连服 5～7 日。

【功效】和中健脾、消暑化湿。适用于小儿厌食。

19　香砂糖

【原料】香橼 10～15 克，砂仁 5～10 克，白砂糖 200～300 克。

【制作及用法】把香橼同砂仁一起放入碾槽内，研成细粉末；把白糖放入铝锅中，加水适量，以小火慢慢煎熬至稠厚时，加入香橼、砂仁粉，一边搅拌调和均匀，一边继续以小火煎熬，熬到挑起糖成丝状时，离火趁热倒入已涂过菜油的搪瓷盘中，稍冷后按压平整，再切成小糖块即可。每日 2～3 次，每次 1～2 块，当糖果食用。

【功效】开胃、健脾、行气。适用小儿食欲不振或食后腹胀等。

第九节

新生儿黄疸

新生儿黄疸是新生儿期常见的一种临床症状。黄疸又称黄胆，俗称黄病，是一种由于血清中胆红素升高致使皮肤、黏膜和巩膜发黄的症状和体征。

新生儿黄疸分为生理性和病理性两大类。生理性黄疸一般在婴儿出生后2到3日出现，7日左右消退，婴儿情况一般良好。病理性黄疸则原因较多，如溶血症、新生儿肝炎综合征、败血症、胆汁瘀积综合征或先天性胆道闭锁等疾病。

1 栀子粥

【原料】栀子仁30克，粳米100克。

【制作及用法】将栀子仁研为末，分为4份，以淘洗净的粳米加适量清水煮粥，待粥汁稠黏时，加入栀子末1份，搅匀后即可。日常服食，喜食甜者可加白糖服食。

【功效】清热，泻火。适用于黄疸。

2 车前郁金煎

【原料】鲜车前草10株，天青地白草、馥浆草、绵茵陈、白花蛇舌草、大青叶、板蓝根、郁金各20克。

【制作及用法】各药按常法加水煎汁。每日1剂，分3次服。

【功效】清热解毒，退黄除湿。适用于治疗黄疸。

3 败酱草豆腐

【原料】败酱草约60～90克，豆腐2～3块。

【制作及用法】将败酱草洗净，用水1大碗，煎成半碗，取汁去渣，再将该汁与豆腐同煮30分钟，即成。分1～2次服食。连服3天。

【功效】清热解毒，利湿。用于治疗黄疸。

4 茵陈红枣汤

【原料】茵陈6克，红枣5个。

【制作及用法】各药混合后加水适量，按常法煎煮取汁。随时服用，每日1剂，连服1周左右，直至黄疸消退。

【功效】用于治疗新生儿黄疸。

5　西瓜皮茅根小豆汤

【原料】西瓜皮、茅根、赤小豆各30克。

【制作及用法】各药处理干净后，加水适量，按常法煎煮取汁。每日1剂。

【功致】清热解毒，凉血，利湿。用于治疗黄疸。

6　茯苓小豆薏苡仁粥

【原料】白茯苓粉20克，赤小豆50克，薏苡仁100克。

【制作及用法】先将赤小豆、薏苡仁煮烂后，加茯苓粉再煮成粥，加白糖少许，即成。每日数次，随意服食。

【功致】健脾祛湿。适用于治疗黄疸。

7　马兰头根

【原料】马兰头根适量。

【制作及用法】将马兰头根洗净捣汁，冲豆浆，备用。清晨空腹饮服一碗。

【功致】清热解毒，凉血利湿。用于治疗黄疸。

8　茵陈丹参

【原料】绵茵陈、丹参各15克，车前子6克，甘草3克。

【制作及用法】各药混合后，加水适量，按常法煎煮取汁，最后收汁80～100毫升即可。1日1剂，分3～5次口服。

【功致】用治新生儿迁延性黄疸。

9　玉米须

【原料】玉米须15克。

【制作及用法】洗净加水适量，按常法煎汤。代茶饮，每日1剂。

【功致】清利湿热。用于治疗黄疸。

10　生麦芽

【原料】生麦芽、金钱草各9克，茵陈12～15克，穿肠草6克，通草、黄柏各3克。

【制作及用法】水煎服。随症加减。

【功致】治婴幼儿黄疸。

11　茵郁灵仙煎

【原料】茵陈10～20克，郁金、枳实、茯苓、威灵仙各6～10克。

【制作及用法】水煎浓缩为80～100毫升，加糖适量，每天1剂，不拘时间服，少量多饮。

【功致】治新生儿梗阻性黄疸。

12　马齿苋汤

【原料】鲜马苋15克，白糖5克。

【制作及用法】将鲜马齿切碎，加水150毫升，煎煮后取汤60毫升，每日1剂，加糖后分2次服完。

【功致】新生儿黄疸。

第十节

小儿腹泻

小儿腹泻主要指婴幼儿腹泻，常见的有两种，一是消化不良，多由于饮食不当，喂养不合理，暴饮暴食或食高蛋白、高脂肪、粗糙不易消化的食物，食物过多，过杂，或生冷食物吃得过多等，致使胃肠功能紊乱而发生腹泻；二是胃肠道感染所致，如食物、喂奶用具被细菌或病毒污染引起胃肠道炎症，从而导致腹泻。饮食疗法主要治疗消化不良所引起的腹泻。

1 车前薏苡仁茶

【原料】炒车前子9克，炒薏苡仁9克，红茶0.5～1克。

【制作及用法】3味共研细末，以白开水调服。每日2次，每次用上末3克，用白开水调服，3岁以下儿童用量减半。另一种方法是上3味加水一汤碗，煎至半碗时，去渣取汁，加入少许葡萄糖或白糖作调味，即可。也可将3味研末，以沸水冲泡15分钟。加入少许葡萄糖或白糖，即成。每日1剂，不拘时温服，3岁以下小儿酌减。

【功效】用治湿热型小儿腹泻。湿热型小儿腹泻表现为便下稀薄水样，色黄气秽臭，发热、烦闹。

2 蜜饯黄瓜

【原料】黄瓜5条，蜂蜜100克。

【制作及用法】将黄瓜洗净，去瓤，切成条，放在锅内，加少许水，煮沸后趁热加入蜂蜜，调匀至沸即成。日常食用。

【功效】清热解毒。用治小儿夏季发热、泄泻。

3 绿豆粉蛋清

【原料】绿豆粉9克，鸡蛋清1个。

【制作及用法】两者调和均匀，做成饼备用。呕吐者将饼贴于囟门，腹泻者将饼贴于足心。

【功效】清热解毒，消暑利水。用治夏天小儿上吐下泻不止。

4 姜蛋止泻方

【原料】生姜50克，鸡蛋1个。

【制作及用法】将生姜捣烂绞汁，将

鸡蛋煮熟后取出蛋黄并磨碎，调入姜汁，即成。用温开水送服。

【功效】健脾止泻。用治脾虚型小儿腹泻。脾虚型小儿腹泻表现为泻下稀薄或蛋花汤样。

5 山楂炭青皮散

【原料】山楂炭 12 克，青皮 6 克。

【制作及用法】两药混合后共研成细末，以水 160 毫升调成水状，加红糖适量，隔水蒸 20 分钟即成。每日服 4 次，每次服 1 茶匙，1 剂分 3 日服完。

【功效】用治小儿伤乳腹泻。

6 山楂苍术木香散

【原料】山楂 30 克，苍术 10 克，木香 5 克，粳米适量。

【制作及用法】将前 3 味研成细末，备用。再将粳米洗净，加水适量，按常法煮汤备用。每次服 10 克，用粳米煮汁送服，每日 3 次。

【功效】用治脾湿伤食型小儿腹泻。脾湿伤食型小儿腹泻表现为泻下稀薄或蛋花汤样，夹食物残渣。

7 烤白果仁鸡蛋

【原料】白果仁 2 个，鸡蛋 1 个。

【制作及用法】将白果仁晒干，研末，将鸡蛋用钉子从上端扎个孔，再将白果粉装入蛋内，将鸡蛋竖在烤架上微

火烘烤至熟。去壳食用。

【功效】健脾理虚，固涩。用治小儿消化不良引起的腹泻。

8 干姜艾叶敷脐散

【原料】干姜 20 克，艾叶 20 克，小茴香 20 克，川椒 15 克，鲜姜 30 克。

【制作及用法】将前 4 味药共研为细末，加入鲜姜捣烂，装入纱布袋内，备用。敷脐以温水袋温之，保持温度，昼夜连续，5 日为 1 个疗程。

【功效】用治虚寒型小儿腹泻。虚寒型小儿腹泻表现为久泻不止，完谷不化，形瘦畏寒，舌淡苔薄白，脉微细。

9 山药莲肉糊

【原料】怀山药 100 克，莲肉 100 克，麦芽 50 克，茯苓 50 克，粳米 500 克，白糖 110 克。

【制作及用法】将前 5 味共磨成细粉，加水煮成糊状，最后加入白糖调服，即可。日服 3 次。

【功效】健脾祛湿，和胃止泻。用治小儿肠胃功能紊乱引起的泄泻。

10 苹果泥

【原料】苹果 1 个。

【制作及用法】将苹果洗净后切成薄片，放于大瓷碗中，盖好，隔水蒸熟，捣成泥，备用。喂幼儿服食。

【功效】适用于幼儿单纯性腹泻、口渴。

11　莲子糕

【原料】莲子肉100克，糯米100克，茯苓50克，白糖适量。

【制作及用法】将莲子肉炒香、茯苓去皮、糯米共研细粉，白糖适量，拌匀，加水成泥状，蒸熟，待冷后做成型状。午餐食用。

【功效】用治脾虚型小儿腹泻。

12　胡萝卜汤

【原料】鲜胡萝卜250克，盐3克。

【制作及用法】将胡萝卜洗净，连皮切成块状，放入锅内，加水适量和食盐3克，煮烂，去渣取汁，即成。每日1剂，分2～3次服完。

【功效】用治小儿腹泻。

13　烧热大蒜

【原料】未去皮大蒜1头。

【制作及用法】将大蒜用小火烧烤并不时翻动，使大蒜外皮烧糊，里面烧软、烧熟，然后将烧熟的蒜肉碾碎，备用。喂给婴儿食用。

【功效】用治婴儿腹泻。

14　大枣木香汤

【原料】大枣20枚，木香6克。

【制作及用法】大枣去核，置锅中，

加适量水，用文火先煮1小时，加入木香后再煮片刻，去渣即成。温服。每日2次。

【功效】健脾和胃、燥湿止泻。适用于小儿腹泻。

15　姜葱茶

【原料】绿茶、干姜（或生姜）、葱各3克。

【制作及用法】将生姜洗净切片，葱切丝，入杯，加入绿茶，沸水150毫升冲泡，加盖焖10分钟即可。每天1～2剂，代茶频饮，饮完后再冲沸水1次，继续饮用。

【功效】温中止呕、发表散寒、消食化积。适用于治疗风寒型小儿腹泻。

16　明矾大蒜汁

【原料】大蒜2瓣，明矾0.2克。

【制作及用法】将蒜瓣切成细丝，捣汁去渣；将明矾研成细末，拌入大蒜汁中即可。1次吞服，每日1次，可连服3～5日。

【功效】解毒涩肠止泻。适用于婴儿腹泻。

17　芡实山药糊

【原料】芡实500克，山药500克，糯米粉500克，白糖500克。

【制作及用法】先把芡实、山药一同

晒干后，放入碾槽内碾为细粉，与糯米粉及白糖一并拌和均匀，备用。用时取混合粉适量，加入冷水调成稀糊状，然后加热烧熟即成芡实山药糊。每日早、晚温热空腹食用，每次用混合粉 50～100 克，连用 7～10 日为 1 个疗程。

【功效】健脾止泻。用于小儿脾虚久泻、消化不良、大便溏薄、体虚羸弱者。

第十一节

小儿遗尿

遗尿，俗称尿床，是一种夜间无意识的排尿现象。小儿在 3 岁以内由于脑功能发育未全，对排尿的自控能力较差；学龄儿童也常因紧张疲劳等因素，偶而遗尿，均不属病态。超过 3 岁，特别是 5 岁以上的儿童经常尿床，轻者数夜 1 次，重者 1 夜数次，就可能是病理性遗尿，父母则应引起注意。本病多见于小儿先天性隐性脊柱裂、先天性脑脊膜膨出、脑发育不全、智力低下、癫痫发作、脊髓炎症和泌尿系感染及尿道受蛲虫刺激等。生理性遗尿不需药物治疗，如是疾病引起的遗尿应从治疗原发病着手。

1 龟肉黑豆猪膀胱

【原料】乌龟肉 250 克，黑豆 100 克，猪膀胱 1 个，盐少许。

【制作及用法】将前 3 味药洗净，按常法蒸熟即可。日常食用，连吃 3～5 剂。

【功效】补肾，缩尿。尤其适用于小儿遗尿兼见腰痛者。

2 丁香贴

【原料】丁香 3 粒，米饭适量。

【制作及用法】取丁香研为细末备用，再取米饭。将丁香末同饭捣作饼，即成。将饼贴于患儿肚脐，外用纱布及胶布固定。

【功效】用于治疗小儿遗尿。

3 鸡肠饼

【原料】公鸡肠 1 具，面粉 250 克，油、盐各少许。

【制作及用法】将鸡肠剪开，洗净，焙干，用面杖擀碎，与面粉混拌，加水适量和成面团，可稍加油盐调味，如常法烙成饼。1次或分次食用。

【功效】收敛固涩，缩尿。用治小儿遗尿。

4 龙骨鸡蛋

【原料】生龙骨30克，鸡蛋若干。

【制作及用法】将生龙骨加水适量煎煮，取汤煮荷包鸡蛋。3岁以下每次1个，3岁以上每次2个，每晚服1次。第2次煎龙骨时，可加入第1次煮后之龙骨汤煎，如此逐日加入，连用3～6日。

【功效】镇心安神，收敛固涩。治疗小儿遗尿。

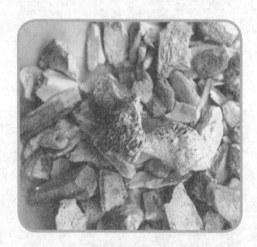

5 金樱子膏

【原料】金樱子1500克。

【制作及用法】将金樱子洗净，熬膏，酌加白糖，即成。每次服1大汤匙，1日2次。

【功效】补肾，固涩。治疗小儿遗尿。

6 核桃蜂蜜

【原料】核桃肉100克，蜂蜜15克。

【制作及用法】将核桃肉放在锅内干炒发焦，取出晾干，调入蜂蜜备用。日常食用。

【功效】补肾温肺，定喘润肠。用治小儿久咳引起的遗尿气喘、面眼微肿。

7 阿胶饮

【原料】阿胶60克，炒牡蛎煅取为粉、鹿茸切酥炙各120克。

【制作及用法】各药混合后锉为散。每次服12克，水70毫升，煎49毫升。空腹服。或研作细末，温水饮服也可。

【功效】补肾纳气，止遗尿。

8 丁香肉桂贴

【原料】丁香、肉桂各3克，米饭适量。

【制作及用法】将两者研细，与米饭适量共捣成泥，做成小饼，备用。将饼每晚敷于患儿肚脐上，外用纱布及胶布固定。

【功效】补火助阳，用于治疗小儿遗尿。

9 大枇杷树皮

【原料】大枇杷树皮30克，灯台树皮27克，板蓝根18克，野胡椒树根18克，猪尿泡1个。

【制作及用法】取鲜品洗净切断，混

匀煎水，倒出药水煮猪尿泡食用。每日食 2 次。

【功效】用治遗尿。

10　枣梅蚕茧汤

【原料】大枣 10 枚，青梅 10 克，蚕茧 20 只，白糖 50 克。

【制作及用法】前 3 味水煎取汁，白糖调味。每日下午 4 时前服完，连用 10 日。

【功效】用治肝经郁热型小儿遗尿。肝经郁热型小儿遗尿表现为睡中遗尿，尿黄量少，色黄味臊，尿时急迫。

11　三子敷

【原料】五倍子、五味子、菟丝子各 12 克。

【制作及用法】将 3 味药混合后共研为细末，温开水调拌成糊状，备用。外敷贴神阙穴、命门穴。

【功效】用治肾气不足型小儿遗尿。

12　韭菜籽饼

【原料】韭菜籽、白面粉各适量。

【制作及用法】将韭菜籽研成细粉，和入白面少许，加水揉作饼蒸食。日常食用。

【功效】温肾壮阳，用治小儿肾气不充所致的遗尿。

13　烤金钱橘

【原料】金钱橘 49 个。

【制作及用法】将金钱橘（金柑）晾 49 天，防止腐烂，用火烤干研成细末，即可。白开水送服，每日服 2 次，每次服 10 克，早、晚分服。

【功效】健脾散寒。适用于虚寒性小儿遗尿。

14　韭菜根汁

【原料】韭菜根 25 克。

【制作及用法】将韭菜根洗净后，放入干净纱布绞取汁液，煮开温服。1 日 2 次，连服 10 日。

【功效】健脾提神、温中行气、壮阳。适用于小儿遗尿。

15　益气止遗汤

【原料】核桃 1 个，五味子 5 粒，菟丝子、莱菔子各 10 粒，白酒适量，蜂蜜少许。

【制作及用法】各药混合用白酒浸后，焙干研细末，调拌蜂蜜冲服。每日 1 次。

【功效】用治肾气不足型小儿遗尿。肾气不足型小儿遗尿表现为睡中遗尿，醒后方觉，小便清长，腰酸腿软，畏寒，舌质淡。

第十二节

鹅口疮

鹅口疮又名雪口病、白念菌病，由真菌感染，是儿童口腔的一种常见疾病。该病多见于2岁以内的婴幼儿，主要症状为口腔内膜和舌上满布点状或片状、边缘清楚的白屑，状如鹅口。如果白屑蔓延到喉部，可影响患儿吮乳和呼吸。

鹅口疮主要由禀赋不足，久病体虚，护理不当，感染秽毒，或久用抗菌素治疗所引起。在感染轻微时，白斑不易发现，患儿也没有明显痛感，或仅在进食时有痛苦表情。但病情较为严重时，患儿会因疼痛而烦躁不安、胃口不佳、啼哭、哺乳困难，有时伴有轻度发热。

1 威灵仙汤

【原料】威灵仙8克。

【制作及用法】威灵仙加水适量，按常法煎汁。含服及含嗽，每日3～4次。

【功效】用治鹅口疮。如果婴儿不能嗽口，可用布蘸药洗涤口腔。

2 板蓝根汁

【原料】板蓝根10克。

【制作及用法】取板蓝根加水煎成药汁。用药汁反复涂擦患处，1日5～6次，并可内服。1～5日即可愈。

【功效】用治小儿鹅口疮。

3 红糖

【原料】红糖适量。

【制作及用法】取红糖研细备用。用手指蘸糖，轻轻涂搽患儿口腔患处数次。

【功效】用治鹅口疮。

4 樱桃汁

【原料】熟透的新鲜樱桃适量。

【制作及用法】将樱桃去核，榨取原汁3～5毫升，置杯内隔水炖熟，凉后可用。分1～2次灌服。每日1～2剂，连服3～5日。

【功效】用治小儿鹅口疮。

5 黄连银花

【原料】黄连3克，银花6克，奶100毫升。

【制作及用法】两药混合后，加水适量，煎3次，取药液50毫升，加奶100毫升，调匀备用。每日3次，每次20～30毫升。

【功效】用治小儿鹅口疮。

6 黄连薄荷

【原料】黄连、薄荷、甘草各1.5克，五倍子4.5克。

【制作及用法】各药混合后，加水适量，浓煎取汁50毫升，备用。口服适量，并同时用干净纱布蘸药汁频涂口腔。

【功效】用治鹅口疮。

7 五倍子散

【原料】五倍子18克，枯矾12克，白砂糖2克。

【制作及用法】先将五倍子杵粗末，入锅内炒至黄脆时，再撒入白糖同炒，待糖溶化吸入五倍子内，不粘结成团时，旋取出风干，与枯矾共碾成极细粉，瓶贮备用。每取适量粉末，用麻油调成糊状，涂遍患儿口内，每日2～3次。

【功效】用治鹅口疮。

8 黄连冰片散

【原料】冰片3克，黄连、寒水石各6克，人中白12克。

【制作及用法】将上药共研为细末，装入瓶内备用。用时，先用2%～4%碳酸氢钠溶液清洁患面，然后再取药粉适量吹于患处，每日3～4次。

【功效】用治鹅口疮。

9 山药冰糖水

【原料】山药、冰糖各30克。

【制作及用法】将上药水煎2次后合并药液，分早、晚2次口服，每日1剂。

【功效】用治鹅口疮。

10 荸荠汁

【原料】荸荠50克，冰糖适量。

【制作及用法】将荸荠洗净去皮，捣烂取汁，加入冰糖调匀即成。每日1剂，3次分服。

【功效】清热凉肝，生津止渴。用于鹅口疮。

11 丝瓜汁

【原料】嫩丝瓜、白糖各适量。

【制作及用法】将丝瓜洗净切碎，捣烂取汁，加入白糖调匀，每次服1匙，每日3次。

【功效】清热凉血，解毒活络。适应鹅口疮。

第十三节

小儿夜啼

婴儿白天能安静入睡，入夜则啼哭不安，时哭时止；或每夜定时啼哭，甚则通宵达旦，称为夜啼。在生理上，多与饥饿、口渴、太热、太闷、尿布潮湿、白天过度兴奋等有关；至于疾病，则多见于发热、佝偻病、蛲虫病、骨和关节结核，或经常鼻塞，扁桃体过大妨碍呼吸等。婴儿夜间不明原因的反复啼哭，属于一种疾病。中医认为，小儿夜啼常因脾寒、心热、惊骇、食积而导致。

1 酸枣仁汤

【原料】酸枣仁 10 克，白糖适量。

【制作及用法】将酸枣仁捣碎，水煎取汁，调入白糖服用。每日 1 剂，3 次分服。

【功效】补肝益胆，宁心安神。适用于惊骇所致的小儿夜啼。

2 双心乳

【原料】竹叶卷心 6 克，灯心草 1 克，母乳 100 毫升。

【制作及用法】将前 2 味加水煎取浓汁，兑入母乳中即成。每日 1 剂，3 次分服。

【功效】清心泻热，适用于心热所致的小儿夜啼。心热所致的小儿夜啼表

现为小儿夜间啼哭不安，常仰面而哭，啼声洪亮，伴见面赤唇红等。

3 钩藤琥珀汤

【原料】钩藤、琥珀各 3 克，白芍、茯苓各 5 克，龙齿 10 克，珍珠粉 1.5 克。

【制作及用法】各药混合后，加水适量，按常法煎煮取汁。冲入珍珠粉内服，每日 1 剂。

【功效】用治小儿受惊吓夜啼所致的夜啼。本方适于 1～3 岁小儿用量。

4 蝉蜕内金散

【原料】蝉蜕 9 克，鸡内金 15 克。

【制作及用法】将上 2 味以微火焙脆，研为极细末，混匀，备用。每次服 1 克，每日 3 次，糖水送服。